国家自然科学基金项目（82003313）

湖南省卫生健康委 2023 年度卫生适宜技术推广项目（202319010063）

湖南省卫生健康委科研计划项目（B202314057656）

湖南省卫生健康委科研计划项目（202214055350）

湖南省中医药管理局 2023 年度一般课题：辨证分型中药内服联合新型
CDT 技术治疗宫颈癌术后下肢淋巴水肿的临床应用研究（71）

李旭英　朱丽辉　刘高明　主编

水肿与营养

U0385017

学苑出版社

图书在版编目（CIP）数据

水肿与营养 / 李旭英，朱丽辉，刘高明主编 ． — 北京 ： 学苑出版社，2023.6
ISBN 978-7-5077-6676-9

Ⅰ ． ①水… Ⅱ ． ①李… ②朱… ③刘… Ⅲ ． ①水肿—临床营养 Ⅳ ． ① R442.5

中国国家版本馆 CIP 数据核字（2023）第 089216 号

责任编辑：黄小龙
出版发行：学苑出版社
社　　址：北京市丰台区南方庄 2 号院 1 号楼
邮政编码：100079
网　　址：www.book001.com
电子邮箱：xueyuanpress@163.com
联系电话：010-67601101（营销部）、010-67603091（总编室）
印 刷 厂：北京兰星球彩色印刷有限公司
开本尺寸：710 mm×1000 mm　1/16
印　　张：27
字　　数：372 千字
版　　次：2023 年 6 月第 1 版
印　　次：2023 年 6 月第 1 次印刷
定　　价：78.00 元

主 编

李旭英　朱丽辉　刘高明

副主编

王玉花　郑有卯　罗朝霞　邓诗佳　胡　进

编 委

（以姓氏笔画为序）

丁　丹：长沙市望城区第一中学外国语学校

王　可：湖南省肿瘤医院

王玉花：湖南省肿瘤医院

邓诗佳：湖南省肿瘤医院

石　柳：湖南省肿瘤医院

叶　沙：湖南省肿瘤医院

田　泪：湖南省肿瘤医院

朱丽辉：湖南省肿瘤医院

朱琦瑶：湖南省肿瘤医院

向玉琼：湖南中医药大学护理学院

刘　英：湖南省肿瘤医院

刘高明：湖南省肿瘤医院

刘媛媛：湖南省肿瘤医院

李　华：湖南省肿瘤医院

李　捷：安阳市肿瘤医院

李旭英：湖南省肿瘤医院

李星凤：湖南省肿瘤医院

杨玉品：广西医科大学附属肿瘤医院

宋小花：湖南省肿瘤医院

张　瑜：吉首大学医学院

张智强：湖南中医药大学护理学院

陈　虹：湖南省肿瘤医院

陈婕君：湖南省肿瘤医院

欧美军：湖南省肿瘤医院

易彩云：湖南省肿瘤医院

罗听薇：湖南中医药大学护理学院

罗朝霞：湖南省肿瘤医院

郑有卯：浙江省台州医院

胡　进：湖南省肿瘤医院

胡　萍：湖南省肿瘤医院

袁美芳：湖南省肿瘤医院

夏青青：湖南中医药大学护理学院

卿利敏：湖南省肿瘤医院

郭立文：湖南省肿瘤医院

蒋思珊：湖南中医药大学护理学院

焦迎春：湖南省肿瘤医院

鲁　媛：湖南省肿瘤医院

曾元丽：湖南省肿瘤医院

蔡　歆：湖南省肿瘤医院

谭开宇：湖南省肿瘤医院

谭　艳：湖南省肿瘤医院

魏　涛：湖南省肿瘤医院

前　言

　　水肿是血管外的组织间隙或体腔有过多体液积聚的一种病理现象，是一种比较常见的临床症候群，涉及的疾病较多，其病因、发病机理比较复杂。除疾病对机体造成的损伤外，水肿本身亦可对机体产生许多不良影响，有时甚至可威胁患者的生命。及时发现水肿，了解水肿形成的机制，明确引起水肿的病因，对水肿症状的管理尤为重要，这就要求临床医护人员在积极处理产生水肿的原发疾病的同时，对水肿症状也要全程管理、科学、全面地维护患者的健康。

　　营养学研究如何通过食物的正确摄入计算所需要的营养素，为生物的生理过程提供必要物质。营养不仅仅是计算体重和摄入的能量，更要正确均衡地摄入食物和营养素。正确的饮食对于维持健康和减缓衰老过程至关重要。当前证据已证实，营养状况会显著干扰任何全身和局部炎症、水肿和组织变性，并最终干扰新陈代谢和衰老过程。水肿的营养改变跟水肿的类型有关，不同类型的水肿对机体的影响不同，通过改变营养状况促进健康的方法也有所不同。均衡的营养可助力于水肿的治疗，而不良饮食习惯则会影响治疗效果和预后，因此在水肿治疗的整体理念中需要添加适当的营养策略。

　　有鉴于此，为了指导临床工作者对水肿患者进行营养管理，我们特邀请了具有丰富临床经验的医护工作者分头执笔，对各类水肿的病因、发病机理、诊断与营养管理均做了详细阐述，并对水肿相关的营养因素做了细致、全面的分析。全书共分为十章：第一章介绍水肿的概念和理论知识；第二章阐明常见水肿与营养改变；第三章讲解水肿患者的营养管理；第四～六章讲述营养学方面的基本知识；第七～九章针对水肿患者的膳食需求、膳食管理、常见的营养误区进行全面阐述；第十章总结淋巴水肿和其他水肿的治疗方法，可供临床、教学参考使用。附录收录了水肿肢体的围度测量、InBody 测量与水分子成分测量、《中国居民膳食指南（2022）》及营养相关数值表等。

全书在编写过程中，力争内容丰富、新颖、实用及风格独特，让读者感到耳目一新，达到启迪思维、开阔思路的目的。由于编者水平有限，本书尚需要接受实践检验，有待逐步完善，竭诚欢迎广大读者批评指正。

编者

2023 年 3 月

目　录

第一章　水肿概述

本章介绍

主要概述了水肿的概念、特点、对机体的影响，以及水肿的发生机制与病理变化。

学习目标

1. 熟记正常体液的生理平衡和水肿的概念。
2. 理解水肿的发生机理及其对机体的影响。
3. 掌握水肿的临床特点、分类及并发症。

水肿（edema）是临床比较常见的症状，涉及的疾病较多，其病因、机理比较复杂。除疾病对机体造成的损伤外，水肿本身亦可对机体产生许多不良影响，有时甚至可威胁患者的生命。及时发现水肿，了解水肿形成的机制，明确引起水肿的病因，对水肿症状的管理尤为重要。这就要求临床医护人员在积极处理引起水肿的原发疾病的同时，对水肿症状也要全程管理，科学、全面地维护患者的健康。

第一节　水肿的概论

一、水肿的概念

存在于人体细胞间隙中的液体被称为细胞间液或组织间液。人体的细胞间液处于不断的交换与更新中，但细胞间液的量却是相对恒定的，以保持细胞的正常代谢和功能。

水肿是指血管外的组织间隙或体腔有过多体液积聚的一种病理过程。习惯上又把积聚在体腔的体液称为积液或积水，如胸腔积液（胸水）、腹腔积液（腹水）、心包积液等，它是水肿的一种特殊形式。水肿并非一种独立疾病，而是多种疾病的共同病理现象。水肿可能提示人体内某些器官出现功能障碍，有时可能是最早出现的，甚至是唯一表现出来的症状。水肿的消长情况，也常常提示原发疾病的好转或恶化。

水肿可表现为多种形式。按照发生部位分为全身性水肿、局部性水肿、单侧水肿、双侧水肿等；按照发病原因可分为肾源性水肿（renal edema）、肝源性水肿（hepatic edema）、心源性水肿（cardiogenic edema）、营养不良性水肿（nutritional edema）、淋巴水肿（lymphedema）、炎症性水肿（inflammatory edema）等。

二、水肿的特点

（一）水肿液的特点

根据蛋白质含量的不同将水肿液分为漏出液和渗出液。

1. 漏出液

非炎性，蛋白质含量低于 2.5 g/dL，水肿液的比重低于 1.015，细胞数少于 500/100 mL。

2. 渗出液

多为炎性，蛋白质含量可达 3 ～ 5 g/dL，水肿液的比重高于 1.018，可见多数白细胞。水肿液蛋白质含量和比重的高低主要取决于毛细血管（又称微血管）壁通透性是否增高以及增高的程度。毛细血管壁通透性越高，血浆蛋白的渗出就越多，水肿液蛋白质含量也就越高，而且大的蛋白分子（纤维蛋白原）也可出现于水肿液中，因而水肿液的比重也就越高。若毛细血管壁通透性未增高，则水肿液蛋白质含量较低。但也有例外的情况，淋巴水肿时虽毛细血管壁通透性不会增高，但水肿液的比重并不低于渗出液。就发生机制来说，淋巴水肿液与渗出液的形成完全不同，淋巴水肿液的蛋白质含量高不是由于血浆蛋白渗出，而是由于淋巴回流受阻导致蛋白质滞留。

（二）水肿的临床特点

1. 水肿器官和组织的特点

水肿器官的体积增大，覆盖于器官表面的包膜或浆膜可被牵引而紧绷、发亮，器官的质量也会相应增加。因此在研究中许多学者将器官或肢体变化作为判断水肿严重程度的指标。

水肿器官和组织具有典型的组织学表现。例如肺水肿时肺组织呈泥泞状，因水肿液与空气混杂，切面呈泡沫状；间质水肿时纤维可被分隔而稀疏化。

体腔积液较多时，可致外表膨胀而紧张，例如腹腔有大量积液时，可见腹部膨隆，尤其是腹壁两侧更为明显，脐部则因内侧受压而外翻。

管壁的组织水肿可使管腔缩窄，例如当支气管或小支气管壁黏膜水肿时，可致气道缩窄，尤其在呼气时更为明显，故可产生呼气性喘鸣。

2. 皮下水肿的皮肤特征

皮下水肿是全身性水肿和局部性水肿最常见的症状和体征。当皮下组织有过多的液体积聚，组织弹性差、皮肤肿胀，皮肤褶皱可因皮肤伸展而变浅变平，如指压后留下凹陷，解压后不能立即恢复，称为凹陷性水肿；反之，如指压后水肿皮肤不形成凹陷，则称为非凹陷性水肿。

3. 全身性水肿的分布特点

在全身性水肿中，较常见的是心源性水肿、肝源性水肿和肾源性水肿。这三种水肿的分布各有其特点。右心衰竭引起的水肿，首先出现于低垂部位，立位时以下肢尤其足踝部最早出现并且最为明显；肝源性水肿则多以腹水最为显著；肾源性水肿则首先出现于面部，尤其是眼睑部。这些分布特点，包括出现的早晚和显露的程度，主要取决于组织结构特点、局部血流动力学因素、重力和体位等。

三、水肿对机体的影响

水肿既是机体病理状态的反映，又是机体的一种保护性反应。当体内水钠潴留导致体液增多时，过多的体液由血管内移到组织间隙，以保持循环血容量的相对稳定，防止因血容量过多而产生肺水肿、心力衰竭（heart failure）、血压过高、小血管损伤等严重后果。水肿本身又会对机体产生许多不良影响，有时甚至可威胁机体的健康。水肿对机体的影响主要取决于水肿发生的原因，而就水肿本身的影响来看，则主要取决于水肿的性质，包括水肿发生的部位、程度、速度及持续时间。某些重要器官（如喉头、脑、肺）的水肿以及浆膜腔的大量积液（如心包积液、胸水、腹水），常会引起严重的后果；而一般部位的轻度水肿短期内则无太大的影响。

（一）水肿的有利效应

1. 水肿是循环系统的重要"安全阀"

有研究认为，当血容量显著增加时，水肿可以避免循环系统的意外损害。这是因为血容量迅速增加，大量液体迅速转移到组织间隙而出现水肿，此时的水肿可避免整个循环系统的压力急速上升，降低急性心力衰竭和血管破裂的风险。

2. 炎症性水肿的有利效应

炎症性水肿对机体的有利效应，可表现为下列几个方面：

（1）水肿液能够稀释体内毒素，对毒素的损害起到缓冲作用。

（2）水肿液可通过渗出的方式将抗体运输到炎症灶。

（3）水肿液中的纤维蛋白原形成纤维蛋白之后，可以堵塞淋巴管腔，并在组织间隙中形成网状物，阻止细菌的扩散，同时有利于吞噬细胞的爬行。

（4）水肿液含有大量大分子物质，其能吸附有害的物质，阻碍它们被人体吸收进入血液。

（二）水肿的有害效应

1. 循环血容量减少

严重水肿时，由于血浆中的液体外渗至组织间隙，使循环血容量减少。虽然机体对这种血容量的减少会有相应的代偿反应，包括分泌抗利尿激素（antidiuretic hormone，ADH）和醛固酮来促进水和 Na^+ 的重吸收，促使淋巴液回流增加以补偿血容量的不足等，但在全身性水肿形成的早期，以及水肿形成的速度较快时，由于机体来不及充分代偿，循环血容量不足是难免的。尤其是中毒等原因引起的毛细血管通透性增高、严重低蛋白血症（hypoproteinemia）和感染所造成的水肿，常伴有循环血容量减少。

2. 细胞的营养和代谢障碍

水肿时，由于细胞间液容量增加，细胞间的距离、细胞和毛细血管间的距离也增加，削弱了细胞间、细胞和血液间的物质转运功能；同时，组织水肿，尤其是较致密的组织和有包膜或骨骼限制的组织水肿，可压迫组织内的血管，造成血液供应减少。这些变化会引起组织细胞的营养与代谢障碍。尤其是长时间严重的水肿，由于氧和营养物质供应不足及细胞内代谢产物蓄积，可造成组织细胞的营养不良（malnutrition）和功能紊乱。

3. 器官功能障碍与失调

（1）肺的呼吸功能障碍。肺水肿时，由于肺泡上皮和毛细血管壁之间液体增多，加大了血液和肺泡之间进行氧气和二氧化碳交换的距离，直接使气体交换受损。同时，由于肺组织间隙液体增加，降低了肺的顺应性，使肺的扩张度降低，肺泡通气不足。虽然肺泡表面活性物质可稳定肺泡内压，并能维持肺泡－毛细血管间液体交换的平衡，它和血浆胶体渗透压是对抗液体从毛细血管渗入肺泡的力量，但严重肺水肿时可使肺泡表面的活性物质变性和被冲洗，使肺的顺应性进一步降低，而表面活性物质的缺乏，可进一步加重肺水肿。

支气管黏膜水肿可引起气道狭窄，气流阻力增大，尤其是细支气管和终末支气管的水肿，甚至可使这些细小的气道闭塞，造成通气功能障碍。

胸水可限制肺的扩张，压迫肺组织。肺间质水肿可导致肺的通气／血流比率失调、肺的扩张受限、气道狭窄而影响肺的呼吸功能和气体交换过程，严重时机体可发生缺氧症状。

（2）胃肠道的消化吸收功能失调。全身性水肿患者胃肠道黏膜同样存在水肿，而右心衰、肝硬化等引起腹腔静脉淤血时，可有明显的胃肠黏膜水肿。由于胃肠道组织间液增加，组织间隙压力增高，使组织内的血液供应减少。同时，细胞间的距离以及细胞和毛细血管间的距离增大，使胃肠道黏膜细胞发生营养代谢障碍，消化腺的分泌功能受到损害。胃肠黏膜水肿和腹水可影响胃肠道的蠕动功能，使患者产生腹胀、消化不良、厌食等症状。胃肠黏膜水肿影响黏膜的吸收及水和营养物质的转运，导致吸收功能障碍而使患者出现腹泻、消化不良等症状。

（3）肾脏的滤过和排泄功能障碍。严重的全身性水肿及下腔静脉阻塞患者，肾组织同样可发生水肿。由于肾脏包膜的限制作用，肾组织水肿时，肾体积增大不明显，而肾组织的压力却可明显增高。肾组织间隙压力的增加将压迫肾小管，使肾小管内液体流动受限，造成肾内尿路梗阻。肾小管梗阻使肾小球囊内静水压升高，降低了静水压梯度，使肾小球的滤过率下降。同时，肾内组织压力增高，使肾内的毛细血管受压迫。肾脏的血流量减少，导致肾小球滤过率进一步降低；加上水肿患者有效循环血量不足，肾脏灌注减少，可使肾脏的滤过和排泄功能受到影响，严重时甚至可出现氮质血症。

大量腹水患者可对肾脏和输尿管产生机械性压迫，尤其是仰卧位时，这种压迫更明显，可直接影响尿的排出。

（4）对心血管系统的影响。虽然水肿对小血管和静脉有压迫作用，尤其在有坚实包膜或骨壳束缚的组织中，可造成局部循环不良和组织缺血，但由于不同部位组织致密度不同，对心血管功能并无明显影响。然而，当伴有心包积液时，则可影响心脏的舒缩功能。大量的心包积液可限制心脏的扩张，使回心血量减少，心排血量降低，引起机体器官供血不足。由于心脏的舒张障碍,使静脉压升高,可继发心源性水肿,加重原有水肿的病情。

（5）中枢神经系统功能障碍。许多颅内疾病和全身性疾病都可出现脑水肿,如颅内的炎症、脑外伤、脑血管病、各种内源性或外源性神经毒素、缺氧、酸中毒、水和电解质紊乱、肝肾功能衰竭等,都可通过不同的机制造成液体在脑组织内积聚而形成脑水肿,即凡能使脑组织内毛细血管通透性增高或脑组织胶体渗透压升高、血浆胶体渗透压降低、颅内静脉压增高的全身性或局部性因素,均可导致脑水肿。局限性脑水肿可导致癫痫与瘫痪症状加重,波及运动语言中枢可引起运动性失语。脑水肿可导致颅内压增高,严重者可导致脑疝。脑水肿影响额叶、颞叶、丘脑前部可以引起精神障碍,严重者可出现神志不清、昏迷。颅内压增高也可引起精神症状。脑水肿累及丘脑下部时,可引起丘脑下部损害症状。

4. 机体的抵抗力和组织再生能力降低

由于水肿组织的免疫生物学反应性降低,抵御致病因子侵袭的能力也随之降低,使患者容易发生各种感染,最常见的感染部位为呼吸道和皮肤。同时,由于水肿组织的再生和修复能力减弱,发生损伤后常不易愈合。

第二节　水肿的发生机制与病理变化

一、体液的组成及平衡的维持

（一）体液的组成

人体内的液体总称为体液。体液由水、电解质、低分子化合物和蛋白质等组成。体液的含量可因性别、年龄和胖瘦而有差别。男性体液含量相对女性较高；儿童体液含量相对成人较高；超过 60 岁的人群,体液量降至 50% 左右。肌肉组织含水量较多（75% ~ 80%）,而脂肪细胞不含水分。体液占到体重的 50% ~ 60%,分为细胞内液和细胞外液,其中细胞内液占 2/3,细胞外液占 1/3。细胞外液又可分为血浆和组织间液,分别占细胞外液的 25% 和 75%。组织间液中有极少的一部分分布于一些密闭的腔隙（如关节囊、颅腔、胸膜腔、腹膜腔）中，也称第三间隙液体。体内还有些液体，如胃内、肠道内、尿道内的液体是与外界相通的，这些体液的丢失会导致机体水、电解质和酸碱平衡的明显失调。细胞外液和细胞内液中所含的离子成分有很大不同。细胞外液中最主要的阳离子是 Na^+，主要的阴离子是 Cl^-、HCO_3^- 和蛋白质。细胞内液中的主要阳离子是 K^+ 和 Mg^{2+}，主要的阴离子是 $H_2PO_4^{2-}$ 和蛋白质。细胞外液和细胞内液的渗透压相等，血浆渗透压正常为 290 ～ 310 mOsm/L。正常细胞通过细胞内液和细胞外液之间的物质交换，维持机体代谢和各器官系统的生理功能。

（二）体液平衡的维持

1. 水平衡

人体中的水平衡是水分摄入和排出的动态平衡。水分的来源有饮水、食物水、代谢水。成人每日饮水量在 1000 ～ 1600 mL 之间波动；食物水含量约 700 ～ 900 mL。糖、脂肪、蛋白质等营养物质在体内氧化生成的水称为代谢水，每日约 300 mL（每 100 g 糖氧化产生 55 mL 水，每 100 g 脂肪可产生 107 mL 水，每 100 g 蛋白质可产生 41 mL 水）。在严重创伤如挤压综合征时大量组织破坏可使体内迅速产生大量内生水。每破坏 1 kg 肌肉约可释放 850 mL 水。机体排出水分的途径包括消化道、皮肤、肺和肾脏。每日由皮肤蒸发的水（非显性汗）约 500 mL，通过呼吸蒸发的水分约 350 mL。汗水含少量电解质，而后者几乎不含电解质，故这两种不感蒸发的水分可以当作纯水来看待。在显性出汗时，汗液是一种低渗溶液，含 NaCl 约为 0.2%，并含有少量的 K^+。因此，在炎夏或高温环境下活动导致大量出汗时，会伴有电解质的丢失。健康成人每日经粪便排出的水分约为 150 mL，由尿排出的水分约为 1000 ～ 1500 mL。必须指出，正常成人每日至少必须排出 500 mL 尿液才能清除体内的代谢废物。因为成人每日尿液中的固体物质（主要是蛋白质代谢终产物以及电解质）一般不少于 35 g，尿液最大浓度为 60 ～ 70 g/L，所以每日排出 35 g 固体物质的最低尿量为 500 mL，再加上非显性汗和呼吸蒸发以及粪便排水量，则每日最低排出的水量为 1500 mL。要维持水分出入量的平衡，每日需水约 1500 ~ 2000 mL，称日需要量。在正常情况下每日的出入量保持着动态平衡。尿量则视水分摄入情况和其他途径排水的多少而增减。人体水平衡打破后，水分如积聚在体内无法代谢则会发生水肿，如水分过多丢失则会发生脱水。

2. 电解质平衡

正常情况下，随饮食摄入的电解质经消化道吸收并参与体内代谢。维持体液电解质平衡的主要电解质为 Na^+ 和 K^+。

（1）钠的平衡。Na^+ 是细胞外液最重要的阳离子，主要来自食盐，通过小肠吸收，主要经尿液排出，一部分可经汗液排出。正常血清钠浓度为 135 ~ 145 mmol/L。钠的主要生理功能是维持细胞外液的渗透压及神经肌肉的兴奋性。

（2）钾的平衡。K^+ 是人体重要的无机阳离子之一。体内钾总量的 98% 在细胞内，2% 在细胞外液。血清中钾的浓度为 3.5 ~ 5.5 mmol/L。钾主要来自含钾的食物，经消化道吸收，80% 经肾排出。钾的主要生理功能是维持细胞的正常代谢，维持细胞内液的渗透压和酸碱平衡，增加神经肌肉应激性，抑制心肌收缩能力。

3. 体液平衡的调节机制

体液的平衡由神经－内分泌系统调节。体液的正常渗透压通过下丘脑－神经垂体－抗利尿激素系统来恢复和维持，血容量的恢复和维持则是通过肾素－血管紧张素－醛固酮系统。这两个系统作用于肾脏，调节水及钠等电解质的吸收和排泄，从而达到维持体液平衡、保持内环境稳定的目的。体内丧失水分时，细胞外液的渗透压则增高，可刺激下丘脑－神经垂体－抗利尿激素系统，产生口渴反应，机体主动增加饮水，抗利尿激素分泌增加使远曲小管和集合管上皮细胞对水分的再吸收加强，于是尿量减少，水分被保留在体内，使已升高的细胞外液渗透压降至正常。反之，体内水分增多时，细胞外液渗透压即降低，口渴反应被抑制，并且因抗利尿激素的分泌减少，使远曲小管和集合管上皮细胞对水分的再吸收减少，排出体内多余的水分，使已降低的细胞外液渗透压回升至正常。一般抗利尿激素分泌的这种反应十分敏感，只要血浆渗透压较正常有 ±2% 的变化，该激素的分泌就有相应的反应，最终使机体水分保持动态平衡。此外，肾小球旁细胞分泌的肾素和肾上腺皮质分泌的醛固酮也参与体液平衡的调节。

人体对酸碱平衡的调节是通过特有的体液缓冲系统、肺的呼吸和肾的排泄完成的。血液缓冲系统中以 HCO_3^-/H_2CO_3 最为重要。HCO_3^- 的正常值平均为 24 mmol /L，H_2CO_3 的正常值平均为 1.2 mmol /L（HCO_3^-/H_2CO_3 比值 = 24/1.2 = 20：1）。只要两者的比值保持在 20：1，即使两者的绝对值有高低，血浆的 pH 值仍然能保持在 7.4。从调节酸碱平衡的角度，肺的呼吸对酸碱平衡的调节作用主要是经肺将 CO_2 排出，使血中 $PaCO_2$ 下降，即调节了血液中的 H_2CO_3 浓度。肾脏的作用是通过改变排出固定酸及保留碱性物质的量，来维持正常的血浆 HCO_3^- 浓度，使血浆 pH 值不变。此外，淋巴系统也参与体液平衡的调节，淋巴液可将组织液中的蛋白质分子、不能被毛细血管重吸收的大分子物质以及组织中的红细胞等带回血液中，从而维持血浆蛋白的正常浓度。

二、水肿的发生机制

细胞间液的流动方向受多种因素的控制，包括静脉流体静压、血浆胶体渗透压、毛细血管的通透性、淋巴液的回流等。正常情况下，细胞间液由毛细血管的动脉端不断产生，同时一部分组织液又经毛细血管静脉端返回毛细血管内，另一部分组织液则经淋巴管回流入血液循环。这种动态平衡取决于四种因素的共同作用，包括：毛细血管血压、组织液静水压、血浆胶体渗透压和组织液胶体渗透压。其中，毛细血管血压和组织液胶体渗透压是促使液体由毛细血管内向外滤过的力量，而组织液静水压和血浆胶体渗透压是促使液体由毛细血管外向内重吸收的力量。滤过的力量和重吸收的力量之差，称为有效滤过压。毛细血管血压增大时，细胞间液生成的有效滤过压增大，细胞间液生成增多，血浆胶体渗透压越低，组织间液的生成越多；毛细血管通透性增高时，部分血浆蛋白由血浆中滤过至组织液，导致血浆胶体渗透压下降，细胞间液胶体渗透压升高，两者相互作用下使得组织间液生成的有效滤过压增大，滤过增多，导致水肿。总体来说，流经毛细血管的血浆有 0.5% ～ 2% 在动脉端滤出到组织间隙，约有 90% 的滤出液在静脉端被重吸收，其余 10% 进入毛细淋巴管，形成淋巴液。

（一）静脉流体静压增高

局部静脉流体静压的增高常由静脉回流障碍引起，是促进组织液生成的主要因素。全身或局部的静脉压升高是有效流体静压增高的主要成因。如右心衰竭可引起全身性水肿，除了静脉流体静压升高外，还启动了肾素 – 血管紧张素 – 醛固酮分泌系统，引起肾脏的水钠潴留，使血管内血流量增加。然而，因为心力衰竭并不能增加心排出量，静脉内积存过量的液体，导致压力升高，进入组织间的液体增加，出现水肿。此外，左心衰竭时可因肺静脉压增高引起肺淤血水肿。局部静脉压增高可见于肿瘤压迫局部静脉或深静脉血栓形成（deep venous thrombosis，DVT）；妊娠子宫压迫髂总静脉可导致下肢水肿。

（二）血浆胶体渗透压降低

血浆胶体渗透压主要由血浆白蛋白维持。当血浆白蛋白合成减少或大量丧失时，血浆胶体渗透压下降，平均实际滤过压相应增大，组织液的生成增加，致使液体进入组织间隙，血浆容量减少，肾灌注量相应减少，还会出现继发性醛固酮增多症，导致水钠潴留。然而，水钠潴留并不能纠正血浆白蛋白的减少，因而不能恢复血浆容量，反而加重了水肿。此外，血管外组织胶体渗透压的增高也会造成水肿，如炎症时，局部组织细胞坏死崩解，使局部胶体渗透压升高，加上炎症时毛细血管壁通透性增高，血浆蛋白渗出至组织内，致使局部组织出现水肿。

（三）毛细血管壁通透性增高

正常情况下，蛋白质几乎不能通过毛细血管壁，从而能维持正常的有效胶体渗透压。但在感染、烧伤、过敏等情况下，毛细血管的通透性增高，血浆蛋白可随流体成分渗出毛细血管，使得血浆胶体渗透压下降，组织液胶体渗透压升高，有效滤过压增大，导致组织液生成增多而出现水肿。

（四）淋巴回流障碍

毛细血管滤出的液体约10％是通过淋巴系统回流，淋巴系统是否通畅可直接影响组织液的回流。此外，淋巴系统还能在组织液生成增多时代偿性地增加回流量，以防液体在组织间隙中积聚过多。但当淋巴管阻塞时，淋巴回流受阻或不能代偿性地增加回流量时，含蛋白的水肿液在组织间隙积聚，可形成淋巴水肿，如乳腺癌治疗时将乳腺或腋下淋巴结手术切除或行放射治疗，可引起患侧上肢的淋巴水肿。乳腺癌患者，由于癌细胞浸润、阻塞乳腺皮肤表浅淋巴管，导致皮下组织水肿而出现"橘皮"样外观；丝虫病患者，由于腹股沟淋巴管和淋巴结纤维化，引起患侧下肢和阴囊水肿，严重者称"象皮病"。

三、水肿的病理变化

水肿的大体改变为组织肿胀，颜色苍白而质软，切面有时呈胶冻状。镜下可见水肿液积聚于细胞和纤维结缔组织之间或腔隙内，细胞外基质成分被水肿液分隔。水肿液内蛋白质含量多时，如炎症性水肿，可呈同质性微粒状深红色；蛋白质含量少时，如心源性或肾源性水肿，则呈淡红色。任何组织器官都可发生水肿，其中皮下、肺、脑为最常见部位。

（一）皮下水肿

不同原因引起的皮下水肿，其部位分布各异，可以是弥漫性，也可以是局限性。右心衰竭性水肿是典型的体位性水肿，长期站立时可发生下肢水肿，而卧床时可发生骶尾部水肿。由肾功能不全或肾病综合征（nephrotic syndrome，NS）引起的水肿可影响全身各部位，早期首先影响疏松结缔组织，如眼睑水肿。皮肤水肿时表面紧张、苍白，用手指按压时留下凹陷，称为凹陷性水肿。

（二）肺水肿

引起肺水肿的原因有很多，可分为心源性和非心源性两大类。心源性肺水肿常见于各种原因，如高血压、冠心病等引起左心衰竭；非心源性肺水肿见于肾衰竭、成人呼吸窘迫综合征、肺部感染和过敏反应等原因。水肿液积聚于肺泡、肺间质和细小支气管内，使肺肿胀有弹性，质地变实，重量比正常增加 2～3 倍，切面有淡红色泡沫状液体渗出。

（三）脑水肿

脑水肿可以发生于局部受损伤的脑组织，如脓肿、肿瘤病灶的周围，也可以是全脑性水肿，如脑炎、高血压危象和脑静脉流出通道阻塞。脑外伤根据损伤的性质和程度不同，可以引起局部或全脑性水肿。脑水肿在肉眼观察时可见脑组织肿胀，脑回变扁平，脑沟变浅，重量增加；镜下可见脑组织疏松，血管间隙加宽。

第三节　水肿的分类

一、分类方法

水肿的分类方法有许多种，从不同的角度对水肿进行分类，可有不同的水肿类型。临床上比较常用的分类方法是根据病因进行分类。

1. 按照水肿的表现分类：可分为凹陷性水肿和非凹陷性水肿。

2. 按照水肿的范围分类：可分为局部性水肿和全身性水肿。

3. 按照水肿的程度分类：可分为显性水肿和隐性水肿。

4. 按照水肿液的渗透压分类：可分为低渗性水肿、等渗性水肿、高渗性水肿。

5. 按照水肿液的成分分类：可分为非炎症性水肿（漏出性）、炎症性水肿（渗出性）、黏液性水肿和淋巴水肿。

6. 按照病因分类：可分为心源性水肿、肾源性水肿、肝源性水肿、营养不良性水肿、妊娠性水肿、内分泌性水肿等。

二、不同水肿类型的特点

1. 心源性水肿

凡是各种心脏疾病，例如风湿性、肺源性、高血压性，或心肌炎、心包炎（尤其是缩窄性心包炎）、心脏瓣膜病等各种心脏病变已达充血性心力衰竭期者，均可出现不同程度的水肿。心源性水肿的特点为：（1）水肿逐渐形成，首先表现为尿量减少，肢体沉重，体重增加，然后逐渐出现下肢及全身性水肿；（2）水肿先从身体的下垂部位开始，逐渐发展为全身性水肿，一般首先出现下肢可凹陷性水肿，以踝部最为明显。

2. 肾源性水肿

肾源性水肿包括肾病性水肿和肾炎性水肿。水肿特点为凹陷性，首先发生在组织疏松的部位，如眼睑或颜面部、足踝部，以晨起尤为明显，严重时可以涉及下肢及全身。

3. 肝源性水肿

肝源性水肿包括各种肝脏疾病如肝硬化、肝癌、弥漫性肝坏死、中毒性肝炎等引起肝细胞白蛋白合成障碍、血浆白蛋白降低所致的水肿。水肿特点为凹陷性，常先出现于踝部，逐渐向上蔓延，最后形成顽固性腹水。

4. 营养不良性水肿

营养不良性水肿包括饥饿、蛋白质或总热量摄入不足、蛋白质丢失过多、蛋白质分解增多、维生素 B_1 缺乏等引起的水肿。多见于呕吐、腹泻、胃肠道恶性肿瘤，以及其他影响进食和吸收的各种消化道疾病。以全身性水肿为其特点，首先见于下肢、足背，严重者涉及全身。患者身体软弱无力、表情淡漠、食欲减退，常伴腹泻、肝脾肿大，有腹水。

5. 妊娠性水肿

由于孕妇内分泌发生改变，致使水钠潴留及妊娠后期子宫压迫盆腔及下肢静脉，阻碍血液回流，使静脉压增高，故水肿经常发生在下肢远端，以足部及小腿为主；重度妊高征患者除血压增高以外，还有水肿和蛋白尿，经休息也不消失，而且不仅下肢水肿，面部、双手均有水肿。

6. 内分泌性水肿

由于内分泌功能障碍，患者可出现不同程度的水肿。如甲状腺功能减退症（以下简称甲减）患者，可以出现特殊类型的水肿，即黏液性水肿，该水肿特点为非凹陷性，水肿不受体位影响；原发性醛固酮增多症患者，因为醛固酮分泌过多导致水钠潴留，可出现下肢及面部轻度水肿；肾上腺皮质功能亢进症患者可出现面部及下肢轻度水肿。

7. 结缔组织病性水肿

结缔组织病性水肿包括系统性红斑狼疮、过敏性紫癜、硬皮病、皮肤黏膜淋巴结综合征、皮肌炎等。它的临床特点是皮肤、皮下组织呈急性非感染性炎症所致的水肿。多见于头面部、颈胸、上肢等部位，皮肤红肿、肿胀、紧绷，而指压可出现凹陷或非凹陷性水肿，患者多伴有发热、全身不适和关节痛。

8. 炎症性水肿

炎症性水肿又称为组织水肿，为局部性，是因为炎症造成渗出液聚集在组织间隙而产生。水肿液中含有白细胞、红细胞和组织碎片。一般伴有局部皮肤潮红、皮温增高及压痛。可由多种原因引起，包括丹毒、疖、痈、蜂窝织炎、蛇或虫咬中毒及各种感染等。

9. 淋巴水肿

见第二章第一节。

10. 静脉性水肿

见第二章第三节。

11. 变态反应性水肿

变态反应性水肿是由变态反应引起的局部性水肿，实际上是过敏反应，是抗原抗体反应的一种表现形式，常突然发生，包括荨麻疹、血清病样反应、血管神经性水肿、接触性皮炎等。表现为局部肿胀，如发生在面部可出现眼睑肿胀；发生喉头水肿，可导致呼吸困难，甚至窒息。

12. 药源性水肿

有些药物，如肾上腺皮质激素、雄激素、雌激素、钙拮抗剂等，可影响机体对水、钠的排泄而引起水肿症状。主要表现为下肢或面部水肿，严重者出现全身性水肿。其特点是水肿在用药后发生，停药后不久消失。

13. 神经营养障碍性水肿

某些神经系统疾病如脊髓灰质炎、脑炎、脑出血等患者发生肢体瘫痪时，由于神经营养障碍引起局部毛细血管渗透性增加，患肢活动受限，影响静脉和淋巴系统的循环，使组织间液的引流受阻，可导致瘫痪肢体发生轻度乃至中度的水肿。

14. 功能性水肿

功能性水肿指体内并无与引起水肿有关的器质性病变，而是在环境、体位等因素的影响下，使身体某些部位体液循环的功能发生改变，使患者产生水肿症状。包括肥胖性水肿、高温环境性水肿、旅行者水肿、老年性水肿等。

15. 特发性水肿

特发性水肿（idiopathic edema）为一种水盐代谢紊乱的综合征，本病的发病机理尚不完全清楚，但目前已习惯用于专指好发于育龄妇女的、具有周期性发作特征的水钠排泄障碍性疾病。水肿常呈周期性加重，往往在月经前症状加重，故又称为"周期性浮肿"。

16. 先天性水肿

先天性水肿是指由于遗传因素或胎儿先天性发育异常引起的水肿性疾病。患儿多在出生时或出生不久即发生水肿。常见于先天性心脏病、先天性淋巴水肿（Milroy 氏综合征、先天性淋巴管发育异常等）、先天性肾病综合征、代谢障碍病（糖原累积病、遗传性酪氨酸血症）等。

17. 脂肪水肿

见第二章第二节。

第四节　水肿的并发症

一、局部组织细胞营养不良

大量水肿液在组织间隙中积聚，可使组织间隙扩大，细胞与毛细血管的距离延长，加大了毛细血管中营养物质向细胞弥散的距离。在受骨壳或坚实包膜限制的器官或组织中迅速发展的重度水肿，还可压迫毛细血管，使营养血流进一步减少；慢性水肿可促进水肿区域组织的纤维化，后者对血管也有压迫作用，造成水肿区域的组织细胞营养不良。

二、局部溃疡或感染

水肿区域组织细胞的慢性营养不良，可导致局部皮肤组织发生溃疡，溃疡一般难以愈合，伤口不易修复；水肿区域对感染的抵抗力有所降低，容易合并感染。

三、影响组织器官的功能

水肿对组织器官功能的影响取决于水肿的部位、程度、发生速度及持续时间。全身性皮下水肿常提示有心力衰竭、肾功能不全或营养不良，对诊断有帮助。局部的皮肤水肿如淋巴水肿，会增大局部皮肤的张力，易造成皮肤的破损，伤口不易愈合，感染风险增大。由左心衰竭引起的肺水肿，水肿液会聚集在肺泡壁毛细血管周围，影响机体的氧气交换，而且水肿液积聚在肺泡腔内，容易形成有利于细菌感染的环境，造成肺部感染。脑水肿由于可引起颅内压的增高，易导致脑疝形成，或压迫脑干血管，造成患者的快速死亡。严重的喉头水肿可引起气管阻塞，致患者窒息死亡。

参考文献

[1] 张昱. 水肿 [M]. 北京：科学技术文献出版社，2007.

[2] Siddall E C，Radhakrishnan J.The pathophysiology of edema formation in the nephrotic syndrome[J]. Kidney Int，2012，82（6）：635-642.

[3] 刘宁飞. 外周淋巴水肿的治疗 [J]. 中华整形外科杂志，2018，34（4）：252-255.

[4] 陈孝平，汪建平，赵继宗. 外科学（第9版）[M]. 北京：人民卫生出版社，2018.

[5] 王庭槐. 生理学（第九版）[M]. 北京：人民卫生出版社，2018.

[6] 步宏，李一雷. 病理学（第九版）[M]. 北京：人民卫生出版社，2018.

[7] Dobbe L，Rahman R，Elmassry M，et al. Cardiogenic pulmonary edema[J]. Am J Med Sci，2019，358（6）：389-397.

[8] Lent-Schochet D，Jialal I.Physiology，edema[M].Treasure Island（FL）：StatPearls Publishing，2021.

[9] Chen S，Shao L，Ma L.Cerebral edema formation after stroke：Emphasis on blood-brain barrier and the lymphatic drainage system of the brain[J]. Front Cell Neurosci，2021，15：716825.

[10] 王立铨，龙笑. 脂肪水肿的研究进展 [J]. 基础医学与临床，2021，41（3）：438-441.

[11] 中华医学会整形外科学分会淋巴水肿治疗学组. 乳腺癌术后上肢淋巴水肿诊治指南与规范（2021年版）[J]. 组织工程与重建外科，2021，17（6）：457-461.

[12] 李孟垚，沈文彬，常鲲，等. 妇科恶性肿瘤患者术后淋巴水肿诊断进展 [J]. 中国实验诊断学，2021，25（10）：1567-1570.

第二章　常见水肿与营养改变

本章介绍

概述了淋巴水肿、脂肪水肿、静脉性水肿、混合性水肿的概念；介绍了四类常见水肿的临床特点、治疗方法；讲解了四类常见水肿的营养相关改变与营养治疗。

学习目标

1. 熟记常见水肿的概念。
2. 理解常见水肿的临床特点、治疗方法、营养相关改变等。
3. 应用营养治疗手段改善水肿。

水肿的营养改变跟水肿的类型有关，不同类型的水肿对机体的影响不同，通过改变营养状况促进健康的方法也有所不同。

第一节　淋巴水肿与营养改变

一、淋巴水肿概述

（一）淋巴水肿的概念

淋巴水肿是因自身因素或外部因素引起的淋巴管输送功能障碍造成的渐进性发展的疾病。早期以水肿为主，晚期以组织纤维化、脂肪沉积和炎症等增生性病变为特征。淋巴水肿是一种慢性非传染性疾病（以下简称慢性病），病情呈进行性发展，目前尚不能根治，但通过恰当的治疗可以控制疾病的进展。

（二）淋巴水肿的流行病学特点

据世界卫生组织（World Health Organization，WHO）统计，淋巴水肿在常见疾病中排列第 11 位，在致残性疾病中排列第 2 位，全世界罹患人数约 1.4 亿～ 2.5 亿，其中约 4000 万人处于象皮肿阶段，严重影响患者的生活质量。淋巴水肿分原发性和继发性两大类。71％ 的原发性淋巴水肿患者在儿童期或青春期发病且没有明显诱因，大约每 6000 个新生儿中即有 1 人发生原发性淋巴水肿。在世界范围内，丝虫病是继发性淋巴水肿的主要原因，据估计患病人数近亿，主要聚集在非洲和东南亚地区。2006 年我国已向 WHO 正式提交申请确认消除淋巴丝虫病的传播，由此我国成为第一个消除淋巴丝虫病的国家。

继发性淋巴水肿多见于肿瘤治疗后的患者，约占继发性淋巴水肿的一半。在发达国家，最为常见的是乳腺癌治疗后发生的继发性上肢淋巴水肿。据研究报道：接受过乳腺改良根治切除术和放疗的患者超过 40％ 出现了淋巴水肿；接受了乳房肿块切除术或象限切除术者约有 30％ 出现了淋巴水肿；即使未进行大面积的腋窝淋巴结清扫术的乳腺癌患者，也有约 7％ 发生了淋巴水肿。另有研究发现 47％ 的患者在接受外阴癌根治手术后行放疗而出现了淋巴水肿；罹患泌尿系统肿瘤的患者中，淋巴水肿的发生率达 50％；在接受髂腹股沟淋巴结清扫术后，40％ 伤口愈合良好的患者出现了淋巴水肿，而伤口愈合不良者，淋巴水肿发生率高达 80％。随着我国恶性肿瘤发病率的攀升，肿瘤治疗后的淋巴水肿也已成为我国继发性淋巴水肿的主要类型。

（三）淋巴水肿的病因

1. 原发性淋巴水肿

原发性淋巴水肿发病机制目前尚不清楚。一般认为与淋巴系统的异常发育与基因变异有关。少于 10％ 为家族遗传性，大多数为散发性。原发性淋巴水肿的发生因素包括淋巴管、淋巴结及淋巴管与淋巴结双重因素。

（1）淋巴管因素。包括淋巴管稀少、淋巴管扩张或增生。

（2）淋巴结因素。包括淋巴结病变导致的淋巴结数目少、体积小、增生或结构不良。

（3）淋巴管与淋巴结双重因素。包括淋巴管收缩或瓣膜关闭功能障碍、淋巴管和淋巴结结构及功能障碍。

原发性淋巴水肿的病变类型复杂，致病基因数目多。已经发现的与家族遗传性相关的基因有 FLT 4、GJC 2、PIEZO 1、VEGFC。合并有淋巴水肿和淋巴管发育异常的相关综合征较罕见，相关的基因有 FOXC 2、GATA 2、SOX 18、FAT 4、PTPN 14、CCBE 1 等。先天性淋巴水肿由 FLT4 基因突变导致，是常染色体显性遗传病。然而已知致病基因的临床体征及淋巴系统病变之间的关联尚处于研究阶段。有研究表明，基因显型 IL-4rs 2070874、IL-6rs 1800795、IL-4rs 2243250 会导致液体潴留，从而导致淋巴水肿，基因显型 VEGF-Crs 3775203 和 IL-13rs 1800925 与肢体的不舒适感有关。开展致病基因的研究和临床筛查将有助于产前检查、遗传家族患者的早期诊断，以及原发性淋巴水肿新治疗方法的探索。

2. 继发性淋巴水肿

继发性淋巴水肿是有明确致病因素的淋巴水肿。发病原因包括手术、炎症、放射治疗、肿瘤转移、外伤、寄生虫、真菌、细菌、妊娠等。淋巴结和淋巴管受损后未能再生，淋巴液回流受阻滞留在组织中是继发性淋巴水肿发生的病理基础。目前恶性肿瘤根治术后的肢体淋巴水肿是继发性淋巴水肿的主要发病因素，女性患者多见于乳腺癌、宫颈癌、子宫内膜癌、卵巢癌根治术后；男性患者多见于前列腺癌、膀胱癌、阴茎癌、外阴 Paget 病术后。肢体负荷过重、感染、外伤、肥胖（obesity）等被认为是淋巴水肿最常见的诱发因素。

（四）淋巴水肿的危害

淋巴水肿为进行性发展的疾病，引发的病理改变不可逆转，致残率高。虽然淋巴水肿还不能治愈，但早期治疗是控制疾病发展的关键。如果在早期未得到正确的诊断、及时的治疗与护理，淋巴水肿可以造成严重不良后果，影响患者的生活质量,甚至危及生命。淋巴水肿造成的危害包括以下几个方面。

1. 患肢(患部)肿胀增粗

患肢(患部)肿胀增粗不断加重的组织纤维化和脂肪沉积,形成肢体或器官畸形,晚期可致残。

2. 感染

反复发生的淋巴管及周围组织炎症(如丹毒、蜂窝织炎),严重感染时还可能导致败血症甚至危及生命。且每次感染都会加重淋巴水肿,由此形成恶性循环。

3. 慢性溃疡

合并了静脉疾病的淋巴水肿肢体,晚期易形成难以治疗的慢性溃疡。

4. 恶变

晚期淋巴水肿还可能从良性病变进展成恶性病变,如淋巴管肉瘤、血管内皮肉瘤。

5. 影响日常生活、工作和社交活动

淋巴水肿患者易发生焦虑、抑郁等负性情绪,严重时可能出现注意力下降、记忆减退、精神迟缓等;加上肢体的肿胀变形,对患者的日常生活、工作和社交活动都会带来影响。

(五)淋巴水肿的诊断

淋巴水肿的正确诊断是制定治疗方案至关重要的环节。临床上一般根据淋巴水肿患者的临床特征、病史采集及体格检查结果等,综合分析、确诊。必要时可通过一些辅助检查来协助诊断。

1. 临床特征

(1)起病缓慢:从早期的凹陷性水肿进展到晚期的象皮肿可以迁延数年至数十年。

(2)发病部位各异:原发性淋巴水肿发病部位以肢体为主,尤其以下肢多见,也可发生在面部、外生殖器、下腹部和臀部;可以是单个部位、单侧肢体,也可能是多个部位、双侧肢体。继发性淋巴水肿通常发生于手术、放射治疗、炎症、外伤等部位，多为单侧肢体。

（3）水肿逐步进展：水肿早期出现在肢体远心端的足背、踝周、手背，呈凹陷性水肿；再逐渐向近心端蔓延，发展为非凹陷性水肿。

（4）水肿局部情况：水肿部位皮肤干燥、粗糙，随着病情进展，皮肤褶皱加深，质地变硬，皮下脂肪沉积和组织纤维化，生长乳头状瘤，甚至发生皮肤淋巴液漏，少有溃疡。绝大多数患者常因细菌感染反复发生丹毒和蜂窝织炎。

（5）伴随症状：淋巴水肿患者少有疼痛和压痛，但自觉肢体有酸胀和沉重感。

2. 病史采集

（1）既往病史：询问患者水肿前的疾病史，例如是否有淋巴水肿家族史；是否有恶性肿瘤、炎症、外伤、静脉疾病等病史及手术、放疗史；是否有心、肝、肾等脏器疾病史；是否有非洲热带地区和东南亚旅居史等。

（2）发病情况：水肿进展的速度、持续的时间；是否有反复发生的丹毒和蜂窝织炎等皮肤感染；是否有心理和社会方面的问题等。

（3）诱发因素：了解发病是否有明显的诱因，如劳累过度、提重物、长时间坐或站立、外伤及摄盐过多等。

3. 体格检查

（1）明确水肿部位：检查水肿为全身性还是发生在局部，是上肢还是下肢，是单侧还是双侧肢体，是在近心端还是远心端。

（2）明确水肿性质：为凹陷性还是非凹陷性水肿，Stemmer 征是否为阳性（第二趾背部的皮肤无法提拉或提拉很困难，见图 2-1）等。

（3）测量：测量肢体周径、患者身高和体重。

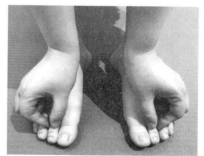

图 2-1　Stemmer 征阳性

（4）了解有无伴随体征：是否有压痛和疼痛；是否有皮肤颜色、硬度、温度的变化；是否有皮下组织增生、溃疡、淋巴液渗漏及乳头状瘤等改变；是否有颈静脉怒张、肝颈静脉回流征阳性、肺部啰音、心脏扩大和腹水等。

4. 辅助检查

大多数情况下，通过临床特征、病史采集和体格检查便可进行诊断，但某些情况下，如病变潜伏期、水肿较轻或原发性淋巴水肿早期时，需要通过辅助检查来进行诊断。辅助检查主要针对淋巴水肿的病因诊断、病变程度判断及了解发病机制，从而更好地指导临床治疗。主要包括直接淋巴管造影、间接淋巴管造影、淋巴闪烁造影、磁共振成像（magnetic resonance imaging，MRI）、近红外荧光淋巴造影、超声检查等。

（六）淋巴水肿的分期

1. 国际淋巴协会淋巴水肿分期标准

这是国际上常用的淋巴水肿分期标准，对组织纤维化程度做了症状描述，在临床评定时，将患者症状表现与分期标准进行对照，并根据组织纤维化程度分为 4 级。

0 级：潜伏期或亚临床阶段，该阶段没有明显临床症状，可持续数月甚至数年。此期没有组织纤维化。

Ⅰ级：富含蛋白的淋巴液在结缔组织中积聚，可见明显肢体肿胀，若抬高肢体，肿胀可以暂时消退。此期可有凹陷性水肿，可伴有组织纤维化，但症状较隐匿，需要专业设备检测。

Ⅱ级：上抬肢体时肿胀不会消退，组织开始纤维化，导致肢体变硬；随着脂肪、纤维组织堆积，此期不再有凹陷性水肿。该期最大特点就是肢体组织的纤维化改变。

Ⅲ级：淋巴象皮肿，皮肤非常厚，有巨大皱褶，并出现皮肤改变，如脂肪沉积、棘皮症和疣状增生。此期组织重度纤维化，可发生肢体畸形。

2. 根据临床体征分期

该标准为我国学者常用的分期标准。按照水肿程度和纤维化程度，将淋巴水肿分为 4 期。

Ⅰ 期：又称为可逆性淋巴水肿。特点是用手指按压水肿部位，会出现局部的凹陷，下午或傍晚水肿最明显，休息一夜后，肿胀大部分或全部消退。

Ⅱ 期：此期水肿已不会自行消退。由于结缔组织增生，水肿区组织质地不再柔软，凹陷性水肿逐渐消失，组织变硬。

Ⅲ 期：肿胀肢体体积增加显著，组织由软变硬，纤维化明显。皮肤发生过度角化，生长乳头状瘤。

Ⅳ 期：也称为象皮肿，是晚期下肢淋巴水肿的特征性表现。由于肢体异常增粗，皮肤增厚、角化、粗糙，呈大象腿样改变，尤以远端肢体更加明显。由于患肢体积异常增大、沉重，以及外形的明显畸形，影响患者的日常行动、生活及工作。

（七）淋巴水肿的治疗

见第十章第一节。

二、淋巴水肿的营养改变

营养是管理任何疾病的基本组成部分，淋巴水肿也不例外。营养可以通过多种途径直接或间接影响淋巴水肿，均衡的营养可助力于淋巴水肿的康复，如同手法淋巴引流（manual lymphatic drainage，MLD）、压力治疗、功能锻炼和皮肤护理。患者的不良饮食习惯会影响治疗效果和预后。

（一）食物对淋巴水肿的影响

有些食物会诱发或加速淋巴水肿及其并发症的发生、发展，可能的原因包括：

1. 增加淋巴液的生成和淋巴系统的过度负荷。

2. 可通过内毒素导致全身性的炎症。

3. 阻止淋巴管的正常搏动。

4. 造成淋巴管渗漏。

5. 生成异常 / 功能障碍的淋巴管和血管。

6. 降低机体的免疫功能。

7. 增加肠道细菌的侵入性和黏附性。

（二）淋巴水肿相关营养的研究

1. 抗炎、抗水肿、抗氧化类食物与淋巴水肿

错误的饮食习惯可能通过不同的病理生理机制发挥着作用。如经典的西方营养学，主要是以碳水化合物（carbohydrate）和精制 / 加工食品为基础，可导致全身性的轻度慢性细胞炎症，这种病理过程可导致人体发生水肿。

抗炎、抗水肿、抗氧化类食物是原发性或继发性淋巴水肿治疗的重要组成部分。天然抗氧化类食物在几种慢性疾病中的作用已被研究证实，对轻度慢性细胞炎症有明显的影响。氧化应激增加会导致炎症过程的加剧，同时引起肢体组织细胞中脂质过氧化、核酸损伤和蛋白质变性。一些天然的抗氧化物质已经通过清除自由基、抑制脂质过氧化反应、缓解氨基多糖（透明质酸）的解聚作用、扩张血管、抑制血小板聚集、降脂、保护组织免受过氧化损伤等方面的作用用于防治心脑血管疾病。

富含多酚类物质（如香豆素、姜黄素）的食物似乎对静脉疾病和淋巴疾病具有有益作用。它们表现出对淋巴管、巨噬细胞的靶向作用，以及抗炎和抗水肿作用。大多数富含多酚类物质的食物同样含有益生菌，它能调节肠道微生物群，同时，多酚类物质能够激活对人体新陈代谢和抑制衰老具有特定有益作用的基因。

2. 超重 / 肥胖与淋巴水肿

与淋巴水肿患者营养相关的主要问题是超重 / 肥胖，其在淋巴淤滞的发生和恶化中的作用已被研究证实。淋巴显像证实肥胖患者的淋巴管或淋巴结发生了显著变化。许多研究表明，肥胖对淋巴系统疾病的病因、病程和预后都有影响。超重 / 肥胖患者可能有以下一个或多个病理、生理改变，这些改变与肢体水肿密切相关：（1）超重 / 肥胖可导致膈肌功能受损、腹内压升高，导致淋巴 / 血液引流功能障碍；（2）超重 / 肥胖患者行走或活动能力降低，并伴有相应的肌肉 – 血管肢体泵功能障碍和静脉 – 淋巴淤

滞；（3）超重/肥胖患者可引起水肿的代谢综合征（心、肾、肝功能不全等）；（4）超重/肥胖患者液体滞留脂肪组织过多；（5）超重/肥胖患者可出现激素的改变，如胰岛素和皮质醇的过度分泌；（6）超重/肥胖患者可发生皮肤感染/炎症，进一步损害淋巴管或产生液体滞留；（7）超重/肥胖患者增多的内脏脂肪通过分泌多种炎性物质而加重淋巴水肿。

超重/肥胖是癌症相关手术（尤其是乳腺癌、宫颈癌）患者发生淋巴水肿最重要的风险因素之一。在对原发性或继发性肢体淋巴水肿患者进行治疗时，超重，尤其是肥胖，会严重影响治疗效果和预后。

对营养素、热量进行限制和饮食干预可以很好地解决肢体淋巴水肿患者的肥胖问题。研究显示，超重/肥胖患者的体重减轻对缓解肢体水肿和淋巴系统相关的体征和症状都有显著帮助。一项针对淋巴水肿的营养和饮食干预研究的荟萃分析中的两个原始研究都发现了淋巴水肿患者体积减小的积极影响，特别是上肢淋巴水肿患者。其中一项研究表明，通过减少热量来减肥，可使肢体容量减少44%，下肢淋巴水肿肢体容量减小的比例可能更高。在另一项研究中，研究者评估了接受减肥饮食或低脂饮食的乳腺癌相关淋巴水肿患者之间可能存在的差异，与对照组相比，两组患者的体重、体重指数和皮褶厚度均显著降低。虽然两组患者手臂体积减小无统计学意义，但两个饮食组均显示体重减轻和手臂体积减小之间存在显著相关性。

最近有研究表明，对于患有淋巴水肿的超重/肥胖的乳腺癌患者，在低卡路里饮食中添加联合生物补充剂（包括益生菌、刺激益生菌生长的不可消化纤维化合物）可以显著降低患者生活质量损害、水肿体积和体质指数（body mass index，BMI）。因此，建议在患者治疗方案中加入低卡路里饮食和联合生物补充剂。

此外，对于淋巴水肿患者，在常规综合消肿治疗中添加中链脂肪酸，水肿体积测定结果显示两组之间有显著差异，添加中链脂肪酸饮食组的患者水肿体积减小幅度更大。但在皮肤褶皱测量和全身水分含量方面没有差异，而添加中链脂肪酸饮食组患者的手臂沉重感明显较少。类似地，另一研究限制淋巴水肿患者饮食中的长链脂肪酸，可能会使淋巴水肿体积测定和症状显著改善，因为长链脂肪酸可能导致肠黏膜的改变，从而恶化肠道炎症和增高肠黏膜通透性（肠漏综合征）。因此，建议在患者治疗方案中，添加中链脂肪酸，限制长链脂肪酸。

（三）淋巴水肿患者的营养治疗

1. 抗炎、抗水肿、抗氧化食物

研究表明，营养对全身和局部的炎症、水肿、组织退化以及新陈代谢和衰老过程都有显著的影响。

水果、蔬菜、发酵食品、大蒜、特级初榨橄榄油、坚果和鱼都是抗水肿食品，它们通过减少氧化应激和调节肠道菌群而发挥作用。其中，特级初榨橄榄油与心血管疾病死亡率的降低有关，因为它属于酚类化合物，可减少氧化应激和炎症反应。

水果和蔬菜中的纤维素被通常存在于小肠和大肠中的细菌迅速发酵，从而形成短链脂肪酸（short-chain fatty acid，SCFA），如醋酸盐、丙酸盐、丁酸盐，通过代谢产生能量，并表现出抗炎活性，在淋巴水肿疾病中具有重要的作用。发酵产品还会增加丁酸盐的含量。

从鱼类和植物性食物（芝麻籽、澳洲坚果、核桃、腰果等）中摄入充足的 ω-3，即 α-亚麻酸、二十碳五烯酸和二十二碳六烯酸（DHA），可减少炎症反应，同时还可减弱花生四烯酸产生的二十碳烯酸的促炎症作用。香料如姜黄、大蒜、咖喱，及含益生菌的食物如有色浆果、蔬菜等也有助于抗炎和抗水肿。

有些食物反过来会引起水肿，如过量的盐、咖啡、可可、酒精、酱汁、加工肉类、糖果等已被证实可通过不同的机制增加炎症和水肿。过量的钠往往会使血管中的水分滞留，增加动脉压，使微循环系统动力学和淋巴功能失衡，从而加重水肿。因此，对于淋巴水肿患者，建议限制钠和含有高剂量钠的食物。有些食物通过内分泌系统的变化促进水肿，比如大豆。大豆食品含有植物雌激素，如染料木素，其结构类似于天然雌激素，并与

α－雌激素和 β－雌激素受体结合以刺激转录活性。除了食品中天然含有的成分外，还要特别注意食品添加剂，例如味精中的谷氨酸就具有促炎症作用。其他促水肿化学物质以雌激素类内分泌干扰物（estrogen endocrine disruptors，EEDs）为代表，它可以改变内分泌系统的功能，干扰天然雌激素的合成、代谢、结合或细胞反应。在各种塑料制品、杀虫剂和许多其他日常使用的产品中都发现了 EEDs，如双酚、草甘膦等。与肠道微生物群和线粒体死亡的负相关作用与接触上述大多数物质有关，对毛细血管和组织内环境稳定有明显影响。富含膳食纤维（dietary fiber，DF）的饮食可能会减少雌激素的吸收。

2. 足量优质蛋白质

蛋白质摄入不足可导致低蛋白血症，加重组织水肿。因此建议适当增加蛋白质的摄入，以合成体内必需的氨基酸。尽量选择高质量的有机蛋白质，如未经加工的草食动物瘦肉及蛋类、鱼类等。

3. 适当增加中链脂肪酸，限制长链脂肪酸

在继发性下肢淋巴水肿患者中，例如盆腔淋巴结清扫术后，中链脂肪酸（如椰子油）是首选的。因为长链脂肪酸被肠黏膜吸收可能会进一步使肠道的淋巴回流受损，超负荷长链脂肪酸可能导致肠黏膜的改变，从而加重肠道炎症和增高肠黏膜通透性（肠漏综合征）。相反，短链／中链脂肪酸更可取，首先因为它们不需要分泌胆汁盐来消化，其次它们能够被动地从胃肠道传递到门脉系统，从而不会使肠黏膜超载。

4. 间歇性禁食

间歇性禁食是一种流行的有利于减肥的营养策略，其可以减少慢性炎症性疾病和轻度慢性细胞炎症的发生。间歇性禁食在代谢性疾病与慢性病治疗方法中获得了相关证据。研究发现，有规律的间歇性禁食（每周禁食 24 小时一到两次，或者一周中大部分时间禁食 16 小时）提供的健康益处和减肥效果与常规的热量限制饮食相似。此外，在间歇性禁食和标准低热量饮食的对照研究中，即使两种方案的热量不相同，间歇性

禁食显示出更高的脂肪消耗及胰岛素、瘦素减少。其机制包括能量代谢转变为脂肪代谢和酮的产生，以及刺激适应性细胞应激反应，从而防止和修复细胞损伤。在淋巴水肿管理中应考虑间歇性禁食对体重超标、胰岛素抵抗、轻度慢性细胞炎症和自身免疫系统的影响，以便将间歇性禁食纳入营养策略之中。

5. 其他饮食

淋巴水肿的水合平衡被认为是维持组织液稳态的基础。咖啡和酒精都有一种温和的利尿作用，可能导致间质蛋白质浓度升高，也可能引起水肿，因此要保证足量水分的摄入，并限制咖啡、酒精的摄入。

没有任何维生素或食品补充剂被证明能够有效减轻淋巴水肿，但是淋巴水肿患者通常需要补充额外的维生素和食品补充剂，特别是发生反复感染时。维生素和食品补充剂的补充需要临床医师和（或）营养师根据患者具体情况来确定。

6. 营养治疗策略

淋巴水肿的营养策略不仅仅是对体重和卡路里的计算，还包括在一天中正确和平衡地摄入食物和营养素。包括最大限度减少精制碳水化合物的摄入量，重新分配必需的单不饱和脂肪酸和多不饱和脂肪酸（摄入更多的 ω–3 和更少的 ω–6）的脂肪部分，以及增加抗氧化剂多酚类食物的每日摄入量。

在用餐期间适当地重新分配营养素可以更好地控制激素反应（如胰岛素、胰高血糖素、皮质醇、雌激素等），从而显著降低慢性细胞炎症状态；同时减轻体重，改善组织氧合，维持血糖平衡。减少精制碳水化合物摄入和增加膳食纤维供应，有利于改善肠道微生物群，最终起到抗炎和消肿作用。

营养与饮食是淋巴水肿疾病治疗管理的基本组成部分之一。淋巴水肿的特点是淋巴系统的形态学和 / 或功能性疾病导致间质液体增多。体重控制和抗炎策略在淋巴水肿患者治疗中非常重要。为了正确评估和处理淋巴水肿患者中显而易见但迄今为止被忽视的营养问题，还需要进行更有针对性的临床研究，包括研究特定食物的抗水肿作用及营养药物、间歇性禁食制度等在淋巴水肿管理中的作用，从而提供更多的科学证据，以利于淋巴水肿的综合管理。

第二节　脂肪水肿与营养改变

一、脂肪水肿概述

（一）脂肪水肿的概念

脂肪水肿（lipoedema）这一概念首先由 Allen 和 Hines 在 1940 年提出，是一种继发性的局部脂肪沉积，以下肢对称性增粗为特征的疼痛性疾病，或称为痛性脂肪综合征（painful fat syndrome），好发于女性。脂肪水肿是一种慢性、不可治愈的疾病，它可以伴有下肢疼痛、力量丧失和运动失调；在更严重的情况下，脂肪水肿会导致日常活动水平下降。

（二）脂肪水肿的流行病学特点

绝大部分的脂肪水肿患者都是女性，尤其是处于激素水平改变明显的时期，如青春发育期、妊娠期的女性，但也可能发生于患有肝硬化的男性。Forner-Cordero 和 Szolnoky 报道，在从事淋巴水肿治疗的专科医院中，10 %～ 20 %下肢肥胖的患者被诊断为脂肪水肿。这表明脂肪水肿的发病率比最初认为的更高，而不是罕见的疾病。Herpertz 报道过 792 例下肢水肿患者中 22.7 %双下肢有局部型的肥胖，意味着已经进展到脂肪水肿。

（三）脂肪水肿的病因

目前关于脂肪水肿的病因学并不十分清楚。这种疾病有一定的遗传性，遗传方式与 X 连锁显性遗传或有性别限制的常染色体显性遗传方式一致，但也不排除存在寡基因遗传的可能，因此还有待进一步的研究。有学者认为异常脂肪沉积可能与局部脂肪代谢或激素变化有关。Frank 发现脂肪水肿患者新生的毛细血管脆性较高，通常伴随着血管内皮生长因

子（vascular endothelial growth factor，VEGF）的水平异常升高，而 VEGF
是促进毛细血管增生的主要因素之一。在一些情况下，局部存在较多的
脂肪会引起慢性低度炎性反应而凝固，也会引起过度的脂质过氧化，进
一步干扰脂肪细胞代谢和细胞因子产生，以及引发局部缺氧。这些变化
启动 VEGF 反应和病理性血管生成，而毛细血管病变会影响局部脂肪组
织，导致蛋白质渗透性增强，最终增加毛细血管脆性，而毛细血管脆性
增加是脂肪水肿的标志。Siems 等发现脂肪水肿患者的血浆 VEGF 平均值
约为 530 pg/mL，而正常值为 100 ～ 130 pg/mL，提示病理性血管生成可
能在脂肪水肿的病程中发挥作用。脂肪水肿组织的免疫组化结果显示有
坏死的脂肪细胞且周围浸润着 CD 68+ 的巨噬细胞。在脂肪水肿患者的脂
肪形成途径中酪氨酸激酶途径没有被激活，且生长因子受体也是没有被
激活的。从脂肪水肿患者中分离出来的间叶细胞标志物 CD 90 和内皮细
胞标志物 CD 146 的表达也显著增强。由此可见，免疫因子的表达与该病
有密切的关联，但是以上这些发现都需要更多的实验来证明。

（四）脂肪水肿的危害

脂肪水肿多于女性青春期出现，也可出现于孕期或更年期，大腿内侧
和踝部的脂肪堆积会导致患者步态不稳、腿部机械轴排列不正确以及引发
骨科并发症，主要是膝外翻性骨关节，严重影响患者的正常生活，如果不
及时彻底治疗，可发展为淋巴水肿或淋巴脂肪水肿。

（五）脂肪水肿的诊断

由于临床医师对脂肪水肿的认识不足，常将其误诊为淋巴水肿或者
肥胖症。脂肪水肿的诊断主要依赖于临床症状和体征、病史采集、体格
检查及辅助检查。

1. 临床症状和体征

脂肪水肿通常是双侧对称分布的，呈非凹陷性水肿，四肢抬高后水肿
不改善。脂肪水肿引起的异常脂肪沉积一般位于患者的大腿根部到脚踝，
尤其以大腿更为显著，双足及上肢较少累及，并且在一些情况下还可能延

伸至臀部。虽然多达半数的水肿患者会超重或肥胖，但大多数患者腰部有正常的外观，以致他们的上半身和下肢明显不匹配。脂肪水肿多发生于女性，多数患者表现为下肢进行性增粗，于青春期和妊娠期增粗明显，逐渐出现沉重和不适感，伴疼痛、体重增加、皮肤温度低、怕冷，脂肪沉积部位皮肤柔软，压之无凹陷，踝部上方脂肪异常沉积，导致在踝部正常、异常组织之间分界明显，形成环状轮廓，称之为"袖口症"，也可称其为"烟囱腿"。脂肪水肿的另一特征就是疼痛，多数患者的疼痛为钝痛，并伴有沉重的压迫感，压迫患处或久坐久站皆可引发疼痛。患者易出现瘀伤，这些瘀伤是由于患者脆弱的毛细血管经受不住轻微的触压而引起的。而且大多数患者都有尝试通过节食和锻炼来减重的经历，但最后外形轮廓以及症状都没有明显的改善。

2. 病史采集

在诊断脂肪水肿的时候要从详细病史开始，询问患者是否处于月经期、妊娠期、更年期，着重询问症状的发作和持续时间、症状的进展、症状的加重程度以及治疗前的措施，发作过程和相关症状都可以揭示潜在的异常。特别是当患者描述肥胖和体重增加明显不一致时，更加应该警惕脂肪水肿的可能性。病情严重的患者通常会出现较明显的临床症状，如下肢肿胀明显，伴随疼痛及皮肤纹理变化等。还需要仔细询问其他重要病史，特别注意有无恶性肿瘤史、淋巴结清扫或其他外科手术史、创伤史等，这对于区别淋巴水肿和脂肪水肿具有重要的意义。

3. 体格检查

体格检查对于脂肪水肿的诊断是非常关键的，应做仔细的体格检查，重点检查哪些部位有水肿，按压水肿部位是否有凹陷，水肿部位的皮肤是否光滑、柔软、有弹性，皮肤颜色和纹理有无变化，触摸皮下有无结节及测量皮下脂肪的厚度等。

4. 辅助检查

水肿原因的诊断不够明确时，电子计算机断层扫描（computed

tomography，CT）检查可能对疾病的初步诊断具有辅助意义，超声检查或MRI已被用于定位。

5. 鉴别诊断

充血性心力衰竭、慢性肾功能不全、肝硬化和低蛋白血症等皆可引发凹陷性水肿，体格检查会提供很多的线索，如呼吸困难、颈静脉充盈、胸水和腹水等。双侧非凹陷性水肿也可以是由甲状腺激素失衡引起的胫前黏液水肿，因此需要测定患者的促甲状腺激素（thyroid stimulating hormone，TSH）水平。另外，药物也是引起下肢水肿的原因，常见的包括钙离子通道阻滞剂、类固醇皮质激素、噻唑烷二酮类（thiazolidinedione，TZD）等药物。

（1）淋巴水肿

淋巴水肿是由于淋巴功能障碍引起的局部肿胀。典型的下肢继发性淋巴水肿患者，常常诉有淋巴结活检、放射治疗和清扫史，发生淋巴水肿后患侧可有蜂窝织炎或表面感染史。水肿通常是单侧的且从腹股沟向下延伸，早期触之柔软，呈凹陷性水肿，后期可进展为纤维化，Stemmer 征为阳性（无法捏起第二趾背侧的皮肤）。而在单纯的脂肪水肿中，Stemmer 征为阴性。对比脂肪水肿，淋巴水肿通常是无痛的，对于触压的敏感性并不明显，且淋巴水肿不易形成瘀伤。辨别两者公认的"金标准"是功能性淋巴荧光闪烁成像，该技术可以通过放射性示踪剂看见患侧淋巴管受损。CT 和 MRI 检查也可以帮助区分。MRI 检查的敏感性更高，淋巴水肿的患者可以显示真皮和皮下组织的增厚，以及皮下脂肪液体淤积导致组织呈蜂窝状外观。脂肪水肿患者的CT/MRI 图像通常显示双下肢弥漫性脂肪性肥大，但未见皮肤异常。

（2）肥胖

肥胖是全身性的，肥胖患者 BMI 较高。脂肪水肿患者的脂肪堆积通常出现在四肢，以下肢为多，且患者的 BMI 也可以表现为正常。此外，尽管许多脂肪水肿患者也可能超重，会试图通过饮食和锻炼来调节，但最终效果是很不理想的，而单纯肥胖的女性往往不会出现这种情况。

（3）痛性肥胖症

脂肪水肿也可能被误认为是痛性肥胖症（Dercum's disease，DD）。两者有共同的基本特征，如自发的或触压引起的疼痛和瘀伤。DD 是一种不常见的痛性脂肪代谢不良，是常染色体显性遗传疾病，主要发生于绝经后的妇女。DD 会出现多发性疼痛的脂肪团，最常见的部位是四肢、躯干、骨盆和臀部。DD 通常还有一些典型的伴随症状与系统性病变，如反复发作的头痛及 2 型糖尿病的发生率升高等。生物电阻抗频谱（bio-electrical impedance spectrum，BIS）是一种非侵入性的评估组织水肿程度的方式。BIS 可有助于区分脂肪水肿和 DD。

（4）静脉性水肿

下肢肿大的另一常见情况是慢性静脉疾病（chronic venous disease）。静脉淤滞性肿胀与脂肪水肿的典型区别包括凹陷性水肿、腿抬高后症状改善以及长期静脉疾病患者的皮肤改变和软组织纤维化。此外，与脂肪水肿形成对照的是，静脉淤滞性肿胀一般不会延伸到臀部，但会累及脚踝和脚部。下肢超声有助于对静脉功能的评估。

以下是脂肪水肿与淋巴水肿、肥胖、痛性肥胖症和慢性静脉性水肿的鉴别诊断要点（见表 2-1）。

表 2-1　脂肪水肿、淋巴水肿、肥胖、痛性肥胖症和慢性静脉性水肿的鉴别诊断

诊断要点	脂肪水肿	淋巴水肿	肥胖	痛性肥胖症	慢性静脉性水肿
性别	女性	女性和男性	女性和男性	女性	女性和男性
发病年龄	月经期、妊娠期、更年期	原发：出生、青春期、妊娠期、更年期　继发：刺激事件后立即或延迟	遗传因素或后天获得，发病年龄不限，可在生命周期的任何时候发生	绝经后	长时间负重工作、肌肉损伤及术后
发展情况	双侧下肢自腰部以下受累，循序渐进，无足部累及	通常从远心端开始，向近心端发展	逐渐影响整个身体，但是在某些情况下可能仅限于主干	多发性疼痛的脂肪团	继发于下肢静脉功能不全或者下肢DVT后

（续表）

诊断要点	脂肪水肿	淋巴水肿	肥胖	痛性肥胖症	慢性静脉性水肿
影响程度	从髂嵴到脚踝，不涉及足背	只影响肢体的一部分	整个身体	四肢、躯干、骨盆和臀部	累及脚踝和脚部
分布情况	臀部和脚踝处脂肪组织对称分布；上半身和下半身不成比例的分布	单侧或双侧分布；如果是双边的，通常不对称	通常对称	在肥胖的基础上于体表尤其是关节周围的松弛部位形成长期的疼痛性皮下结节	一侧或双侧下肢肿大
疼痛	有	无	无	有	无
水肿性质	小腿轻微或无凹陷性水肿；凹陷只在长时间矫形后看到	早期出现凹陷，之后纤维硬化	无凹陷	无凹陷	凹陷性水肿，晨轻暮重

（六）脂肪水肿的分期

Szolnoky 和 Kemeny 提出了分期系统来描述脂肪水肿的进展。

Ⅰ期患者皮肤光滑，皮下组织柔软，皮下沉积脂肪均匀平整，触摸无结节，皮肤颜色无变化，无淋巴回流异常。

Ⅱ期患者皮肤表面不均匀，皮下可见不规则结节，皮肤出现颜色改变。

Ⅲ期患者皮肤粗糙，皮下结缔组织发生纤维化，弹性降低，表皮层及皮下组织层变厚，皮下硬结和脂肪沉积明显。

虽然该分期不能表示脂肪水肿是否会进展至淋巴水肿或脂肪淋巴水肿，但是对于患者的临床病情分析以及预后还是具有重要意义的。患者从Ⅰ期进展到Ⅲ期可能需要较长时间，但最终逐渐发展为继发性淋巴水肿，很可能源于脂肪水肿对淋巴和毛细血管系统的累积性损伤。

（七）脂肪水肿的治疗

见第十章第二节。

二、脂肪水肿的营养改变

脂肪水肿是一种皮下脂肪组织（subcutaneous adipose tissue,SAT）疾病，

SAT 疾病的特点是脂肪的数量和结构的增加，引起疼痛和不适。在 SAT 疾病中，部分由于组织纤维化，伴随的生活方式干预、饮食改变、手术或药物治疗后的脂肪可以抵抗减肥。由于这个原因，SAT 被认为是一种持续性的脂肪。即使脂肪水肿是一种 SAT 疾病，身体成分研究对于提供关于身体的脂肪质量、瘦体质量（lean mass）和骨量（bone mass）的信息也非常有用。

在脂肪水肿中，淋巴管无法维持其功能。微循环的改变导致淋巴运输能力的受损和淋巴液的积累。淋巴液中的高蛋白和脂肪含量引起随后的纤维化和进一步的脂肪沉积，导致非凹陷性水肿。

脂肪水肿患者通常具有较高的 BMI，可能会超重或肥胖。BMI 为体质量（kg）/ 身高 ^{2}（m^2），可用来间接评估人体的脂肪成分，近 30 年来，是国际上测量与诊断超重和肥胖使用最广泛的指标。中国目前建议使用 BMI ≥ 24.0 kg/m^2 和 ≥ 28.0 kg/m^2 分别诊断成人超重（24.0 kg/m^2 ≤ BMI < 28.0 kg/m^2）和肥胖（BMI ≥ 28.0 kg/m^2）；欧美国家通常把 BMI ≥ 30 kg/m^2 定义为肥胖。BMI 可以通过增加非脂肪物质（如液体质量）或增加肌肉质量来提高，所以 BMI 只是一个分数，而不是疾病相关脂肪质量，因此，仅通过 BMI 增加来定义肥胖可能是不准确的。文献资料显示，由于脂肪沉积导致的体重减轻对脂肪水肿预后没有任何显著影响。脂肪水肿脂肪对饮食治疗有抵抗力，95% 的患者在脂肪水肿区不能减肥。脂肪水肿患者通过饮食和运动，可以减少面部、腹部等部位的脂肪，但对肿胀的下肢和臀部几乎没有影响。

三、脂肪水肿的营养治疗

脂肪水肿是脂肪组织沉积的结果，所以 BMI 管理是控制脂肪水肿的一个重要的因素。虽然饮食改变不能防止脂肪水肿患者的脂肪分布不均衡，不能从根本上解决脂肪异常沉积的问题，但早期控制体重和改变饮食相结合可以减少局部炎症，防止脂肪水肿临床症状的恶化，从而改善预后和总体健康状况。

目前为止，还没有对脂肪水肿患者进行有效营养治疗的报道，也还没有关于这一主题的对照试验发表。目前的饮食方法通常基于经验数据，如生酮饮食（ketogenic diet，KD）、地中海饮食（Mediterranean diets，MD）等，旨在通过低热量饮食降低体重，用抗氧化剂和食物的抗炎成分抑制全身炎症，并减少水钠潴留。

肥胖是控制脂肪水肿的一个重要且可改变的因素，早期的体质量控制可能减少局部炎性反应，会减少并发症的发生如关节病变。营养干预的核心原则是基于能量的精准评估，使患者的能量代谢负平衡。建议依据代谢率实际检测结果，分别给予超重和肥胖个体85%和80%平衡能量的摄入标准，以达到能量负平衡，同时能满足能量摄入高于人体基础代谢率（basal metabolic rate，BMR）的基本需求。另外，推荐每日能量摄入平均降低30%～50%或降低500 kcal，或每日能量摄入限制在1000～1500 kcal，限制饮食能量。保持每日摄入蛋白质供能比为20%～25%，脂肪供能比为20%～30%，碳水化合物供能比为45%～60%。定期监测体质量变化也是重要措施之一，要经常关注患者的体质量，预防体质量增长过多、过快。研究显示，将减少体质量5%～15%及以上作为体质量管理的目标，有利于减少多种肥胖相关疾病的风险。

生酮饮食是以诱导酮症为目的的营养干预，即高脂肪、充足蛋白质、低碳水化合物的饮食。其主要原理是模拟体内代谢饥饿，让身体进入生酮状态，利用酮体代替碳水化合物作为能源，给身体和大脑供能。其减肥机制主要与降低胰岛素水平有关，降低胰岛素水平可以促进脂质代谢从"合成和储存"转向"分解和氧化"，从而导致营养性酮症。酮体是一种强大的促厌食剂，可减少脑神经肽Y，维持胆囊收缩素的进食反应，并减少循环的胃饥饿素，导致人体饥饿感知降低，进而减少食物摄入，同时酮体具有抗炎性介质作用。初步研究发现生酮饮食让脂肪水肿患者疼痛显著降低、体重减轻，身体形象和与症状相关的生活质量也有所改善。

地中海饮食是 20 世纪 60 年代由 Ancel Keys 通过观察意大利、希腊、西班牙等地中海地区人群的饮食习惯得出的一种低红肉、低糖、低饱和脂肪酸摄入，以橄榄油为核心元素并作为油脂主要来源的饮食模式。地中海饮食中富含的膳食纤维、不饱和脂肪酸、益生菌、抗氧化剂、低升糖指数食物、多酚和维生素，可以提高肠道稳态、通透性和免疫功能，提高胰岛素敏感性和饱腹感，对肥胖有积极影响。

第三节　静脉性水肿与营养改变

一、静脉性水肿概述

（一）静脉性水肿的概念

静脉性水肿是静脉管腔狭窄、阻塞，引起静脉回流障碍致静脉内压力增高，静水压、毛细血管流体静压增高，从而引起的局部性水肿。静脉性水肿按发病的持续时间分急性静脉性水肿和慢性静脉性水肿两大类。

（二）静脉性水肿的流行病学特点

1. DVT 引起的急性静脉性水肿

一般认为急性静脉性水肿是 DVT 所导致的。DVT 是指血液在深静脉腔内不正常的凝结，阻塞静脉腔，导致静脉回流障碍，如未及时治疗，急性期可发展为肺血栓栓塞症（pulmonary thromboembolism，PTE）。DVT 好发于下肢，特别是左下肢。

（1）DVT 的病因和危险因素

DVT 的主要病因是静脉壁的损伤、血流缓慢和血液高凝状态。DVT 危险因素包括原发性因素和继发性因素（见表 2-2、表 2-3），DVT 多见于大手术或严重创伤后、长期卧床、肢体制动、肿瘤患者等。

表 2-2　DVT 的原发性危险因素

抗凝血酶缺乏	蛋白 C 缺乏
先天性异常纤维蛋白原血症	凝血因子 V Leiden 突变
高同型半胱氨酸血症	抗心磷脂抗体阳性
纤溶酶原缺乏	纤溶酶原激活物抑制剂过多
异常纤溶酶原血症	凝血酶原 G20210A 基因变异
蛋白 S 缺乏	Ⅷ、Ⅸ、Ⅺ因子增高
Ⅻ因子缺乏	

表 2-3　DVT 的继发性危险因素

髂静脉压迫综合征	血小板异常
损伤 / 骨折	手术与多发创伤
脑卒中、瘫痪或长期卧床、制动	长期使用雌激素
高龄	恶性肿瘤
中心静脉留置导管	恶性肿瘤放射治疗和化疗
下肢静脉功能不全	心、肺功能衰竭
吸烟	长时间乘坐交通工具
妊娠 / 产后	口服避孕药
克罗恩（Crohn）病	狼疮抗凝物
肾病综合征	人工血管或血管腔内移植物
血液高凝状态（红细胞增多症，骨髓增生异常综合征）	肥胖
重症感染	静脉血栓栓塞（venous thromboembolism，VTE）病史

（2）DVT 的诊断

DVT 的诊断通常依赖于患者的症状、体征等临床表现，同时还要注意是否存在相关危险因素，但是，以上单项指标均不能作为确诊或者排除 DVT 的依据。临床上使用的评分量表可以在早期帮助临床医生考虑存在 DVT 的可能，但是评分量表也存在假阴性的可能，因此，不能单独依靠评分量表来确诊或排除 DVT 诊断，应该结合化验检查［例如 D- 二聚体（D-dimer）检查］及影像学检查来提高诊断的准确性。

①临床症状和体征

疼痛：是最早出现的症状。多出现在小腿腓肠肌、大腿或腹股沟等区域，活动后加剧，卧床休息或抬高患肢可减轻。部分患者Homans征（直腿伸踝试验）可呈阳性，即足背伸使腓肠肌紧张时，可激发疼痛。

肿胀：是最主要的或唯一的症状。多表现为单侧下肢肿胀，且左下肢多见，水肿呈凹陷性。出现DVT后，肿胀可持续数周或数月，甚至终身不消退。

浅静脉曲张：是出现DVT后的继发性代偿反应。

②临床可能性评估

DVT临床症状常无特异性，可借助DVT改良Wells量表（见表2-4）进行临床可能性评估。总分＜2分，不太可能发生DVT；总分≥2分，很有可能发生DVT。

表2-4 DVT改良Wells量表

序号	临床特征	分值
1	癌症活动期（近6个月内接受治疗或当前姑息治疗）	1
2	偏瘫、轻瘫或最近下肢石膏固定	1
3	近期卧床≥3天或近12周内行大手术（全麻或局麻）	1
4	沿深静脉走行有局限性压痛	1
5	整个下肢肿胀	1
6	肿胀小腿周径至少大于无症状侧3cm（胫骨粗隆下10cm测量）	1
7	凹陷性水肿（仅症状腿）	1
8	浅静脉侧支（非静脉曲张）	1
9	既往DVT史	1
10	至少可能和DVT相当的其他病因诊断*	−2

*其他病因诊断包括：肌肉损伤、慢性水肿、浅静脉炎、血栓后综合征、关节炎、慢性静脉功能不全、蜂窝织炎、腘窝囊肿、骨盆肿瘤、术后肿胀、多种混杂因素。

③辅助检查

D-Dimer：血浆D-Dimer测定是诊断纤维蛋白溶解系统活性增高较好的指标，对血栓形成性疾病有重要的诊断价值。血浆D-Dimer水平正常可以排除 DVT 或 PTE 的存在,在急诊科具有很高的阴性预测价值。但住院后,多数患者已经显示 D-Dimer 浓度升高。同时高龄、近期手术、感染、癌症和妊娠都可使血浆 D-Dimer 的水平升高,限制了阳性结果的意义。临床可能性评估联合 D-Dimer, 可增加预测诊断的准确性:总分 < 2 分且 D-Dimer 阴性,可排除 DVT 诊断;总分 ≥ 2 分且 D-Dimer 阳性,考虑 DVT 诊断。

其他实验室检测:针对血栓疾病可供选择的实验室检测项目包括血常规、凝血酶时间、凝血酶原时间、活化部分凝血酶原时间、血浆纤维蛋白原、抗心磷脂抗体、狼疮抗凝物、凝血酶原 G20210A、凝血因子 V Leiden、血浆同型半胱氨酸酶等。

影像学检查:静脉造影是诊断 DVT 的"金标准",但因其为有创检查,使用造影剂可发生过敏、肾毒性及血管损伤,临床上一般采用超声检查诊断 DVT。超声检查诊断深静脉血栓的敏感性和准确性均较高,临床应用也最广泛。

(3)下肢 DVT 分型

下肢 DVT 最为常见,根据病程可分为四种类型:I 闭塞型。疾病早期,深静脉腔内阻塞,以下肢明显肿胀和胀痛为特点,伴有广泛的浅静脉扩张,一般无小腿营养障碍性改变。II 部分再通型。病程中期,深静脉部分再通。此时,肢体肿胀与胀痛减轻,但浅静脉扩张更明显,或呈曲张,可有小腿远端色素沉着。III 再通型。病程后期,深静脉大部分或完全再通,下肢肿胀减轻,但在活动后加重,伴有明显的浅静脉曲张,小腿出现广泛色素沉着和慢性复发性溃疡。IV 再发型。在已再通的深静脉腔内,再次发生急性 DVT。

(4)DVT 的治疗

见第十章第二节。

2. 慢性静脉性水肿

慢性静脉性水肿指的是时间超过 6 个月的水肿,主要由深静脉瓣膜功能不全所致,它不是一种疾病,而是一类有共同主症状——慢性水肿,以及共同的病理机制——深静脉返流的疾病过程的总称,以水肿这一体征和肢体沉重、胀痛等自觉症状为主要表现，是静脉返流性疾病漫长病程的一个阶段。深静脉瓣膜功能不全又可分为原发性和继发性两种。前者是由非血栓性的静脉扩张、瓣膜异常所致；后者主要是由血栓性静脉炎、DVT 后使瓣膜遭到破坏所致。其中以原发性深静脉瓣膜功能不全居多。深静脉血栓后综合征（post-thrombotic syndrome，PTS）是继发性深静脉瓣膜功能不全的主要原因。

（1）原发性深静脉瓣膜功能不全

①原发性深静脉瓣膜功能不全的病因

原发性深静脉瓣膜功能不全是指深静脉瓣膜不能紧密关闭，引起血液逆流。其病因至今尚未明确，发病因素有：a.瓣膜结构薄弱，在持久的逆向血流及血柱重力作用下，瓣膜游离缘松弛而不能紧密闭合，造成静脉血从瓣叶间的裂隙向远侧逆流；b.持久的超负荷回心血量导致静脉管腔扩大，瓣膜相对较小而关闭不全，造成相对性深静脉瓣膜关闭不全；c.深静脉瓣膜发育异常或缺如，失去正常关闭功能；d.肌肉泵泵血无力，引起静脉血液积聚，导致静脉高压和瓣膜关闭不全。下肢股浅静脉第一对瓣膜直接承受近侧深静脉逆向血流冲击，常最先出现关闭不全。大隐静脉位置较浅而缺乏肌保护，所以当股浅静脉瓣膜受破坏时，大隐静脉瓣膜多已失去功能。下肢股深静脉开口斜向外方，受血柱重力的影响较小，受累较晚。

②原发性深静脉瓣膜功能不全的诊断

原发性深静脉瓣膜功能不全的诊断方法包括观察临床表现及进行相关检查。

a.临床症状和体征

以下肢为例，原发性下肢深静脉瓣膜功能不全的临床表现特点是，除了浅静脉曲张外，水肿是主要临床表现。按轻重程度可分为：

轻度：久站后下肢沉重不适，踝部轻度水肿。

中度：轻度皮肤色素沉着及皮下组织纤维化，单个小溃疡；下肢沉重感明显，踝部中度肿胀。

重度：短时间活动后即出现小腿胀痛或沉重感，水肿明显并累及小腿，伴有广泛色素沉着、湿疹或多个复发性溃疡。

b. 辅助检查（以下肢为例）

静脉造影：静脉顺行造影可见深静脉全程通畅，明显扩张；瓣膜影模糊或消失，失去正常的竹节形态而呈直筒状；Valsalva 屏气试验时，可见含有造影剂的静脉血自瓣膜近心端向瓣膜远侧逆流。在下肢静脉逆行造影中，根据造影剂向远侧逆流的范围，分为 5 级：0 级，无造影剂向远侧泄露；I 级，造影剂逆流不超过大腿近侧；II 级，造影剂逆流不超过膝关节平面；III 级，造影剂逆流超过膝关节平面；IV 级，造影剂向远侧逆流至小腿深静脉，甚至踝部。0 级表示瓣膜关闭功能正常；I ～ II 级逆流，应结合临床表现进行判断；III ～ IV 级表示瓣膜功能明显损害。

超声检查：可以观察瓣膜关闭活动及有无逆向血流。

活动静脉压测定：可间接了解瓣膜功能，常作为筛选检查。以下肢为例，正常时，站立位活动后足背浅静脉压平均为 10 ～ 30 mmHg；原发性下肢静脉曲张为 25 ～ 40 mmHg；深静脉瓣膜关闭不全时，可高达 55 ～ 85 mmHg。

③原发性深静脉瓣膜功能不全的治疗

诊断明确后，瓣膜功能不全 II 级以上者，结合临床表现的严重程度，可考虑实施深静脉瓣膜重建术。

（2）PTS

DVT 慢性期可发展为 PTS。一般是指急性下肢 DVT 6 个月后，出现慢性下肢静脉功能不全（chronic venous insufficiency of lower limbs）。PTS 是急性 DVT 最常见和最重要的远期并发症。PTS 是一个棘手的医学问题，它不仅降低了患者的生活质量，而且增加了患者和社会的经济负担。

①PTS 的病因

研究表明，DVT 的抗凝治疗并不能完全清除血栓，残余血栓引发静脉回流不畅致使患者发展成为 PTS。DVT 主要通过三种病理生理机制不同程度上促进 PTS 的发展：a. 血栓直接对静脉瓣膜造成损害；b. 通过炎性介质间接损伤静脉瓣膜；c. 残余的血栓导致静脉流出道梗阻出现静脉高压。这三个过程最终导致静脉瓣膜受损，出现静脉返流、静脉高压。血栓形成后梗阻导致血流阻力增加，受损的静脉瓣膜引起反流以及静脉壁顺应性降低引起静脉高压。静脉压增加传输到毛细血管，毛细血管扩张，通透性增高，最终导致肢体水肿，炎症发生。红细胞从静脉系统渗漏，由于含铁血黄素沉积形成皮肤色素沉着，最终形成典型的皮肤颜色改变和静脉性溃疡。深静脉瓣膜功能不全和静脉高压通过交通静脉传送至浅静脉系统引起继发性浅静脉曲张。研究显示，慢性静脉疾病也可能是由于与静脉壁重塑有关的基因多态性导致 PTS 的遗传易感性。

② PTS 的诊断

目前 PTS 的诊断主要依据患者的症状和体征来确定。由于 PTS 是一种慢性进展性疾病，诊断一般在 DVT 发病 6 个月后做出。临床表现包括：患肢的沉重感、胀痛、静脉曲张、皮肤瘙痒、色素沉着等；严重者出现下肢的高度肿胀、脂性硬皮病、经久不愈的溃疡。在诊断为下肢 DVT 的 2 年内，即使经过规范的抗凝治疗，仍有 20% ～ 55% 的患者发展为 PTS，其中 5% ～ 10% 的患者发展为严重的 PTS。许多评分方法可用来诊断 PTS，如 Villalta 评分、Ginsberg 评分和 Brandjes 评分等，每种临床评分法各有其特点。

③ PTS 的治疗

见第十章第二节。

二、静脉性水肿的营养改变

营养涉及人体生理和病理的各个方面，也影响着几乎所有疾病的发生、发展和转归。静脉性水肿的发生、发展和转归与营养的关系同样密不可分。静脉功能不全或静脉血栓形成均会造成静脉性水肿，其中 DVT 是临床上静脉性水肿最为常见的原因。此处以 DVT 造成的静脉性水肿为例探讨静脉性水肿的营养改变。

（一）营养成分变化

深静脉血栓的形成需要具备血管内皮细胞损伤、血流缓慢以及血液高凝状态三个基本条件。人体具备一定的代偿机制，当代偿机制不能代偿外界给机体造成的损伤或刺激，人体内环境稳态就会受到破坏。内皮细胞损伤后，机体产生系列代偿机制，激活机体的修复系统，人体的不稳定细胞和稳定细胞都具备完全的再生能力，但这种能力的实现，需要细胞外基质提供各种营养物质，也需要机体生长因子和抑制因子的平衡，以促进内皮细胞的再生和修复。

深静脉血栓的患者由于局部血流瘀滞，导致血管内静压升高和缺氧，毛细血管通透性增高，水、盐和少量蛋白质可漏出，漏出液积聚在组织内发生水肿。毛细血管通透性进一步增高或出现毛细血管破裂，引起红细胞漏出，形成小灶性出血。出血灶中的红细胞碎片被吞噬细胞吞噬，血红蛋白被溶酶体酶溶解，析出含铁血黄素并堆积在吞噬细胞胞质内，形成含铁血黄素细胞。长时间的慢性出血会由于局部缺氧、营养物质供应不足、代谢产物堆积和刺激，导致实质细胞萎缩、变性或死亡；接着间质细胞、纤维组织增生，并且组织内网状纤维胶原化，肢体或器官会逐渐变硬，出现硬化。

细胞缺血或缺氧会导致线粒体氧化磷酸化受抑，三磷酸腺苷（adenosine triphosphate，ATP）形成减少，磷酸果糖激酶和磷酸化酶活化，细胞膜的钠钾泵（Na^+-K^+泵）、钙泵（Ca^{2+}泵）功能低下，细胞内 Ca^{2+}、Na^+ 蓄积，吸引大量水分子进入细胞，以维持细胞内外的离子等渗状态。之后，无机磷酸盐、乳酸和嘌呤核苷酸等代谢产物蓄积，增加渗透压负荷，进一步加重细胞水肿。此后胞质内蛋白质和脂肪运出障碍，无氧糖酵解增强，细胞酸中毒，溶酶体膜破裂，DNA 链受损，核染色质凝集。轻度短暂缺氧，可使细胞水肿和脂肪变性；轻度持续缺氧，可导致细胞凋亡；重度持续缺氧，可引发细胞坏死。在某些情况下，缺血后血流的恢复会引起存活组织的过氧化，反而加剧组织的损伤，发生缺血再灌注损伤。

（二）代谢组学研究进展

DVT 是一种多因素疾病，涉及复杂的遗传、代谢和环境相互作用。代谢组学是系统生物学的重要组成部分，它以生物体内的小分子代谢产物为分析对象，研究疾病、外源性物质、生活方式、环境因素等对机体代谢组所产生的整体效应和系统作用，从而能够了解疾病的潜在分子机制，寻找具有诊断价值的生物标记物和治疗靶点。目前对于 DVT 的代谢组学研究取得一定的进展。按照研究对象的不同，可分为两类：动物研究和人体研究。

1. 以动物为研究对象的 DVT 代谢组学研究

Maekawa 等人以兔为研究对象，发现乳酸、甘氨酸、谷氨酸、半胱氨酸 –谷胱甘肽 – 二硫化物、谷氨酰胺和赖氨酸是静脉血栓发生时最为丰富的代谢产物；他们认为乳酸浓度的升高和糖酵解代谢产物水平的降低与血栓内红细胞的糖酵解增强有关；此外，他们还发现静脉血栓中嘌呤代谢物、单磷酸腺苷（adenosine monophosphate，AMP）、次黄嘌呤和鸟嘌呤的含量较高，并且腺苷仅在静脉血栓中可检测到。有学者认为，血栓形成患者血清腺苷水平的降低可能与内皮细胞摄取增加以及细胞内分解代谢减少有关。国内学者谷艳等以鼠为研究对象，发现 DVT 模型大鼠与对照组的代谢通路差异主要集中在初级胆汁酸生物合成、胆汁分泌、组氨酸代谢、亚油酸代谢、甘油磷脂代谢和 β – 丙氨酸代谢上。这些代谢途径的紊乱可为进一步深入理解 DVT 的病理机制、寻找诊断标志物及药物作用靶点提供参考。

2. 以人体为研究对象的 DVT 代谢组学研究

此类研究目前开展较少。De Guchi 等应用非靶向代谢组学，在 40 例男性特发性成人 VTE 病例和 40 例年龄匹配的男性对照组中寻找 VTE 的生物标志物，识别出 9400 个代谢特征，其中 257 个在对照组和 VTE 患者的血清浓度方面存在显著差异，其中接近 90％ 的代谢特征是与华法林相关的代谢产物。在消除华法林相关代谢物后，他们观察到 VTE 患者的 6 种代谢物水平明显高于对照组，而 22 种代谢物水平明显低于对照组。与健康人相比，VTE 患者的血浆酰基卡尼汀水平降低。长链酰基鸟嘌呤、棕榈酰肉碱和癸酰肉碱确定为 VTE 相关代谢物。长链酰基鸟嘌呤水平越低，VTE 风险越高。鸟嘌呤能够抑制因子 Xa 启动的凝血过程，并且这种作用具有浓度依赖性和酰基链长度依赖性，意味着与酰基链较短的 ACs 相比，酰基链较长的 ACs 具有更强的抗凝作用。Fraser 等人报道了色氨酸代谢和肠道微生物群代谢之间的关系。其他研究还发现，色氨酸代谢的调节通过激活芳香烃受体途径以及通过生成血栓前三甲胺氮氧化物进而影响 VTE。

尽管目前在识别代谢物及其在血栓形成中的改变方面取得了技术进步，但目前仍然不了解其改变发生的机制和途径。因此，在得出与血栓形成有关的各种代谢物的结论之前，尚需使用高通量分析技术进行大规模研究，并分析其在该疾病过程中的可能作用。

三、静脉性水肿患者的营养策略

深静脉瓣膜功能不全时，静脉逆流，静脉阻塞引起回流障碍，局部毛细血管静水压增大，毛细血管有效滤过压增大，致组织液生成增多，初期即可出现局部性水肿，随着疾病病程的进展，水肿程度越来越重。造成深静脉瓣膜功能不全的后天因素包括重体力劳动、长时间站立、妊娠、肥胖和习惯性的便秘，这些会引起腹腔内压力增高，使下肢静脉瓣膜承受过度压力，损伤瓣膜功能。

静脉性水肿患者饮食上应注意：（1）可以多饮水，避免血液浓缩，促进血液循环。（2）多进食膳食纤维。摄入更多的膳食纤维可以防止便秘，避免用力排便导致腹内压增高。在饮食中保持高膳食纤维水平对减肥和保持体重都是必不可少的。高膳食纤维的食物包括但不限于西蓝花、绿叶蔬菜、牛油果、燕麦片、糙米、扁豆、大麦等。（3）进食更多含钾的食物。钾是人体肌肉收缩所需的离子，低钾可能会降低血压，致使血流缓慢，进而引起血栓。富含钾的食物包括但不限于红薯、土豆、茄子、豌豆、蘑菇、香蕉、金枪鱼、坚果类、南瓜等。（4）进食富含类黄酮的食物。研究报道，黄酮类物质可以促进血液循环，降低血脂，不仅有助于防止慢性静脉功能不全（chronic venous insufficiency，CVI）的发展，而且还可以缓解腿部的肿胀和不适。富含类黄酮的食物包括但不限于沙棘、红辣椒、西蓝花、绿茶、红茶、菠菜、柑橘类水果、干果、桃子、黄瓜、豆腐等。（5）避免高钠、高脂的食物。摄入过多的钠盐会导致水钠潴留，进而给曲张的静脉带来额外的压力，可加重水肿。所以要尽量避免吃过咸的食物，如腌菜、腊制品、海产品等，减少使用含钠的调味品，如酱油、蚝油等。长期进食高脂食物可导致肥胖，而肥胖是导致静脉疾病的主要原因之一。高脂食物包括但不限于油炸食物、动物内脏、奶油制品等。血栓形成引起肝静脉回流障碍时，会引起肝肿大、腹水等一系列病理变化，造成肝功能进行性损害。而肝脏是白蛋白合成的主要器官，白蛋白合成减少会进一步引发肝源性水肿。对于此类患者，推荐进食高热量、高蛋白、高维生素和易消化饮食。对于有腹水形成者，应低盐或无盐饮食，钠的摄入量限制在每天 500 ～ 800 mg（氯化钠每天 1 ～ 2 g）；饮水量每天为 1000 mL 左右，当血钠 < 125 mmol/L 时，限制水的摄入。血氨浓度高的患者限制或禁食蛋白质，待病情好转后逐渐增加蛋白质的摄入量。

第四节　混合性水肿与营养改变

一、混合性水肿概述

（一）混合性水肿的概念

混合性水肿是指由不同病因引起的两种或者两种以上类型的组织间液在组织间隙中淤积所导致的水肿。混合性水肿根据水肿的类型可以分为局部性水肿合并、全身性水肿合并局部性水肿以及全身性水肿合并。混合性水肿本质上是两种疾病的合并。

（二）混合性水肿的分类

根据发生部位将混合性水肿分为以下几种类型。

1. 局部性水肿合并。局部性水肿合并之中最为常见的是静脉性水肿合并淋巴水肿，脂肪水肿合并其他水肿的较为少见，可能与脂肪水肿相对其他局部性水肿来说较为少见有关。

2. 全身性水肿合并局部性水肿。在发生局部性水肿的同时并发心脏、肾脏、肝脏等疾病导致出现全身性水肿。

3. 全身性水肿合并。发生两种或者两种以上全身性水肿，这也意味着两种或者两种以上原发病同时存在，相对少见。

二、混合性水肿的营养改变

混合性水肿的营养改变跟合并水肿的类型有关，不同类型的水肿对营养的影响不同，通过改变营养促进健康的方法也有所不同。全身性水肿的营养改变通常与其原发病有关。

（一）全身性水肿的营养改变

1. 心源性水肿的营养改变

心源性水肿是由心功能障碍甚至衰竭引起。营养不良在急、慢性心力衰竭患者中普遍存在。心衰患者由于心功能降低，常可引起胃肠道水肿、静脉淤血、肝脾肿大、食欲下降、肝功能异常以及高分解代谢状态，进而造成肠胃功能障碍，引起营养摄入或吸收不良，从而发生营养不良。而营养不良会引起体重下降及免疫功能下降，进一步引起疲劳、活动耐量下降、呼吸困难、吞咽困难、认知功能障碍等症状，从而导致心脏衰弱，水肿程度更加严重。及早发现营养不良并对其进行干预，有望改善心衰患者的临床结局，水肿程度也会因此得到改善。

2. 肾源性水肿的营养改变

肾源性水肿与肾病综合征、肾小球肾炎有关。肾病综合征患者血浆蛋白丢失过多，多数患者伴有食欲不振、饮食知识缺乏、膳食摄入不足及结构不合理，部分患者因畏惧病情进展或体重增加，自发限制食物摄入量，导致营养不良状况发生，直接影响患者的临床治疗效果及生活质量。临床研究发现，肾病综合征的发病机制与患者饮食习惯息息相关，而营养不良使肾病综合征患者机体抵抗力进一步下降，增加感染机会，是导致疾病复发和疗效不佳的主要原因。通过合理饮食和营养干预，可有效改善营养状况及肾功能，延缓和抑制病情进展，提高患者的生活质量及治疗效果。

3. 肝源性水肿与营养改变

肝源性水肿通常是由肝硬化、重症肝炎及肝脏肿瘤等严重肝脏病变引起。改善原发肝脏病变可以达到改善水肿的目的。肝脏疾病患者营养不良的发生率很高，特别是在肝硬化的失代偿期，几乎 100% 的患者并发了营养不良。肝脏是人体物质代谢最主要的脏器，当肝脏受损时，常伴随恶心、呕吐、食欲不振、食量下降等症状，也导致糖类、脂类、蛋白质代谢紊乱。随肝脏疾病程度的加重，蛋白质氧化分解明显升高，会进一步加重低蛋白血症，使营养不良的程度加重。

（二）局部性水肿的营养改变

淋巴水肿、脂肪水肿及静脉性水肿的营养改变分别见本章第一、二、三节。

三、混合性水肿的营养治疗

疾病与营养是相互影响和相互作用的。2019 年，国际上医学四大期刊之一的《柳叶刀》发布了全球饮食领域的首个大规模重磅研究，研究结果显示由于饮食结构不合理、营养不均衡导致全球上千万人死亡或慢性病风险显著上升。此外，随着疾病严重程度的增加，其机体能量消耗也在不断增加，患者的营养状况也受到了不同程度的影响。随着医疗水平的进步，现今我们可以利用基因检测技术、精准的营养水平检测及诊断技术，结合个体特征，制定个性化营养补充方案，通过合理饮食和科学的营养补剂添加，实现对疾病的预防、治疗，达到健康的目的。

（一）全身性水肿的营养治疗

1. 心源性水肿的营养治疗

心源性水肿的营养治疗可参考《中国心力衰竭诊断和治疗指南 2018》，但该指南中关于营养管理的内容也主要集中在限制钠和水的入量，而并未提供急性心衰合并营养不良患者的详细管理意见。有研究发现，对于营养不良的急性心衰患者，自入院起即给予营养干预（包括优化饮食方案、增加营养补充剂等），持续数月，可显著降低心衰恶化、再入院以及全因死亡的风险。我们还需多学科一起努力，为营养不良的心衰患者提供个体化的营养干预策略，从而达到改善其心功能、减轻水肿、提高生活质量、促进患者康复的目的。

2. 肾源性水肿的营养治疗

对于肾源性水肿患者，合理控制蛋白质、脂肪、钠盐等的摄入量，以纠正机体负氮平衡，降低肾小球的高灌注、高滤过，延缓肾功能恶化进展。首选口服或肠内营养（enteral nutrition，EN）摄入营养物质，对于不能耐受口服和肠内营养者，必要时肠外营养（parenteral nutrition，PN）补充营养物质。由于患者机体抵抗力下降,进行肠外营养治疗时要注意防止感染的发生。蛋白质的摄入量应根据患者的病情及肾功能而定。患者有大量蛋白尿、无肾功能损害时，允许进食高蛋白饮食，以维持机体需要，弥补尿内蛋白丢失及激素引起的消耗，以控制在每天 80 ～ 100 g 为宜，随着食欲的改善，可将每天蛋白质摄入量增加至 1.2 ～ 1.5 g/kg。肾功能正常者，热量控制在每天 40 ～ 50 kcal/kg；伴有肾功能不全者，热量控制在每天 30 ～ 40 kcal/kg。脂肪摄入尽可能使用植物油，宜低于总能量的 20%，即每天 50 ～ 70 g。水肿症状明显者应严格限制钠盐摄入，每天食盐摄入量＜ 2 g，液体摄入量大约等于前一天尿量 +500 mL，24 小时尿量＞ 1000 mL，指导其食用高蛋白质的食物，同时控制脂肪摄入。

3. 肝源性水肿的营养治疗

营养治疗是治疗重型肝炎 / 肝衰竭非常重要的环节。营养治疗的目的是通过合理安排饮食，使患者科学、合理控制能量，合理摄入碳水化合物、蛋白质、脂肪等，补充患病时相对缺少的营养素。肠内营养对于肝硬化患者的肠道黏膜结构与其功能完整性有一定的维持和改善作用，可以防止肠道菌群失调和内源性感染。合理的营养治疗可以改善肝脏的营养状态，调节免疫功能，保护肝细胞，并增强肝细胞的修复再生能力，纠正各种营养素的代谢失衡。患者的合理营养与治疗效果关系密切，向患者提供合理的饮食和营养，对促进肝细胞的修复、改善肝功能、缓解水肿等一系列临床症状、提高药物疗效和缩短病程均具有积极意义。

虽然肝脏疾病相关临床营养指南等提到肝硬化腹水肠内营养的相关内容，但这些指南都属于综合性指南，只是简略提到。营养不良的肝硬化腹水患者建议每天摄入 30 ～ 35 kcal/kg 或 1.3 倍静息能量消耗，碳水化合物 2 ～ 3 g/kg，以满足代谢需求，建议肝硬化患者每天摄入蛋白质 1.2 ～ 1.5 g/kg 以维持氮平衡，降低肌肉减少发生率；进展期肝硬化患者应用口服支链氨基酸（branched chain amino acid，BCAA）制剂可改善临床结局；在能量消耗增加时（如急性并发症、顽固性腹水或营养不良的情况下），肝硬化患者应摄入更多的能量；当正常饮食不能满足能量需求时且无肠梗阻等禁忌证时，应给予肠内营养补充剂，通常建议给予口服营养补充剂。当经口摄入不能满足需要时，应用管饲肠内营养。另外有研究显示，重症肝炎急性期碳水化合物、脂肪、蛋白质分别占总热量的 75%、15%、10%，恢复期碳水化合物、脂肪、蛋白质分别占总热量的 60%、25%、15%，能明显改善营养状况，促进肝功能的改善，减少并发症发生。

（二）局部性水肿的营养治疗

淋巴水肿、脂肪水肿及静脉性水肿的营养治疗分别见本章第一、二、三节。

参考文献

[1] Chakraborty S, Zawieja S, Wang W, et al.Lymphatic system acts as a vital link between metabolic syndrome and inflammation[J].Ann N Y Acad Sci , 2010, 1207（Suppl 1）: 94-102.

[2] 刘长建. 下肢水肿病因和鉴别诊断 [J]. 中国实用外科志, 2010, 30（12）: 1072-1074.

[3] McNeely Margaret L, Peddle Carolyn J, Yurick Janice L, et al.Conservative and dietary interventions for cancer-related lymphedema : A systematic review and meta-analysis[J].Cancer, 2011, 117（6）: 1136-1148.

[4] Philipson H, Ekman I, Forslund H B, et al. Salt and fluidrestriction is effective in patients with chronic heart failure[J]. Eur J Heart Fail, 2013, 15（11）: 1304-1310.

[5] Rabe E, Guex J-J, Morrison N, et al.Treatment of chronic venous disease with flavonoids : Recommendations for treatment and further studies [J].Phlebology, 2013, 28（6）: 308-319.

[6] Eberhardt R T, Raffetto J D. Chronic venous insufficiency[J]. Circulation, 2014, 130（4）: 333-346.

[7] Mehrara B J, Greene A K.Lymphedema and obesity : Is there a link ?[J]. Plast Reconstr Surg, 2014, 134（1）: 154-160.

[8] Wegman M P, Guo M H, Bennion D M, et al.Practicality of intermittent fasting in humans and its effect on oxidative stress and genes related to aging and metabolism[J]. Rejuvenation Res, 2015, 18（2）: 162-172.

[9] Greene A K, Grant F D, Slavin S A, et al.Obesity-induced lymphedema : Clinical and lymphoscintigraphic features[J].Plast Reconstr Surg, 2015, 135（6）: 1715-1719.

[10] Deguchi H, Banerjee Y, Trauger S, et al.Acylcarnitines are anticoagulants that inhibit factor Xa and are reduced in venous thrombosis, based on metabolomics data[J]. Blood, 2015, 126（13）: 1595-1600.

[11] He Y, Yue Y, Zheng X, et al.Curcumin, inflammation, and chronic diseases : How are they linked ?[J]. Molecules, 2015, 20（5）: 9183-9213.

[12] Kahn S R, Galanaud J P, Vedantham S, et al. Guidance for the prevention and treatment of the post-thrombotic syndrome[J]. J Thromb Thrombolysis, 2016, 41（1）: 144-153.

[13] Bonilla-Palomas J L, Gámez-López A L, Castillo-Domínguez J C, et al.Nutritional intervention in malnourished hospitalized patients with heart failure[J]. Arch Med Res, 2016, 47（7）: 535-540.

[14] Calabriso N, Massaro M, Scoditti E, et al. Extra virgin olive oil rich in polyphenols modulates VEGF-induced angiogenic responses by preventing NADPH oxidase activity and

expression[J]. J Nutr Biochem，2016，28：19-29.

[15] Stone M S，Martyn L，Weaver C M.Potassium intake，bioavailability，hypertension，and glucose control[J]. Nutrients，2016，8（7）：444.

[16] Ribeiro Pereira A C P，Koifman R J.Bergmann incidence and risk factors of lymphedema after breast cancer treatment：10 years of follow-up[J].Breast，2017，36：67-73.

[17] Roh K，Kim S，Kang H，et al.Sulfuretin has therapeutic activity against acquired lymphedema by reducing adipogenesis[J].Pharmacol Res，2017，121（2）：230-239.

[18] Goszcz K，Duthie G G，Stewart D，et al.Bioactive polyphenols and cardiovascular disease：Chemical antagonists，pharmacological agents or xenobiotics that drive an adaptive response[J]. Br J Pharmacol，2017，174（11）：1209-1225.

[19] Zaleska M T，Olszewski W L. Serum immune proteins in limb lymphedema reflecting tissue processes caused by lymph stasis and chronic dermato-lymphangio-adenitis（cellulitis）[J].Lym Res Biol，2017，15（3）：246-251.

[20] 李晓强，张福先，王深明.深静脉血栓形成的诊断和治疗指南（第三版）[J].中国血管外科杂志（电子版），2017，9（4）：250-257.

[21] 尤黎明.内科护理学（第6版）[M].北京：人民卫生出版社，2017.

[22] Shavit E，Wollina U，Alavi A.Lipoedema is not lymphoedema：A review of current literature[J].Int Wound J，2018，15（6）：921-928.

[23] 曹哲，翟朝晖，谭慎兴，等.原发性双侧下肢脂肪水肿的相关研究与进展[J].中华整形外科杂志，2018，34（4）：315-318.

[24] 陈孝平，汪建平，赵继宗.外科学（第9版）[M].北京：人民卫生出版社，2018.

[25] 王庭槐.生理学（第九版）[M].北京：人民卫生出版社，2018.

[26] 步宏，李一雷.病理学（第九版）[M].北京，人民卫生出版社，2018.

[27] 王谦，栾景源，李选.上肢深静脉血栓形成的诊治进展[J]中国微创外科杂志，2018，18（10）：931-935.

[28] Vazhappilly C G，Ansari S A，Al-Jaleeli R，et al.Role of flavonoids in thrombotic，cardiovascular，and inflammatory diseases[J]. Inflammopharmacology，2019，27（5）：863-869.

[29] Attilio Cavezzi，Simone Ugo Urso，Lorenzo Ambrosini，et al.Lymphedema and nutrition：A review[J].Veins and Lymphatics，2019，8（1）：24-29.

[30] Serino A，Salazar G.Protective Role of polyphenols against vascular inflammation，aging and cardiovascular disease[J].Nutrients，2019，11（1）：53.

[31] Maekawa K，Sugita C，Yamashita A，et al.Higher lactate and purine metabolite levels in erythrocyte-rich fresh venous thrombus：Potential markers for early deep vein thrombosis[J]. Thromb Res，2019，177：136-144.

[32] 孙立伶.深静脉血栓后综合征研究进展[J].中华普通外科学文献（电子版），2019，13（1）：76-80.

[33] Saeideh Vafa，Mitra Zarrati，Marjan Malakootinejad，et al.Calorie restriction and synbiotics effect on quality of life and edema reduction in breast cancer-related lymphedema，a clinical trial[J]. Breast，2020，54：37-45.

[34] Executive Committee of the International Society of Lymphology.The diagnosis and treatment of peripheral lymphedema：2020 Consensus Document of the International Society of Lymphology[J].Lymphology，2020，53（1）：3-19.

[35] Key N S，Khorana A A，Kuderer N M，et al. Venous thromboembolism prophylaxis and treatment in patients with cancer：ASCO clinical practice guideline update[J]. J Clin Oncol，2020，38（5）：496-520.

[36] Filippini T，Naska A，Kasdagli M I，et al.Potassium intake and blood pressure：A dose-response meta-analysis of randomized controlled trials[J]. J Am Heart Assoc，2020，9（12）：e015719.

[37] Quintero M，Tasic L，Annichino-Bizzacchi J M.Thrombosis：Current knowledge based on metabolomics by nuclear magnetic resonance（NMR）spectroscopy and mass spectrometry（MS）[J].Thrombosis Update，2020，1：100011.

[38] 中华医学会整形外科学分会淋巴水肿治疗学组.外周淋巴水肿诊疗的中国专家共识[J].中华整形外科杂志，2020，36（4）：355-360.

[39] 楚特，诺顿.淋巴水肿管理（第4版）[M].张路，宋坪，高铸烨，等译.北京：北京科学技术出版社，2020.

[40] Totmaj Ali Saneei，Haghighat Shahpar，Jaberzadeh Shapour，et al.The effects of synbiotic supplementation on serum anti-inflammatory factors in the survivors of breast cancer with lymphedema following a low calorie diet：A randomized，double-blind，clinical trial[J]. Nutr Cancer，2021，74（3）：1-13.

[41] Di Renzo L，Cinelli G，Romano L，et al. Potential effects of a modified mediterranean diet on body composition in lipoedema[J]. Nutrients，2021，13（2）：358.

[42] Keith L，Seo C A，Rowsemitt C，et al.Ketogenic diet as a potential intervention for lipedema[J].Med Hypotheses，2021，146（1）：110435.

[43] Wright T F, Herbst K L.A 41-year-old woman with excessive fat of the lower body since puberty with progression to swollen ankles and feet despite caloric restriction, due to lipedema and protein-calorie malnutrition : A case of stage 3 lipedema[J]. Am J Case Rep, 2021, 22 : e930306.

[44] Balduini A, Fava C, Di Buduo C A, et al.Expression and functional characterization of the large-conductance calcium and voltage-activated potassium channel Kca 1.1 in megakaryocytes and platelets[J]. J Thromb Haemost, 2021, 19（6）: 1558-1571.

[45] Franczyk B, Gluba-Brzózka A, Ławiński J, et al.Metabolomic profile in venous thromboembolism（VTE）[J]. Metabolites, 2021, 11（8）: 495.

[46] 王立铨, 龙笑. 脂肪水肿的研究进展 [J]. 基础医学与临床, 2021, 41（3）: 438-441.

[47] 刘宁飞. 淋巴水肿——诊断与治疗（第二版）[M]. 北京 : 科学出版社, 2021.

[48] 中华医学会整形外科学分会淋巴水肿治疗学组. 乳腺癌术后上肢淋巴水肿诊治指南与规范（2021 年版）[J]. 组织工程与重建外科杂志, 2021, 17（6）: 457-461.

[49] 李旭英, 谌永毅, 刘高明. 淋巴水肿康复护理技术 [M]. 北京 : 学苑出版社, 2021.

[50] 谷艳, 臧鹏, 李进霞, 等. 基于超高效液相色谱 - 静电场轨道阱高分辨质谱的深静脉血栓模型大鼠血浆代谢组学分析 [J/OL].[2022-05-30].http://kns.cnki.net/kcms/detail/21.1185.O6.20220510.1623.002.htmL.

第三章 水肿患者的营养管理

本章介绍

概述了水肿患者营养筛查、营养评估、综合评价的流程；介绍了水肿患者膳食营养方案的制定方法；讲解了营养支持的方式和护理；阐明了营养支持监测的内容和指标。

学习目标

1. 熟记水肿患者营养筛查、营养评估、综合评价的流程。
2. 理解水肿患者膳食营养方案和营养支持检测的内容。
3. 应用肠内肠外营养支持改善水肿患者的营养状况。

水肿患者通常会超重或肥胖，虽然体重会增加，但由于疾病影响，其营养物质可能摄入不足，存在营养风险（nutrition risk），不利于患者康复，但临床上对这类患者的营养管理重视程度不够，尚缺乏统一的营养状态评估标准，常常单纯通过体重来判断是否需要营养干预。因此，对这类患者进行营养管理十分重要。

第一节 水肿患者的营养筛查

对于水肿患者，目前研究主要集中于水肿的治疗，对营养问题关注不多，但水肿患者因疾病影响和治疗因素，营养问题突出。美国肠外肠内营养学会（American Society for Parenteral and Enteral Nutrition，ASPEN）和欧洲肠外肠内营养学会（European Society for Parenteral and Enteral Nutrition，ESPEN）均推荐在进行营养支持（nutrition support）治疗前，应先对患者的营养状况进行筛查评定。营养筛查包括营养风险筛查、营养不良风险筛查和营养不良筛查。目前开发的多种营养筛查和评估工具在一定程度上可以准确筛查和评估有高营养风险的水肿患者，但尚无统一的"金标准"。为此，本书就临床常用营养筛查方法进行介绍，以期为临床医务人员识别水肿患者的营养风险提供参考。

一、相关概念

（一）营养筛查

WHO 将筛查定义为采用简便的手段，在健康人群中发现有疾病而没有症状者的过程。Kondrup J 等人认为，营养筛查是一个在全部患者中快速识别出需要营养支持患者的过程。营养筛查是营养诊断的第一步，也是最基本的一步。住院患者营养筛查在入院后 24 小时内由办理入院手续的护士实施；门诊患者营养筛查则由接诊医务人员如医师、营养师、护士等实施。

（二）营养风险

欧洲肠外肠内营养学会将营养风险定义为现存的或潜在的与营养因素相关的导致患者出现不利临床结局的风险。营养风险主要关注营养方面的因素引起不良临床结局的风险，而不是指出现营养不良的风险，与营养不良风险（risk of malnutrition）是两个截然不同的概念。

（三）营养不良

营养不良是因能量、蛋白质及其他营养素缺乏或过度，导致营养不足或肥胖，影响机体功能乃至临床结局。目前，营养不良通常指能量或蛋白质摄入不足或吸收障碍造成的特异性营养缺乏症状，即蛋白质－能量营养不良（protein-energy malnutrition，PEM）。

二、营养筛查的常用方法

营养筛查的方法很多，常用量表法和计算法，酌情选用一种即可。

（一）营养风险筛查

1. 营养风险筛查方法

ESPEN 及中华医学会肠外肠内营养学分会（Chinese Society for Parenteral and Enteral Nutrition，CSPEN）均推荐采用营养风险筛查 2002（nutritional risk screening 2002，NRS 2002）筛查患者的营养风险。

NRS 2002 是丹麦学者 Kondrup J、瑞士学者 Stanga Z 等及 ESPEN 特别工作组提出的一种营养筛查方法。其建立在循证医学基础上，简便易行，适用于住院患者的营养风险筛查。2013 年 4 月 18 日发布的中华人民共和国卫生行业标准《临床营养风险筛查》（WS/T 427–2013）规定，NRS 2002 的适用对象为年龄 18 ～ 90 岁、住院过夜、入院次日 8 时前未进行急诊手术、神志清楚、愿意接受筛查的成年住院患者。

2. 营养风险筛查步骤

NRS 2002 由第一步（初步）筛查和第二步（最终）筛查两个部分组成。

（1）初步筛查

初步筛查简称初筛，包括 4 个判断性问题，涉及 BMI、体重减轻情况、摄食情况、病情严重与否（见表 3–1）。

表 3–1 NRS 2002 第一步：初步筛查

序号	问题	是	否
1	BMI ＜ 20.5（18.5）吗？		
2	患者在过去 3 个月有体重下降吗？		
3	患者在过去的 1 周内有摄食减少吗？		
4	患者有严重疾病吗（如 ICU 治疗）？		

说明：

① BMI：中国人 BMI 正常值下限为 18.5，所以，对中国患者进行营养风险筛查时，应该询问患者的 BMI 是否小于 18.5。② 答案：如果对以上任一问题回答"是"，则直接进入第二步筛查即最终筛查。如果对上述所有问题回答"否"，说明患者目前没有营养风险，无须进行第二步筛查，但是需要 1 周后复查。③ 意义：即使患者对以上所有问题回答均为"否"，如患者计划接受腹部大手术治疗，仍然可以制定预防性营养支持计划以降低营养风险。

（2）最终筛查

最终筛查简称终筛，内容包括营养状况受损、疾病严重程度及年龄评分三部分：①营养状况受损评分，0～3分；②疾病严重程度评分，0～3分；③年龄评分，0～1分（见表3-2）。

表3-2　NRS 2002 第二步：最终筛查

评分项目	分值			
	0分	1分	2分	3分
营养状况受损评分	正常营养状况BMI＞18.5，近1～3月体重无变化，近一周摄食量无变化	3个月内体重丢失＞5%或食物摄入比正常需要量低25%～50%	一般情况差或2个月内体重丢失＞5%（食物摄入比正常需要量低50%～75%）	BMI＜18.5，且一般情况差或1个月内体重丢失＞5%（3个月体重下降＞15%）或者前一周食物摄入比正常需要量低75%～100%
疾病严重程度评分	正常营养需要量	需要量轻度提高：髋关节骨折、慢性疾病有急性并发症、肝硬化、慢性阻塞性肺疾病、血液透析、糖尿病、一般肿瘤患者	需要量中度增加：腹部大手术、卒中、重度肺炎、血液恶性肿瘤	需要量明显增加：颅脑损伤、骨髓移植、急性生理学和慢性健康状况评价（acute physiology and chronic health evaluation，APACHE）＞10分的ICU患者
年龄评分	18～69岁	≥70岁		

说明：

①记分：NRS 2002总评分计算方法为3项评分相加，即疾病严重程度评分＋营养状态受损评分＋年龄评分，总分值为0～7分。②结论：总分值≥3表明患者存在营养风险，需要制定营养治疗计划。总分值＜3分，每周进行营养风险筛查。③疾病严重程度的定义：1分，慢性疾病患者因出现并发症而住院治疗。患者虚弱但不需卧床。蛋白质需要量略有增加，但可以通过口服和补充来弥补；2分，患者需要卧床，如腹部大手术后。蛋白质需要量相应增加，但大多数人仍可以通过人工营养得到恢复；3分，患者在重症病房中靠机械通气支持，蛋白质需要量增加而且不能被人工营养支持所弥补，但是通过人工营养可以使蛋白质分解和氮丢失明显减少。④临床意义：对于下列所有NRS 2002评分≥3分的患者应制订营养支持计划，包括：a.严重营养状态受损（≥3分）；b.严重疾病（＞3分）；c.中度营养状态受损＋轻度疾病（2+1分）；d.轻度营养状态受损＋中度疾病（1+2分）。

（二）营养不良风险筛查

营养不良风险筛查方法首选营养不良通用筛查工具（malnutrition universal screeningtool，MUST）或营养不良筛查工具（malnutrition screening-tool，MST）。MUST是由英国肠外肠内营养协会多学科营养不良咨询组开发，于 2004 年发表。主要用于蛋白质 – 能量营养不良及其发生风险的筛查。主要包括三方面的内容：① BMI；②体重下降程度；③疾病原因导致近期进食量减少。根据最终得分分为低风险、中风险和高风险。MST 包括体重下降及其程度与食欲下降两个方面的内容，结果分为有风险与无风险。MUST、MST 是国际上通用的筛查工具，二者均适合不同医疗机构及不同专业人员如医生、护士、营养师、社会工作者和学生等使用。

（三）营养不良筛查

营养不良的筛查方法有多种，其中以体重及 BMI 较为常见，具体如下。

1. 理想体重法

实际体重为理想体重的 90％ ～ 100％ 为适宜，80％ ～ 89％ 为轻度营养不良，70％ ～ 79％ 为中度营养不良，60％ ～ 69％ 为重度营养不良。

2. BMI 法

不同种族、不同地区 BMI 标准不一致，中国标准如下：$18.5 \leqslant BMI \leqslant 23.9$ 为正常；$24.0 < BMI < 27.9$ 为超重；$BMI \geqslant 28.0$ 为肥胖。

第二节　水肿患者的营养评估

NRS 2002 简便易行，易于推广，其不足之处是对于因卧床而无法测量体重，因意识不清而无法回答问题，以及因腹水、水肿、截肢等导致体重测量结果不准确的患者，NRS 2002 的阳性筛查率偏高。因此对于水肿患者，不管是否有营养风险，都应该进行第二级诊断，即营养评估。营养评估应该在患者入院后 48 小时内由营养专科护士、营养师或医师完成。

一、营养评估的定义

ASPEN 对营养评估的定义为"使用以下组合诊断营养问题的全面方法：病史、营养史、用药史、体检、人体测量学方法、实验室数据综合判断患者的营养状况"。根据 ASPEN 的营养评估定义，我国学者石汉平等人对传统营养评估的边界重新进行了划定，将第二级诊断——营养评估局限在直接的"营养"上，如膳食调查、人体学测量、能量需求等，使营养评估回归营养评估本身，将营养评估的目标锁定于发现有无营养不良并判断营养不良的严重程度，而将与营养直接或间接相关的机体状况评估如心理、精神、生活质量等超出营养评估定义的内容纳入第三级诊断——综合评价。

二、营养评估的常用方法

（一）营养评估量表

1. 主观全面评估法

主观全面评估法（subjective global assessment，SGA）是 ASPEN 推荐的一种通用的临床营养评估工具，其结果是发现营养不良，并对营养不良进行分级，广泛适用于不同疾病、不同年龄的门诊和住院患者。评估内容包括详细的病史与身体评估的参数。

（1）病史主要强调 5 个方面：①体重改变；②进食改变；③现存的消化道症状；④活动能力改变；⑤患者疾病状态下的代谢需求。

（2）身体评估主要包括 4 个方面：①皮下脂肪的丢失；②肌肉的消耗；③水肿（踝部、骶部）；④腹水。SGA 是目前临床营养评估的"金标准"，其信度和效度已经得到大量验证。

表 3-3　SGA 评价内容

评价内容			评价结果		
病史：					
（1）体重	您目前的体重是多少？		kg		
	您的体重与 6 个月前相比有变化吗？		A	B	C
	近 2 周您的体重变化了吗？　　不变 - 增加 - 减少		A	B	C
（2）进食	您的食欲如何？　　好 - 不好 - 正常 - 非常好		摄食变化		
	您的进食量有变化吗？　　不变 - 增加 - 减少		A	B	C
	这种情况持续了多长时间？		摄食变化的时间		
	您的食物类型有变化吗？没有变化 - 半流食 - 全流食 - 无法进食		A	B	C

（续表）

评价内容		评价结果		
（3）现存的消化道症状	近2周以来您经常出现下列问题吗？	A	B	C
	①没有食欲：从不－很少－每天－每周1～2次－每周2～3次			
	②腹泻：从不－很少－每天－每周1～2次－每周2～3次			
	③恶心：从不－很少－每天－每周1～2次－每周～3次			
	④呕吐：从不－很少－每天－每周1～2次－每周2～3次			
（4）活动能力	您现在还能像往常那样做以下的事吗？	A	B	C
	①散步：没有－稍减少－明显减少－增多			
	②工作：没有－稍减少－明显减少－增多			
	③室内活动：没有－稍减少－明显减少－增多			
	④在过去的2周内有何变化：有所改善－无变化－恶化			
（5）疾病状态下的代谢需求	疾病诊断	A	B	C
	代谢应激：无－轻微－中等－高度			

体检：

（1）皮下脂肪	下眼睑	良好	轻－中度	重度营养不良	A	B	C
	二／三头肌						
（2）肌肉消耗	颞部	良好	轻－中度	重度营养不良	A	B	C
	锁骨						
	肩						
	肩胛骨						
	骨间肌						
	膝盖						
	股四头肌						
	腓肠肌						
（3）水肿		良好	轻－中度	重度营养不良	A	B	C
（4）腹水		良好	轻－中度	重度营养不良	A	B	C

备注：SGA评分等级：A　　B　　C

表 3-4　SGA 病史评价标准

<table>
<tr><td rowspan="6">（1）体重</td><td rowspan="3">6 月内体重
变化</td><td>A：体重变化＜ 5%，或 5%～ 10% 但正在改善</td></tr>
<tr><td>B：持续减少 5%～ 10%，或由 10% 升至 5%～ -10%</td></tr>
<tr><td>C：持续减少＞ 10%</td></tr>
<tr><td rowspan="3">2 周内体重
变化</td><td>A：无变化，正常体重或恢复到＜ 5% 内</td></tr>
<tr><td>B：稳定，但低于理想或通常体重，部分恢复但不完全</td></tr>
<tr><td>C：减少 / 降低</td></tr>
<tr><td rowspan="6">（2）进食</td><td rowspan="3">摄食变化</td><td>A：好，无变化，轻度，短期变化</td></tr>
<tr><td>B：正常下限，但在减少；差，但在增加；差，无变化（取
决于初始状态）</td></tr>
<tr><td>C：差，并在减少；差，无变化</td></tr>
<tr><td rowspan="3">摄食变化的
时间</td><td>A：＜ 2 周，变化少或无变化</td></tr>
<tr><td>B：＞ 2 周，轻 - 中度低于理想摄食量</td></tr>
<tr><td>C：＞ 2 周，不能进食，饥饿</td></tr>
<tr><td rowspan="3" colspan="2">（3）现存的消化
道症状</td><td>A：少有，间断</td></tr>
<tr><td>B：部分症状＞ 2 周；严重，持续的症状，但在改善</td></tr>
<tr><td>C：部分或所有症状，频繁或每天，＞ 2 周</td></tr>
<tr><td rowspan="3" colspan="2">（4）疾病状态下
的代谢需求</td><td>A：无受损，力气 / 精力无改变；或轻至中度下降但在改善</td></tr>
<tr><td>B：力气 / 精力中度下降但在改善；通常的活动部分减少；严重下
降但在改善</td></tr>
<tr><td>C：力气 / 精力严重下降，卧床</td></tr>
<tr><td colspan="2">（5）疾病和相关
营养需求</td><td>A：无应激　　　B：低水平应激　　　C：中度 - 高度应激</td></tr>
</table>

表 3-5　SGA 体格检查标准

皮下脂肪	要旨	良好	轻 - 中度	重度营养不良
下眼睑		轻度凸出的脂肪垫		黑眼圈，眼窝凹 陷，皮肤松弛
二 / 三头肌	臂弯曲，不要捏起 肌肉	大量脂肪组织		两指间空隙很 少，甚至紧贴
颞部	直接观察，让患者 头转向一边	看不到明显的凹陷	轻度凹陷	凹陷
锁骨	看锁骨是否凸出	男性看不到，女性 可以看到但不凸出	部分凸出	凸出
肩	看肩峰是否凸出， 形状，手是否下垂	圆形	肩峰轻度凸出	肩锁关节方形， 骨骼凸出
肩胛骨	患者双手前推，看 骨是否凸出	不凸出，不凹陷	骨轻度凸出，肋、 肩胛、肩、脊柱 间轻度凹陷	骨凸出，肋、肩 胛、肩、脊柱间 凹陷

（续表）

皮下脂肪	要旨	良好	轻－中度	重度营养不良
骨间肌	手背，前后活动拇指和食指	肌肉凸出，女性可平坦	轻度	平坦和凹陷
膝盖	患者坐着，腿支撑在矮板凳上	肌肉凸出，骨不凸出		骨凸出
股四头肌	不如上肢敏感	圆形，无凹陷	轻度凹陷，瘦	大腿内部凹陷，明显消瘦
腓肠肌		肌肉发达		瘦，无肌肉轮廓
水肿／腹水	活动受限的患者检查骶部	无	轻－中度	明显

说明：

①脂肪变化：A= 大部分或所有部位无减少；B= 大部分或所有部位轻－中度减少，或部分部位中－重度减少；C= 大部分或所有部位中－重度减少。②肌肉消耗：A= 大部分肌肉改变少或无改变；B= 大部分肌肉轻－中度改变，一些肌肉中－重度减少；C= 大部分肌肉重度改变。③水肿：A= 正常或轻微；B= 轻－中度；C= 重度。④腹水：A= 正常或轻微；B= 轻－中度；C= 重度。⑤SGA 评分等级：A= 营养良好（大部分是 A，或明显改善）；B= 轻－中度营养不良；C= 重度营养不良（大部分是 C，明显的躯体症状）。

2. 患者参与的主观整体评估

患者参与的主观整体评估（patient-generated subjective global assessment，PG-SGA）由美国医生 Ottery F D 于 1994 年提出，是专门为肿瘤患者设计的肿瘤特异性营养评估工具，是在 SGA 基础上发展而成的。临床研究提示 PG-SGA 是一种有效的肿瘤患者特异性营养状况评估工具，得到美国营养师协会（American Dietetic Association，ADA）等单位的大力推荐，是 ADA 推荐用于肿瘤患者营养评估的首选方法，中国抗癌协会肿瘤营养与支持治疗专业委员会也推荐使用，目前已经成为我国卫生行业标准。定量评估是 PG-SGA 的最大亮点。

PG-SGA 由患者自我评估和医务人员评估两部分组成。具体内容包括体重、进食情况、症状、活动和身体功能、疾病与营养需求的关系、代谢需求、体格检查等 7 个方面。前 4 个方面由患者自己评估，后 3 个方面由医务人员评估。评估结果包括定性评估及定量评估两种。定性评估将患者分为营养良好、可疑或中度营养不良、重度营养不良三类；定量评估将患者分为 0 ～ 1 分（营养良好）、2 ～ 3 分（可疑营养不良）、4 ～ 8 分（中度营养不良）、≥ 9 分（重度营养不良）四类。

3. 微型营养评估

微型营养评估（mini nutritional assessment，MNA）是专门为老年人开发的营养筛查与评估工具，有全面版本和简洁版本以及老版本和新版本。新版 MNA 包括两步，第一步为营养筛查，第二步为营养评估。该工具的信度和效度已经得到研究证实，既可用于有营养风险的患者，也可用于已经发生营养不良的住院患者，MNA 比 SGA 更适合于 65 岁以上老人。MNA 主要用于社区居民，也适用于住院患者及家庭照护患者。

4. 全球营养不良领导倡议

全球营养不良领导倡议（global leadership initiative on malnutrition，GLIM）是由欧洲、亚洲、拉丁美洲、美国肠外肠内营养学会牵头联合制订的一种通用型营养评估工具，评估内容（条目）较少，因而更加简便，其信度和效度正在接受多方面的验证。

SGA 条目简单易行，花费的时间和成本少，受炎性反应和水肿因素的影响小，适用于一般住院患者。肿瘤患者优先选择 PG-SGA，65 岁以上非肿瘤老人优先选择 MNA。水肿患者根据水肿类型、病情、年龄等因素选择评估工具。

（二）人体测量

人体测量（anthropometry）指标包括体重、身高、皮褶厚度以及若干人体成分指标等，它们不但受遗传、环境因素的影响，而且与营养状况、体育锻炼有着密切的关系。尽管人体测量指标变化并不十分灵敏，但因其操作简便、无创，被广泛应用于营养筛查和营养状况评价。

1. 体重

（1）体重测量的意义

体重不仅能反映人体骨骼、肌肉、脂肪及脏器的发育状况，而且可以间接反映机体营养状况。连续监测和记录体重变化是营养评价中最重要也是最简便的方法。体重的测量可受进食、排泄、衣着、测量时间及疾病等多种因素影响，测量时应予以排除。

（2）体重测量的仪器和方法

测量仪器：符合国家标准的电子体重计或杠杆秤。使用前须校正仪器，调准读数。

测量方法：被测者在清晨空腹、排空大小便、穿内衣裤、赤足，自然站立在体重计踏板的中央，保持身体平稳。测量者读数记录，反复测量两次取平均值。记录数据以千克（kilogram，kg）为单位，精确到 0.1 kg。

（3）常用体重评价指标

①标准体重。Broca 改良公式：标准体重（kg）= 身高（cm）–105；平添公式：标准体重（kg）=[身高（cm）–100]×0.9。

②体重比。实际体重占标准体重百分比（%）= 实际体重 / 标准体重 ×100%。该指标主要反映蛋白消耗的情况。体重比 < 80% 为消瘦；80% ~ 90% 为偏轻；90% ~ 110% 为正常；110% ~ 120% 为超重；> 120% 为肥胖。

③体重改变。体重的评价还应将体重变化的幅度与速度结合起来考虑。体重改变（%）=（平时体重 – 实测体重）/ 平时体重 ×100%。1 周内体重丧失 1% ~ 2% 为中度，> 2% 为重度；1 个月内体重丧失 5% 为中度，> 5% 为重度；3 个月内体重丧失 7.5% 为中度，> 7.5% 为重度；6 个月内体重丧失 10% 为中度，> 10% 为重度。该指标可反映能量与蛋白质代谢的情况，提示是否存在蛋白质 – 能量营养不良。如 1 日内体重改变大于 0.5 kg，往往是体内水分改变的结果，如患者出现水肿、腹水等，并非真正的体重改变，若短时间内体重丧失超过 10%，同时血浆白蛋白低于 30 g/L，在排除其他原因后，应考虑为严重的蛋白质 – 能量营养不良。

2. 三头肌皮褶厚度

（1）三头肌皮褶厚度测量的意义

皮褶厚度是通过测定皮下脂肪的厚度来推算体脂（body fat，BF）储备和消耗，间接反映能量变化，是评价能量摄入是否合适的指标。其中三头肌皮褶厚度（triceps skinfold thickness，TSF）是临床上最常用的测定指标。

（2）三头肌皮褶厚度测量的仪器和方法

测量仪器：采用专用的压力为 $10\,g/mm^2$ 的皮褶厚度计。使用前须校正，指针调至"0"位。

测量方法：测定点位于上臂背侧中点，即肩峰至尺骨鹰嘴连线中点上约 2 cm 处。被测者上臂自然下垂，测量者用拇指和食指将被测部位皮肤连同皮下脂肪捏起（勿夹提肌肉），捏起处两侧皮褶的皮肤须对称，然后用皮褶厚度计在距离手指捏起部位 1 cm 处测量其厚度，松开皮褶厚度计卡钳钳柄，使钳尖部充分夹住皮褶，在皮褶厚度计指针快速回落后读数并记录。记录以毫米（mm）为单位，精确到 0.1 mm。同一部位反复测量三次取平均值。注意皮褶厚度计应与上臂垂直。正常值：男性为 8.3 mm，女性为 15.3 mm。

（3）评价标准

实测值＞正常值的 90％ 为正常；80％～90％ 为轻度营养不良；60％～80％ 为中度营养不良；＜60％ 为重度营养不良；＞120％ 为肥胖。若皮褶厚度＜5 mm，则表示无皮下脂肪，体脂肪消耗殆尽。我国目前尚无群体调查理想值，但可作为病人治疗前、后自身对比参考值。

3. 上臂围和肌围

（1）上臂围和肌围测量的意义

上臂围（mild arm circumference，MAC）本身可反映营养状况，与体重密切相关，此外可以通过上臂围计算上臂肌围（arm muscle circumference，AMC）和上臂肌区（arm muscle area，AMA）。这些都是反映肌蛋白储存和消耗程度的营养评价指标。

（2）上臂围和肌围测量的方法和计算公式

测量方法：被测者立位，上臂自然下垂，在上臂背侧中点处（肩峰至鹰嘴突连线中点）做记号，用软尺上缘在记号处轻贴皮肤（不可使皮肤变形）

测量臂围，其平面与上臂纵轴垂直。需反复测量两次，取平均值，误差应 < 5 mm。

上臂肌围和上臂肌区可通过测量 TSF 和 MAC 后得到。计算公式如下：

AMC（mm）=MAC（mm）–3.14 × TSF（mm）

AMA（mm^2）=[MAC（mm）–3.14 × TSF（mm）]^2/（4 × 3.14）

（3）上臂围和肌围正常值和评价标准

①上臂围正常值和评价标准。我国男性上臂围正常值平均为 27.5 cm，女性为 25.8 cm。测量值 > 正常值的 90 % 为营养正常；80 % ~ 90 % 为轻度营养不良；60 % ~ 80 % 为中度营养不良；< 60 % 为重度营养不良。

②上臂肌围正常值和评价标准。我国男性上臂肌围正常值平均为 25.3 cm，女性为 23.2 cm。测量值 > 正常值的 90 % 为营养正常；80 % ~ 90 % 为轻度营养不良；60 % ~ 80 % 为中度营养不良；< 60 % 为重度营养不良。

4. 腰臀比

（1）腰臀比测量的意义

腰臀比（waist-to-hip ratio，WHR）是腰围（waist circumference，WC）和臀围（hip circumference，HC）的比值，是判定向心性肥胖的重要指标。其分界值随年龄、性别、人种不同而异。

（2）腰臀比测量的方法和计算公式

测量方法：腰围是取被测者髂前上棘和第十二肋下缘连线中点水平位，绕腹一周，皮尺紧贴软组织，但不压迫，测量值精确到 0.1 cm；臀围为经臀部最隆起部位测得的身体水平周径。

计算公式：WHR=WC（cm）/HC（cm）。

（3）腰臀比正常值和评价标准

正常值：标准的腰臀比为男性 < 0.8，女性 < 0.7。

评价标准：我国建议男性腰臀比 > 0.9、女性 > 0.8 称为向心性肥胖，也称中心性肥胖、内脏型或腹内型肥胖。

第三节　水肿患者的综合评价

目前水肿患者尚缺乏统一的营养状态评估标准，单用其中一种营养评估方法不能完全反映水肿患者营养状态，需要灵活运用多种营养评估方法进行综合评定，从而使水肿患者营养评估更全面。因此应在患者入院后 72 小时内由不同学科人员实施综合评价。

一、综合评价的定义

在第二级诊断的基础上，通过病史、查体、实验室和器械检查分析导致水肿和营养不良的原因（原发病），从能耗水平、应激程度、炎性反应、代谢状况 4 个维度对营养不良进行分型，从人体组成、体能、器官功能、心理状况、生活质量共 5 个层面对营养不良的后果进行分析，这些措施统称为综合评价。

二、综合评价的常用方法

综合评价采用临床疾病诊断的常用方法，如病史采集、体格检查和体能测定、实验室检查、器械检查等，重点关注营养相关问题，增加代谢评价。在实施综合评价时，应充分考虑医院条件、患者病情特点和经济能力，因地制宜、因人制宜、因病制宜，个体化选择综合评价方案。

（一）病史采集

采集水肿患者现病史和既往史，重点关注导致水肿的原因和营养相关病史，明确水肿类型和摄食量变化、消化道症状和体重变化等。健康状况与营养状况密切相关，常用卡氏体力状况（Karnofsky performance status，KPS）评分进行评价。应重点询问患者能否进行正常活动、身体有无不适、生活能否自理。水肿营养不良严重降低健康相关生活质量（health-related quality of life，HRQOL），HRQOL 调查常用欧洲五维度健康量表（EuroQol five-dimensional questionnaire，EQ-5D），肿瘤导致水肿的患者常用生命质量核心量表（quality of life questionnaire core 30，QLQ-C30）。严重营养不良多有精神和心理影响，患者常常合并心理障碍，以抑郁多见，老年人可能表现为认知障碍。心理评估工具常用医院焦虑抑郁量表、患者健康问卷等。

（二）体格检查和体能测定

营养状况不仅影响身体组成与体型，还影响生理结构与功能。营养不良第三级诊断不仅要进行体格检查，还要进行体能测定。体格检查时需特别注意肌肉、脂肪和水肿情况。WHO专家委员会建议特别注意下列方面，即对头发、面色、眼、唇、舌、齿、龈采用SGA或PG-SGA进行营养评估可获得上述资料。体能测定常用方法有握力测试、日常步速试验、平衡试验、4m定时行走试验、计时起坐试验、6分钟步行试验和爬楼试验等。实际工作中选择任何一种方法均可。起坐试验可以较好地反映下肢功能；握力测试不仅可以测试手部肌肉力量，也可灵敏地反映全身肌群和肌肉总体力量，是患者身体功能检测的一个敏感指标，也是预测不良结局，如死亡率、外科术后并发症、残疾的重要指标，但握力测试不能准确反映营养状况。

（三）实验室检查

1. 基础血液学检查

基础血液学检查包括血常规、电解质、葡萄糖、微量元素等，血糖升高除糖尿病外常提示存在应激反应，淋巴细胞数量可反映营养和免疫状况。

2. 炎症水平检查

了解机体炎症水平，常用肿瘤坏死因子-α（tumor necrosis factor-α，TNF-α）、白介素-1（interleukin-1，IL-1）、白介素-6（interleukin-6，IL-6）、C反应蛋白（C-reactive protein，CRP）、硫代巴比妥酸反应物和超氧化物歧化酶等指标。上述参数水平升高提示存在炎性反应。研究发现，与白蛋白水平下降相比，CRP水平升高对肿瘤患者预后的预测作用更大。

3. 营养状况检查

白蛋白、前白蛋白、转铁蛋白、视黄醇结合蛋白等可反映机体的营养状况。

（1）白蛋白（albumin，ALB）在血浆蛋白质中含量最多，半衰期为14～20天。短期内蛋白质摄入不足时，机体可通过肌肉分解、释放氨基酸入血等方式提供合成白蛋白的物质，同时还伴有循环外白蛋白向循环内的转移，使得血清白蛋白维持正常浓度。因此，血浆白蛋白含量能反映机体较长时间内的蛋白质营养状况。在手术中或感染后，维持内脏蛋白的水平对病人的存活是非常重要的，白蛋白能有效反映疾病的严重程度和预测手术风险程度，持续的低白蛋白血症是判断营养不良的可靠指标。在应激状态下，血清白蛋白的水平降低，如这种低水平维持1周以上，表示有急性营养缺乏。白蛋白的合成受很多因素的影响，在甲状腺功能减退、血浆皮质醇水平过高、出现肝实质性病变及生理上的应激状态下，白蛋白的合成速率下降。评价标准：35～50 g/L 为正常，28～34 g/L 为轻度缺乏，21～27 g/L 为中度缺乏，< 21 g/L 为重度缺乏。

（2）前白蛋白（prealbumin，PA）又名前清蛋白，主要由肝脏合成，参与机体维生素 A 和甲状腺素的转运及调节，具有免疫增强活性和潜在的抗肿瘤效应。前白蛋白的半衰期短，仅为 2 天，血清含量少，且体内储存也较少，迅速的转化速率使得它能更加及时地反映营养状况和能量状况，在临床上常作为评价蛋白质 – 能量营养不良和反映近期膳食摄入状况的敏感指标。血清前白蛋白的含量易受多种疾病影响，造成血清前白蛋白升高的主要因素包括脱水和慢性肾功能衰竭，降低的因素包括水肿、急性分解状态、外科手术后、能量和氮平衡改变、肝脏疾病、感染和透析等。因此前白蛋白不宜作为高度应激状态下营养评价的指标。评价标准：0.2～0.4 g/L 为正常，0.16～0.2 g/L 为轻度缺乏，0.1～0.15 g/L 为中度缺乏，< 0.1 g/L 为重度缺乏。

（3）转铁蛋白（transferrin，TRF）为血清铁的运载蛋白，对血红蛋白的合成及铁代谢具有重要作用。它的半衰期为 8～10 天，能反映内脏蛋白质的急剧变化，比白蛋白灵敏，但也是非特异性指标。在摄入高蛋白后，转铁蛋白的血浆浓度上升较快，能反映营养治疗后营养状态与免疫功能的恢复情况。血清转铁蛋白升高见于缺铁性贫血、急性肝炎、急性炎症、口服避孕药、妊娠后期；降低见于蛋白质-能量营养不良、蛋白质丢失性疾病（如蛋白质摄取或吸收障碍）、氨基酸缺乏、大面积烧伤、慢性肾炎、肾病综合征、重症肝炎、肝硬化、急性感染、炎症和应激、部分恶性肿瘤等。评价标准：2.0～4.0 g/L 为正常，1.5～2.0 g/L 为轻度缺乏，1.0～1.5 g/L 为中度缺乏，< 1.0 g/L 为重度。

（4）视黄醇结合蛋白（retinol-binding protein，RBP）在肝脏合成，其主要功能是运载维生素 A 和前白蛋白。视黄醇结合蛋白的半衰期仅为 10～12 小时，因此能及时反映内脏蛋白质的急剧变化，是一项诊断早期营养不良的敏感指标。视黄醇结合蛋白在肝脏、肾脏疾病的早期诊断和疗效观察中有重要临床意义。但由于目前视黄醇结合蛋白的检查方法复杂、费用高，临床应用尚不多。

4. 激素水平检查

激素水平检查包括皮质醇（糖皮质激素）、胰岛素、胰高血糖素、儿茶酚胺等。上述参数水平高提示存在应激反应。

5. 重要器官功能检查

重要器官功能检查包括肝功能、肾功能、肠黏膜屏障功能（二胺氧化酶、D-乳酸和细菌内毒素）等。

6. 继发于肿瘤的水肿患者和严重营养不良的水肿患者还应常规了解代谢因子及其产物，包括蛋白水解诱导因子、脂肪动员因子和游离脂肪酸（free fatty acid，FFA）、葡萄糖和乳酸，分别判断蛋白质、脂肪和葡萄糖的代谢情况。

（四）器械检查

重点围绕营养不良导致的人体成分和代谢功能改变开展检查。

1. 生物电阻抗法

（1）生物电阻抗法测定原理与特点

生物电阻抗法（bioelectrical impedance analysis，BIA）是一种通过电学方法进行人体组成成分分析的技术，可以了解脂肪质量、体脂百分比、非脂肪质量、骨骼肌量、推定骨量、蛋白质量、水分量、水分率、细胞外液量、细胞内液量、基础代谢率、相位角、内脏脂肪等级、体型等。该方法于 1985 年首先由 Lukaski 等提出后，经众多研究证实该方法能客观准确地测定人体组成成分，因此成为目前身体成分分析的常用方法之一。

生物电阻抗法可用于测定机体中体脂、去脂体重（lean body mass，LBM）、细胞内外液的变化情况等多项内容。其测定原理主要利用人体去脂体重和体脂的电流导电性差异对身体组成成分进行估测。与其他人体成分测定方法比较，生物电阻抗法具有安全、无创伤、结果准确、技术成本和技术难度低、可重复性好等特点，故适用范围广，具有广泛的应用前景。

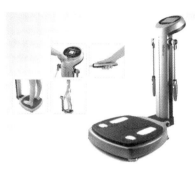

图 3-1　人体成分分析仪示例

（2）生物电阻抗法测定设备

人体成分分析仪是利用生物电阻抗原理研制的人体成分分析设备。目前国内外很多公司都推出了不同型号的人体成分分析仪，均可实现对人体成分的常规性测试和分析（如图 3-1）。

（3）生物电阻抗法测定方法

测定前准备工作：①校正人体成分分析仪；②所有受检者不能佩戴钥匙等金属制品，并确定体内无植入式电子设备（例如心脏起搏器）、金属或非金属植入物（对生物电阻抗测量值有干扰）；③受检者测定前不能进行体育运动或体力活动，因为体力活动和体育运动将导致身体成分的暂时性变化；④确保受检者测定前两小时未进食、未饮大量液体；⑤测定前要排空大小便、无出汗、赤足；⑥在常温（25 ℃）下进行。

具体测量方法：①测量时按照人体成分分析仪的使用说明操作；②在操作面板上输入受检者相关信息；③受检者手持电极，手掌与手指均匀用力与电极接触，维持轻压，直到测试结束；④受检者赤足，足底与足电极相连，前脚板合适地踩在前电极上，脚后跟安放在后电板上，如其皮肤干燥或变硬，分析时可使用电解液棉纸（湿纸巾）对足底稍微湿润一段时间；

⑤受检者身体保持放松，分析过程中身体不要过于紧张，将手臂和身体分开，大腿分开，使腋窝处松开，尽量少与身体接触，手部不要接触胯部，分析过程中，手臂外展 150° 以上；⑥保持上述姿势 1 ~ 2 分钟，即可完成全部测量，并可自动打印身体成分结果报告。

常见测量项目及临床意义：人体成分分析仪可提供多样性的分析指标并提出建议值，供临床参考。常见测量项目包括体重及体质指数，体脂及体脂率，腰臀比，矿物质，细胞内、外液，蛋白质和肌肉质量等。

①体重及体质指数：体重及体质指数是营养评估中最简单、最直接的指标，并可反映机体蛋白质 – 能量营养不良以及肥胖等情况。中国成人体质指数的正常值为 18.5 ≤ BMI ≤ 23.9；24.0 < BMI < 27.9 为超重；BMI ≥ 28.0 为肥胖。

②体脂及体脂率：目前国际上采用的男性标准体脂率为（15±5）%，即＞ 20% 为肥胖；女性为（23±5）%，即＞ 30% 为肥胖。

③腰臀比：腹部脂肪分布以 WHR 表示，我国成年男性一般以 0.75 ~ 0.85 为宜，女性以 0.70 ~ 0.80 为宜。

④矿物质：以矿物质与体重的比率来评价，比值＜ 3.5%，则可被判断为缺乏矿物质。

⑤细胞内、外液：对人体细胞内、外液的测量不仅可以反映人体组织的功能状况，而且可以显示人体细胞的生理状况。

⑥蛋白质和肌肉质量：蛋白质在体内具有多种重要的功能，当人的肌肉比较发达时，肌肉量较大，蛋白质含量相对较高；但在缺乏营养时却产生类似水肿状态的蛋白质消耗，身体水分增加，体重却几乎没有变化。

2. 其他人体成分分析方法

双能 X 线、MRI、CT、B 超检查均能测定人体不同组成成分如肌肉、脂肪、水分。通过 CT 检查测量第三腰椎肌肉面积是诊断肌肉减少症的标准。实际工作中选择其中的任何一种方法均可。B 超由于经济实用可能更具优势。

3.代谢水平测定

能量代谢的测定是确定宏量营养素（脂肪、碳水化合物、蛋白质）的需要量以及比例的前提，是营养治疗个体精准化的基础。能量代谢水平测定可用热量计直接测得，也可用间接测热法，计算静息能量消耗（resting energy expenditure，REE）和基础能量消耗（basal energy expenditure，BEE）的比值。< 90% 为低能量消耗（低代谢），90% ～ 110% 为正常能量消耗（正常代谢），> 110% 为高能量消耗（高代谢）。正电子发射计算机断层显像（PET-CT）可根据葡萄糖标准摄取值（standard uptake value，SUV）了解人体器官、组织和病灶的代谢水平。由于价格昂贵，PET-CT 的应用受到一定限制。

三、营养不良三级诊断的区别

营养不良的三级诊断是一个由浅到深、由简单到复杂的连续发展过程，是一种集成创新的营养不良诊断方法。营养筛查、营养评估与综合评价既相互区别（见表 3-6）又密切联系，三者构成营养不良临床诊断的有机系统。

表 3-6　营养筛查、营养评估与综合评价的区别

项目	营养筛查	营养评估	综合评价
应用范围	营养风险、营养不良风险及营养不良筛查	营养不良及其严重程度的评估	营养不良原因、类型及后果分析
使用时机	入院 24 小时内	入院 48 小时内	入院 72 小时内
实施人员	护士	营养护士、营养师或医生	多学科人员
方法	简要营养相关病史 + 体重及 BMI	营养相关病史 + 营养相关体格检查	营养和代谢相关的病史 + 体格检查 + 实验室检查 + 器械检查
结果	半定性	定量	定量数据
目的	初步判断有无营养风险或营养不良	明确有无营养不良及其严重程度	确立营养不良类型及原因，了解营养不良对机体的影响
诊断结论	有无营养风险或营养不良	营养良好、营养不良（轻、中、重）	营养不良类型及原因，有无器官功能障碍
阳性患者干预	制定营养计划、实施营养评估	实施营养干预进行综合测定	综合治疗处理

第四节　水肿患者的膳食营养方案制定

　　膳食营养是心血管疾病、内分泌疾病等的主要影响因素之一。从膳食中摄入的能量、饱和脂肪酸和胆固醇过多以及蔬菜、水果摄入不足等会增加心血管疾病、内分泌疾病等的发生风险。我国及许多国家的医学专业学会或协会都将膳食干预和生活方式治疗纳入心血管疾病一级、二级预防和康复的内容。

　　水肿是临床上许多疾病的临床症状或表现，根据病史、水肿的表现，可将水肿分为全身性水肿和局部性水肿。水肿患者也存在营养风险或营养不良风险，医护人员需根据患者的各项检查指标、水肿表现等具体情况制定个体化的合理膳食营养方案，改善患者的营养状况，减轻并发症或降低并发症发生率，促进康复，提高生活质量。

　　水肿患者膳食营养方案制定需包括准确的营养诊断、科学的营养干预（包括营养教育）、全面的营养监测（nutrition surveillance）。水肿患者膳食营养方案：一是行为干预，主要是降低饱和脂肪酸和反式脂肪酸的摄入量，即减少肉类食品、油炸油煎食品和糕点的摄入，还要减少膳食钠的摄入量，清淡饮食，增加蔬菜和水果摄入量；二是针对患者膳食和行为习惯、身体活动水平和运动功能状态，以及体格检查和各项检查、检验指标等存在的问题，制定个体化的膳食营养方案；三是规避多种危险因素，如增加运动量和控制体重；四是通过健康教育和营养咨询，帮助患者学会按膳食营养方案合理饮食，学会阅读食品营养标签、修改食谱、准备或采购健康的食物，以及在外就餐时合理饮食。

一、水肿患者膳食营养方案制定步骤

（一）评估

　　1. 评估营养问题。即通过膳食回顾法或食物频率问卷，了解、评估每日摄入的总能量、脂肪、饱和脂肪酸、碳水化合物、蛋白质、钠盐和其他营养素等；评估饮食习惯与行为方式、活动水平与运动功能状态。

2.评估水肿情况。观察患者的体格检查和各项检查、检验指标，如伴心脏增大、心肌缺血，可能是心源性水肿；伴甲状腺功能异常，可能是甲亢或甲减所致；伴尿蛋白阳性，有可能是肾源性水肿，如急、慢性肾小球肾炎，肾病综合征，急、慢性肾衰竭等；伴血浆蛋白降低，可能是低蛋白血症、营养不良性水肿、肝脏疾病如肝硬化等；低血钠也可导致水肿；女性在月经前后出现水肿，可能是特发性水肿；患者白天下肢水肿，经过一夜睡眠，抬高肢体，次日晨起水肿消失，可能是静脉瓣膜功能障碍所致。

（二）制定个体化膳食营养方案

根据患者水肿的表现、体格测量和血生化指标等，针对膳食和行为习惯、身体活动水平和运动功能状态，制定个体化膳食营养方案。

（三）膳食指导

根据膳食营养方案和个人饮食习惯，制定健康食谱，指导行为改变，纠正不良饮食行为。

（四）营养教育

对患者及其家庭成员进行营养教育，如关注自己的膳食目标并知晓如何完成；了解常见食物中盐、脂肪、蛋白质、胆固醇和能量含量，各类食物营养价值及其特点，以及科学运动方法等。

（五）其他

膳食指导和生活方式调整应根据个体的实际情况考虑可行性，将行为改变模式与贯彻既定膳食方案结合起来，针对不同危险因素进行排序，循序渐进，逐步改善。

二、水肿患者膳食营养方案制定举例

（一）淋巴水肿合并糖尿病患者膳食营养方案制定

王××，女性，44岁，身高170 cm，体重80 kg，职业为计算机软件工程师。宫颈癌术后半年，糖尿病3年，使用胰岛素降血糖。右下肢淋巴水肿呈 II 期 3 个月。无在外就餐习惯，不吸烟、喝酒，生活规律。

1. 评估

（1）了解基本病情。询问现病史，测量血压、血糖、血脂、心功能、肾功能等；了解与营养相关的糖尿病、宫颈癌发生危险因素（如肥胖、吸烟、饮酒、在外就餐等）。①水肿肢体评估：右下肢上抬时肢体肿胀不消退，纤维化，较左侧肢体硬，压之无凹陷，右大腿围、小腿围均大于左大腿围、小腿围 2 ～ 4 cm；②血糖控制：每日空腹血糖为 3.9 ～ 6.6 mmol /L，三餐后 2 小时血糖为 7.0 ～ 8.8 mmol /L。

（2）了解患者饮食和行为习惯。评估目前膳食营养状况和身体活动水平，内容包括但不限于：①饮食习惯和喜好；②每日进餐次数（包括加餐）；③主食摄入量；④蔬菜、水果、坚果类摄入情况；⑤肉、蛋、奶制品（全脂或脱脂）摄入情况；⑥烹调油脂摄入情况；⑦调味品（食盐、酱油、鸡精、味精、腌制品等的摄入情况）；⑧身体活动情况。

2. 制定膳食营养方案

（1）计算标准体重 170–105 ＝ 65（kg），实际体重 80 kg，超过标准体重 20 ％；计算机软件工程师属轻体力劳动。

（2）膳食原则：降低体重、控制总热量，提供抗炎、抗水肿、抗氧化食物，尽量减少食品添加剂及加工食品的摄入。

（3）计算每日所需总热量：按照成人糖尿病热量供给标准表，每日摄入热量标准为 20 ～ 25 kcal /kg，则每日所需总热量为 65 ×（20 ～ 25）＝1300 ～ 1625 kcal。

（4）膳食营养方案：主食 250 g，蔬菜 500 g，肉、蛋、豆类 150 g，奶类 250 g，油脂 20 g（2 汤匙）。总热量 1567 kal。其中蛋白质 67.5 g，占总热量的 16.5 ％；脂肪 49.5 g，占总热量的 27.2 ％；碳水化合物 231 g，占总热量的 56.4 ％。

（5）将食物安排至各餐次中，制定平衡膳食食谱（见表 3–7）。

表 3-7 平衡膳食食谱

餐次	早餐	午餐	晚餐	睡前半小时加餐
食物种类和分量	鲜豆浆1杯(200g) 鹌鹑蛋6个(60g) 燕麦片(50g) 拌莴笋丝少许	米饭2两（生米100g） 牛肉炒柿椒（牛肉50g、柿椒100g） 素鸡烩韭菜（素鸡50g，韭菜200g） 烹调油10g 食用盐＜3g	烙饼1.5两（面粉75g） 香菇油菜（香菇少许、油菜150g） 砂锅豆腐（海参100g、豆腐100g、白菜50g） 烹调油10g 食用盐＜2g	荞麦面（25g）

3. 膳食指导

（1）饮食分配和餐次安排：一日至少保证三餐，早、中、晚餐能量按25％、40％、35％的比例分配。在体力活动量稳定的情况下，饮食要做到定时、定量。

（2）患者注射胰岛素易发生低血糖，须在三餐之间加餐，加餐量应从正餐的总量中扣除，做到加餐不加量。随身携带糖块，当出现头晕、心慌、出冷汗、面色苍白、手抖等低血糖症状时，立即服用糖块。

（3）食物的多样化与烹饪方法：在烹调方法上多采用蒸、煮、烧、炖、凉拌的方法，避免食用油炸、油煎、烧烤的食物。做到杂粮与精粮、荤与素等食物的搭配，建议每天的食物品种在12种以上。

（4）植物油：宜用植物油，如菜油、豆油、葵花籽油、玉米油、橄榄油、芝麻油、色拉油，忌食动物油、猪皮、鸡皮、鸭皮、奶油。植物油也应该限量，控制在每天25g为宜。

（5）低盐：每日盐的摄入量应控制在5g以下。

4. 生活方式指导

（1）日常穿着：①穿着应宽松、透气、舒适，贴身衣服以棉质、丝质为宜，避免穿着紧身衣服，紧身或戴塑形功能的胸罩等可能加重淋巴水肿。②穿干净、吸汗的袜子，不要穿带有松紧口的袜子和短裤。运动、长途旅行时应穿弹力袜甚至使用弹力绷带。③穿舒适、合脚的软底防滑鞋。

（2）日常运动：①所有运动在穿着压力袜或其他压力制品的基础上进行，如果能先进行自我淋巴引流效果更好。②运动前后应进行 5 ～ 10 分钟热身和放松活动，以避免扭伤和肌肉损伤。尽量白天运动，餐后间隔半小时开始。③运动强度适度，在不引起呼吸急促、身体不适、肌肉疼痛或酸痛的强度下进行运动；运动后应放松，放松时间至少与运动时间对等。④建议在团体或家人、朋友监督环境中进行锻炼以提高依从性。⑤运动期间定期评估，若出现心率加快、出冷汗、水肿加重或肢体疼痛、发红等，应停止运动并咨询治疗师或医护人员。

（3）重返工作岗位：重返工作岗位有利于促进患者身心康复，提高生活质量。但是重返工作需要注意以下几点。①定期复查。②平时工作时避免久坐、久站，避免保持同一姿势太久。每做半小时家务后要有 5 ～ 10 分钟的小休憩。夏日在室外干活要注意患肢防晒，避免晒伤脱皮。③适度运动。平时适度进行有氧运动来缓解疲乏，促进淋巴、静脉血液回流，常见的有氧运动方式包括瑜伽、散步、中医养生操等，以增强心、肺的耐受力，促进淋巴回流。④调整好心态。保持积极乐观的心态，消除自身的病耻感，提升自身实力，积极拓展自身技能，加强身体锻炼，认清工作对于自身的价值。

5. 营养教育

对患者及其家庭成员进行营养教育：超重 / 肥胖是发生淋巴水肿最重要的风险因素之一，所以需要控制总热量，正确和平衡地摄入食物和营养素。避免摄入高升糖指数的食物，如精面馒头、白米稀饭、奶油蛋糕等；限制钠盐和含钠量高的食物的摄入；增加膳食纤维的摄入量，如西红柿、黄瓜等；适当增加优质蛋白质的摄入，如鱼肉、低脂或脱脂牛奶等。认识食物营养标签，知晓如何避免摄入高钠及高升糖指数的食物；认识运动的必要性和减肥的重要性；注意监测血糖，并跟踪反馈。

（二）高血压合并左下肢静脉性水肿患者膳食营养方案制定

张 ××，男，48 岁，身高 178cm，体重 96kg，某外资公司会计师。高血压病史 8 年，服用降压药物 6 年，7 月前因左髌骨骨折卧床 10 天后发生左下肢 DVT，1 月前出现左踝部水肿，抬高后水肿可以减轻，左小腿可见静脉曲张和皮肤色素沉着。发生 PTS 1 月，外出进餐较多，平均每天饮白酒约 100 mL、吸烟约 20 支。生活不规律，睡眠较差。尚未发现明显的心脏及肾脏并发症。

1. 评估

（1）了解基本病情。询问现病史，测量血压、血糖、血脂、心功能、肾功能等；了解与营养相关的高血压发生危险因素（如肥胖、精神压力大、在外就餐、饮酒、吸烟、睡眠较差等）。① 水肿肢体评估：久站后双下肢沉重不适，踝部凹陷性水肿；② 血压控制，每日清晨收缩压 / 舒张压波动在 120 ～ 150/80 ～ 100 mmHg。

（2）了解患者饮食和行为习惯。评估目前膳食营养状况和身体活动水平，内容包括但不限于：① 饮食习惯和喜好。② 每日进餐次数（包括加餐）。③ 主食摄入量。④ 蔬菜、水果摄入情况。⑤ 肉、蛋、奶制品（全脂或脱脂）摄入情况。⑥ 烹调油脂、坚果类摄入情况。⑦ 家庭调味品（食盐、酱油、鸡精、味精、腌制品等）摄入情况。⑧ 在外就餐的频率。⑨ 饮酒的习惯，计算每日酒精摄入量（不可忽略的能量摄入）。⑩ 左下肢静脉血栓后综合征的具体症状及表现。⑪ 身体活动情况。⑫ 吸烟的时间、年限，是否准备戒烟（戒烟对于控制血栓后综合征有益）。

2. 制定膳食营养方案

（1）计算标准体重：身高（cm）–105。身高 178 cm 的人标准体重 178–105 = 73（kg），实际体重为 96 kg，超出标准体重 30 %。会计师属轻体力劳动。

（2）膳食原则：控制热量，降低体重，多饮水，多进食膳食纤维及富含类黄酮的食物，避免高钠、高脂食物的摄入。

（3）计算每日所需总热量：按每天 20 ～ 25 kcal/kg 计算，则全天所需总热量：73 kg×（20 ～ 25）kcal/kg=1460 ～ 1825 kcal。

（4）膳食营养方案：每天主食（粮谷类）225 ～ 300 g，其中粗杂粮

50 g 左右；蔬菜 500 g（以叶菜和瓜类为主）；水果 200 g 左右（低含糖量水果为宜）；肉类 50 g（以鸡、鸭等禽肉类为主，减少畜肉类）；鱼虾 50 g（海鱼为佳）；脱脂牛奶 250 mL；豆类及豆制品 25 ~ 30 g；烹调用植物油 20 ~ 25 g；食盐 < 5 g。蛋类每周 3 ~ 4 个。

（5）将食物安排至各餐次中，制定平衡膳食食谱（见表 3-8）。

表 3-8　平衡膳食食谱

早餐	午餐	晚餐
脱脂牛奶 200 mL（200 g）	米饭 2 两（生米 100 g）	窝窝头 2 个（70 g）
煮鸡蛋 1 个（60 g）	清蒸黄鱼（50 g）	香菇菠菜（香菇少许，菠菜 150 g）
小烧饼 1 个（75 g）	肉片炒花菜（肉片 50 g，花菜 200 g）	砂锅玉米豆腐（海参 100 g，豆腐 50 g，玉米 100 g）
小米粥 1 碗（50 g）	苹果 1 个（200 g）	烹调油 10 g，食用盐 < 2 g
拌芹菜丝少许	烹调油 10 g，食用盐 < 3 g	

3. 生活方式指导

（1）饮食宜清淡少盐、少油，肥肉、煎炸食品少吃；严格控制猪、牛、羊肉和火腿等畜肉摄入，可选鸡、鸭等禽肉，增加鱼类摄入；避免浓茶、咖啡及碳酸饮料。

（2）严格限制高钠食品的摄入，除了食盐和酱油外，还应特别注意鸡精、味精、饮料、罐头等含钠高的食品；尽量少吃或不吃加工食品。每天食盐摄入量不超过 5 g。

（3）增加蔬菜、水果、低脂或脱脂牛奶、豆类和坚果类，以增加钾、钙、镁摄入。

（4）戒酒，如果不能戒掉，则须严格控制饮酒量，白酒一天不超过 50 mL，或葡萄酒 100 mL，或啤酒 200 mL。

（5）戒烟，评估戒断症状和戒断意愿。

（6）增加日常有规律的运动，根据自己的身体状况，决定运动种类、强度、频度和持续运动时间。可选择步行、慢跑、太极拳、门球、气功、舞蹈等项目。如每天步行或快走 30 ~ 60 分钟，每周 5 ~ 7 天。力求每天消耗 300 ～ 500kcal，或者每周 1000 ～ 2000kcal 的运动能量消耗，以促进减轻或者控制体重。

（7）促进下肢静脉回流：①穿弹力袜或使用弹力绷带；②体位与活动:休息或睡觉的时候抬高双下肢 30° ～ 40°，以利静脉回流，减轻水肿；③避免久坐或久站，坐时双膝勿交叉或盘腿，以免压迫腘窝静脉，影响血液回流；④避免腹内压增高，多吃高纤维、低脂肪的饮食，保持大便通畅，防止便秘；避免穿过于紧身的衣服；⑤勤剪指甲，勿搔抓皮肤，避免肢体外伤，以免造成曲张静脉出血。

（8）调节工作压力，减轻精神压力，保持心理平衡，生活放松，这有利于睡眠的改善，并协助控制血压。

（9）遵医嘱按时服用降压药，注意监测血压，定期体检，并跟踪反馈。

4. 营养教育

（1）对患者进行食物营养教育。

（2）认识食物营养标签和高盐食物，知晓如何避免过高的盐摄入量。

（3）认识运动的必要性和减肥的重要性等。

第五节　水肿患者的营养支持

机体良好的营养状态和正常代谢是维持生命活动的基本条件。从 20 世纪 60 年代开始，营养支持的基础理论、营养制剂及应用技术不断发展，并广泛应用于临床各个专科，临床营养支持已成为危重患者救治中不可缺少的重要措施。

营养支持又称营养支持疗法（nutrition support therapy），是指经肠内或肠外途径为患者提供适宜的营养底物。其目的是使人体获得足够营养素以维持新陈代谢正常进行，抵抗疾病侵袭，进而改善患者的临床结局，使其受益。营养支持包括补充、支持和治疗三部分，提供的方式包括肠外营养和肠内营养两种途径。水肿患者的临床营养支持应根据患者的病情、营养风险和营养不良风险大小、水肿类型等明确患者对能量及营养底物的需求，给予有针对性的营养补充、支持和治疗措施。可经口进食的水肿患者营养支持方式首选强化营养咨询，当强化营养咨询使经口进食改善但仍无法满足机体的营养需求时，则给予口服营养补充。无法经口进食或口服营养补充无法满足机体的营养需求时，应及时给予人工营养；人工营养应首选肠内营养，当肠内营养无法实施或不能满足机体的营养需求或希望在短时间内改善患者营养状况时，则给予肠外营养。

一、营养咨询

营养咨询是通过语言、文字、图片、音像等媒介，借助体格检查、计算机软件、实验室检查资料等工具，给咨询对象以帮助、启发和教育的过程，可以使营养咨询对象在营养知识、态度、行为以及营养状况的改善等方面受益，解决其在生理、心理等方面的营养问题，从而提高其全面的营养保健知识和能力。营养咨询实际上包含营养状况评价、营养异常诊断、营养治疗，以及营养知识、行为的指导。水肿患者通过营养咨询可以获得相关的营养保健知识，改变不良的饮食习惯，调整饮食结构，提高营养状况，提高机体免疫力，促进康复。

二、口服营养补充

口服营养补充（oral nutritional supplement）是以增加口服营养摄入为目的，将能够提供多种宏量营养素和微量营养素的营养液体、半固体或粉剂的制剂加入饮品和食物中经口服用。口服营养补充剂可以是肠内营养制剂、多元维生素和微量元素，以及鱼油、谷氨酰胺等药理性营养素。以肠内营养制剂而言，液体、半固体、粉状剂型最为常见，其宏量营养素比例均衡，能量密度在 1.0 ~ 2.4 kcal/mL（kcal/g）之间。口服营养补充为各类急、慢性疾病患者提供普通自然饮食外的能量和营养素补充，例如普遍应用于慢性阻塞性肺疾病（chronic obstructive pulmonary disease，COPD）、艾滋病、慢性肾病、肿瘤等慢性消耗性疾病患者的住院和居家环境中。水肿患者营养不良时，或食物摄入明显减少超过 7 ～ 10 天，也可以应用口服营养补充改善营养状况。

三、肠内营养

肠内营养是指经消化道提供营养素。肠内营养制剂根据氮源分为整蛋白型、氨基酸型和短肽型；根据给予方式分为口服和管饲。

临床上，肠内营养的可行性取决于患者胃肠道是否具有吸收各种营养素的能力及是否耐受肠内营养制剂。只要具备上述两个条件，在患者因原发疾病或治疗需要而不能或不愿经口摄食，或摄食量不足以满足机体合成代谢需要时，均可采用肠内营养。在胃肠功能严重障碍时，肠外营养是营养支持的主要途径。有时兼用这两种方式，可达到互补作用，此时肠内营养所提供的药理作用和保护黏膜屏障的治疗作用可能大于其营养支持作用。对于术后肠内营养的开始时机，强调尽早开始，早期肠内营养能降低应激性高代谢，提高免疫功能，改善内脏血液循环。在水电解质平衡、循环和呼吸功能稳定状态下，一般在术后 24 ～ 48 小时开始肠内营养支持较稳妥。近年来在加速康复外科理念的倡导下，早期肠内营养、早期进食得以进一步推广应用。

肠内营养是一种相对安全的治疗方式，其并发症有限，而且常常是可以避免和控制的。并发症通常由于不恰当的配方选择，和 / 或使用的途径及速度不当引起，也可由疾病本身或治疗间接引起。并发症可分为胃肠道反应性、机械性和代谢性。肺部吸入是一个极其严重且可能危急生命的并发症，为了减少吸入的风险，需要定期监测胃残留量和联合使用促胃肠动力药，保持床头抬高，患者保持 45° 半卧位。喂养管可能发生移位及堵塞，加强监测和精心护理有助于减少这些问题；胃肠道并发症包括腹泻、恶心、呕吐、便秘、腹胀，根据患者的病情选择适宜的输注途径、速度和配方，避免污染，可尽量避免或减少这些并发症的发生；代谢并发症有低钠血症、高钠血症、脱水、高血糖、低钾血症、高钾血症、低磷血症、高磷血症，严密监测，及时更换合适的配方，有助于预防或减少这些问题。

四、肠外营养

肠外营养是指经静脉途径为无法经消化道摄取或经消化道摄取营养物质不能满足自身代谢需要的患者提供包括氨基酸、脂肪、碳水化合物、维生素、矿物质及微量元素等营养素，以促进合成代谢、抑制分解代谢，维持机体组织、器官的结构和功能。

凡是需要营养支持但又不能或不宜接受肠内营养的患者，包括预计 1 周以上不能进食，或因胃肠道功能障碍不能耐受肠内营养的水肿患者，或通过肠内营养无法达到机体需要的目标量者均是肠外营养支持的适应证。所有营养素完全经肠外获得的营养支持方式称为全肠外营养（total parenteral nutrition，TPN）。

肠外营养可经周围静脉或中心静脉两种途径给予。临床上选择肠外营养途径时，须考虑营养液渗透压、预计输注时间的长短、既往静脉置管史、拟定穿刺部位的血管条件、患者疾病及凝血功能等因素。（1）经周围静脉肠外营养支持（peripheral parenteral nutrition，PPN）技术操作较简单、并发症较少，适用于肠外营养时间 < 2 周、部分补充营养素的患者。（2）经中心静脉肠外营养支持（central parenteral nutrition，CPN）包括经锁骨下静脉或颈内静脉穿刺置入上腔静脉途径，以及经外周置入中心静脉导管（peripherally inserted central catheter，PICC）途径，需有严格的技术与物质条件。适用于肠外营养时间 > 10 日、营养素需要量较多及营养液的渗透压较高（超过 900 mOsm/L）的患者。

肠外营养和肠内营养一样都被证明是安全可靠的。但是，肠外营养，尤其是长期肠外营养，可能导致一系列并发症。临床上常见的肠外营养并发症主要分为静脉导管相关并发症（气胸、血胸、动 - 静脉损伤、导管堵塞、导管脱落等）、代谢性并发症（高血糖、低血糖、高渗性昏迷、高血氨症或氮质血症等）及器官功能损害并发症（肝脏损伤、胆道系统疾病、肠道结构和功能损害、代谢性骨病）等几大类。严重的甚至会危及患者的生命。

导致这些并发症产生的原因很多，可能与某些营养素缺乏或过剩有关，也可能是临床操作、监测、护理不当所致。通常情况下并发症的发生率与肠外营养实施的时间成正比，时间越长，发生各种并发症的概率就越大。因此合理配制营养素、规范肠外营养操作、严密监测、精心护理、及时发现和处理各种并发症对于长期肠外营养的实施显得尤为重要。

第六节 水肿患者的营养支持监测

一、水肿患者营养支持监测的概念及意义

营养支持监测是对患者营养状况和干预效果的检测手段，通常使用膳食调查、人体测量、实验室检查以及临床检查结果进行评估。在营养治疗的过程中，应定期且持续性地观察和评测营养干预效果，根据患者营养状况的改变，及时调整并优化营养治疗方案，提高营养干预的安全性和治疗效果，降低营养治疗相关并发症的发生率。

二、水肿患者营养支持监测的主要内容

营养支持监测的内容大致可分为常规监测和特殊监测。

（一）常规监测

1. 体重监测

见本章第二节。

2. 体格检测和体能评估

见本章第三节。

3. 临床症状

在了解患者的既往史和用药史的前提下，跟踪患者在营养治疗过程中出现的任何症状，包括是否出现发热、水肿、脱水、维生素缺乏相关症状、常量和微量元素缺乏相关症状、皮肤毛发改变等。根据症状，找到病因，

及时调整营养治疗方案。除此之外，尤其要注意患者消化道症状的变化，比如是否出现腹胀、腹泻、恶心、呕吐、排便频率异常、粪便颜色及状态异常、梗阻等。这些症状直接影响患者的营养状况，可能干扰营养治疗进程，因此需要及时发现、及时干预，提高营养治疗的安全性和有效性。

4. 实验室检查

实验室检查是营养监测最常规的手段，可直接反应患者对营养支持治疗的耐受情况、并发症情况和营养改善情况。详见本章第三节。

5. 体液平衡

监测患者24小时液体出入量非常重要，可帮助动态掌握病情，为随时调整营养治疗方案提供依据。体液平衡需通过记录液体出入量来体现，具体内容如下：液体摄入量包括静脉液体输入量、管饲喂养液体量、膳食含水量、饮水量；液体排出量包括24小时排尿量、呕吐量、大便排出量、咯血量、痰量、胃肠减压量、腹腔抽出液体量、消化道瘘丢失量、引流液量、伤口渗出量、皮肤蒸发量、呼吸蒸发量。其中皮肤蒸发量和呼吸蒸发量被称为非显性失水，一般正常人每日可蒸发约850 mL水分，但病患可能要比此值要高，所以为了精确计算体液平衡，非显性失水也应考虑在内。

（二）特殊监测

1. 人体成分分析

见本章第二节。

2. 肌酐 - 身高指数

肌酐是全身肌肉的分解产物，正常情况下机体每天的排出量处于恒定状态。当患者出现营养不良时，体内蛋白处于消耗状态，骨骼肌含量降低，肌酐生成量减少，导致肌酐 - 身高指数（creatinine-height index，CHI）随之下降。具体计算方法如下：用24小时尿中肌酐实际排出量除以身高相应标准体型的理想肌酐排出量，结果用百分数表示。诊断标准：CHI > 90% 为正常，CHI 处于 80% ～ 90% 之间为轻度营养缺乏，CHI 处于 60% ～ 80% 之间为中度营养缺乏，CHI < 60% 为重度营养缺乏。

3. 氮平衡

氮平衡指人体氮摄入量和排出量达到平衡状态，即氮摄入量等于排出量。蛋白质是人体最主要的氮源。一般营养状况良好的成年人体内的蛋白质合成和分解处于动态平衡状态，即处于氮平衡状态。婴幼儿、儿童、孕妇因生长发育的需求，氨摄入量高于排出量；恶性肿瘤等慢性消耗性疾病以及营养不良患者均处于负氮平衡状态。因此，患者氮平衡是否被纠正，或是否持续恶化，都是判断营养支持手段是否有效或是否需要改善配方的重要依据。

4. 能量代谢测定

见本章第三节。

参考文献

[1] Cederholm T, Bosaeus I, Barazzoni R, et al.Diagnostic criteria for malnutrition-An ESPEN consensus statement[J]. Clin Nutr, 2015, 34（3）: 335-340.

[2] 石汉平, 许红霞, 林宁, 等. 营养不良再认识 [J]. 肿瘤代谢与营养电子杂志, 2015, 2（4）:1-5.

[3] 中国营养学会. 中国居民膳食指南 [M]. 北京: 人民卫生出版社, 2016.

[4] 王丽杰, 刘春峰. 肠外营养监测及并发症处理 [J]. 中国实用儿科杂志, 2016, 31（9）:7.

[5] 李乐之, 路潜. 外科护理学 [M]. 北京: 人民卫生出版社, 2017.

[6] 周芸. 临床营养学 [M]. 北京: 人民卫生出版社, 2017.

[7] 丛明华. 肿瘤营养教育理论与实践 [M]. 北京: 人民卫生出版社, 2020.

[8] 石汉平, 丛明华, 陈伟. 再论营养不良的三级诊断 [J]. 中国医学前沿杂志（电子版）, 2020, 12（1）: 1-7+159.

[9] 葛可佑. 中国营养师培训教材 [M]. 北京: 人民卫生出版社, 2021.

[10] 石汉平, 李薇, 李苏宜, 等. 肿瘤营养诊疗规程 [M]. 北京: 人民卫生出版社, 2021.

[11] 于健春. 临床营养学 [M]. 北京: 人民卫生出版社, 2021.

[12] 石汉平, 李薇, 齐玉梅, 等. 营养筛查与评估 [M]. 北京: 人民卫生出版社, 2021.

[13] 米元元, 黄海燕, 尚游, 等. 中国危重症患者肠内营养支持常见并发症预防管理专家共识（2021 版）[J]. 中华危重病急救医学, 2021, 33（8）: 16.

第四章　营养素类别

本章介绍

　　概述了能量、碳水化合物、蛋白质、脂类、维生素、矿物质、膳食纤维及其他营养素的概念、特点；介绍了营养素过量及缺乏时对机体的影响；讲解了水、植物化学物对预防人类慢性疾病和维持人体健康的重要意义。

学习目标

1. 熟记能量、蛋白质、脂类、碳水化合物、矿物质、维生素的概念、特点。
2. 理解营养素过量及缺乏时对机体的影响。
3. 应用营养素维持人体健康。

第一节　能量

一、能量的概念

　　能量不是营养素，却是机体生命过程中不可缺少的营养因素。机体内的能量，一部分转变为热量维持体温恒定并不断向环境散发，另一部分作为能源维持各种生命活动正常进行。

　　能量的单位，国际上通用焦耳（joule，J），营养学中多使用千焦耳（kilojoules，kJ），以前习惯使用的能量单位是卡（calorie，cal）和千卡（kilocalorie，kcal）。两种能量单位的换算如下：

　　1 J=0.239cal　　　　1 cal=4.184 J

二、能量的主要来源

　　人体所需要的能量主要来源于动物性和植物性食物中的碳水化合物、

脂肪和蛋白质三种产能营养素。这些营养物质中蕴藏的化学能，经过生物氧化，生成 ATP，供给机体能量。

（一）碳水化合物

碳水化合物是机体的重要能量来源。我国人民所摄取的食物中，碳水化合物的比重最大。食物中的碳水化合物经消化产生的葡萄糖被吸收后，有一部分以糖原的形式储存在肝脏和肌肉中。肌糖原是骨骼肌中随时可动用的储备能量，用来满足骨骼肌在工作情况下的需要。肝糖原同样是一种储备能量，但储存量不大，主要用于维持血糖水平的相对稳定。

（二）脂类

脂肪是体内各种能量物质的主要储存形式，通常储存在皮下组织、内脏器官周围、胃肠系膜、肌间等。成年男性体脂一般为体重的 10%～20%，女性占比更高。在正常情况下，人体所消耗的能源物质中有 40%～50% 来自体内的脂肪，其中包括从食物中摄取的碳水化合物所转化成的脂肪。在短期饥饿情况下，则主要由体内的脂肪供给能量，但脂肪不能在机体缺氧条件下供给能量。

（三）蛋白质

蛋白质是由氨基酸构成的，在机体蛋白质代谢中，也主要是利用氨基酸进行合成、分解、代谢。人体在一般情况下主要利用碳水化合物和脂肪氧化供能。但在某些特殊情况下，机体所需能量物质供给不足，如长期不能进食或消耗量过大时，体内的糖原和储存脂肪已经大量消耗之后，则依靠组织蛋白质分解产生氨基酸来获得能量，以维持必要的生理功能。

（四）食物在体内的产能

食物中的营养素在人体不能 100% 被消化和吸收，消化率也各不相同；消化吸收后，在体内不一定被彻底分解代谢。所以，三种产能营养素在体内氧化后可被人体实际利用的能量为：1g 碳水化合物 =16.7 kJ（4.0 kcal）、1g 脂肪 =37.6 kJ（9.0 kcal）、1g 蛋白质 =16.7 kJ（4.0 kcal）。

三、能量对机体的影响

（一）人体的能量消耗

成年人的能量消耗主要用于维持基础代谢（basal metabolism，BM）、身体活动和食物热效应（thermic effect of food，TEF）三个方面。

1. 基础代谢

基础代谢是人体经过 10 ～ 12 小时空腹和良好的睡眠，清醒仰卧，恒温条件下（一般为 22 ～ 26 ℃）无任何身体活动和紧张的思维活动，全身放松时的能量消耗。此时能量消耗仅用于维持体温、呼吸、心脏搏动、血液循环及其他组织器官和细胞的基本身体功能的需要。

基础代谢的水平用基础代谢率（BMR）来表示，是指每小时每平方米体表面积人体基础代谢所消耗的能量，单位为 kJ/（m²·h）或 kcal/（m²·h）。在临床或实际操作中，可根据体重、身高、年龄直接计算。

男 BMR=66+13.7× 体重（kg）+5× 身高（cm）–6.8× 年龄（岁）

女 BMR=655+9.6× 体重（kg）+1.8× 身高（cm）–4.7× 年龄（岁）

影响人体基础代谢的因素包括以下几个方面。

（1）体格的影响。与体表面积的大小成正比，体表面积越大，向外环境散热越快，基础代谢能量消耗越高。

（2）生理与病理状况。青少年生长发育迅速，基础代谢能量消耗相对较高，成年后基础代谢率随年龄增长不断下降；孕妇和乳母的基础代谢能量消耗也较高；激素分泌异常时，会直接或间接影响人体的基础代谢能量消耗，如甲状腺素增多促使氧化代谢增强，使得基础代谢率升高；而甲状腺功能低下时，基础代谢率也下降。

（3）环境温度与季节。在舒适环境（20 ～ 25 ℃）中，基础代谢率最低，在高温与低温环境中，基础代谢率升高。环境温度过低可引起不同程度的颤抖从而加快代谢；环境温度过高，因为散热需要出汗，呼吸、心跳也会加快，代谢加快。寒冷季节基础代谢率高于暑季。

2. 身体活动

身体活动是任何由骨骼肌收缩引起能量消耗的身体运动，约占人体总能量消耗的 15%～30%。所以人体活动量的增加，其能量消耗也将大幅度增加。身体活动水平是导致人体能量需要量不同的主要因素，人体可通过调节身体活动水平来控制能量消耗，平衡和维持健康。

影响身体活动能量消耗的因素包括以下几个方面。

（1）肌肉越发达者活动时消耗能量越多。

（2）做相同的运动，体重越重者所消耗的能量越多。

（3）劳动强度越大，持续时间越长，能量消耗越多。

（4）工作越不熟练者消耗能量也越多。

3. 食物热效应

食物热效应是人体在摄食过程中所引起的额外能量消耗。热效应的高低与食物营养成分、进食量和进食速度有关。不同产能营养素的食物热效应不同，其中蛋白质的食物热效应最大，为本身产生能量的 20%～30%，而脂肪和碳水化合物分别为 0%～5% 与 5%～10%。摄食量越多，能量消耗也越多；进食快者比进食慢者食物热效应高。

（二）能量摄入量

能量代谢的最佳状态是达到能量消耗与能量摄入的平衡。能量需要量的确认可通过 BMR×体力活动水平（physical activity level，PAL）来估算（见表 4-1）。

表 4-1　中国成人活动水平分级

活动水平	分配时间	举例	PAL 男	PAL 女
轻	75% 时间坐或站立，25% 时间站着活动	办公室工作、修理电器钟表、售货员、酒店服务员、化学实验操作、讲课等	1.55	1.56
中	25% 时间坐或站立，75% 时间从事中等强度的职业活动	学生日常活动、机动车驾驶、电工安装、车船操作、金工切割	1.78	1.64
重	40% 时间坐或站立，60% 时间从事重强度职业活动	非机械化农业劳动、炼钢、舞蹈、体育活动、装卸、采矿	2.10	1.82

《中国食物与营养发展纲要（2014—2020年）》指出，至2020年全国人均每日摄入能量2200～2300kcal。婴儿、儿童、青少年、孕妇、乳母、老年人各自的生理特点不同，能量需要也不尽相同。当每日摄入的能量不足时，机体会运用自身储备的能量，甚至消耗自身的组织，以满足生命活动的能量需要，在儿童中会引起生长发育停滞，在成人中则会导致消瘦。能量摄入过剩则会在体内储存起来，导致肥胖和机体不必要的负担，可能成为心血管疾病、某些癌症、糖尿病等疾病的危险因素。

（三）能量的营养素来源

能量的营养素来源通过以下公式计算：碳水化合物供能比＝（碳水化合物摄入量 ×4kcal）/能量摄入量 ×100%；蛋白质供能比＝（蛋白质摄入量 ×4kcal）/能量摄入量 ×100%；脂肪供能比＝（脂肪摄入量 ×9kcal）/能量摄入量 ×100%。三种产能营养素在体内都有其特殊的生理功能，虽能相互转化，但不能完全代替。三者在总能量供给中应有恰当的比例，即合理的分配。根据我国居民的饮食习惯，成人碳水化合物占总能量的50%～65%，脂肪占20%～30%，蛋白质占10%～15%为宜。年龄小，蛋白质及脂肪供能占的比例应适当增加。成人脂肪摄入量一般不宜超过总能量的30%。

人体的能量来源于食物中的碳水化合物、脂肪和蛋白质。这三类营养素普遍存在于各种食物中。粮谷类和薯类食物含碳水化合物较多，是膳食能量最经济的来源；油脂类与植物种子富含脂肪；动物性食物、豆类和坚果类中脂肪和蛋白质含量比较高；蔬菜和水果一般含能量较少。

第二节　碳水化合物

一、碳水化合物的概念

碳水化合物是自然界存在最多的有机化合物，由碳、氢、氧三种元素组成，它含有和水一样的2:1的氢氧比例，所以称为碳水化合物。它是生物界三大基础物质之一，是生命细胞结构的主要成分，为生物的生存活动提供主要能源。

二、碳水化合物的分类

碳水化合物作为主要能量来源之一，主要存在于谷物、薯类中，水果、蔬菜中也有一定的量。碳水化合物也称糖类，根据其聚合度和化学结构的不同，可分为单糖、低聚糖和多糖。

（一）单糖

单糖是糖的基本单位，不能再行水解，食物中的糖类只有分解为单糖时才能被小肠上皮细胞所吸收。自然界中的单糖以四个、五个或六个碳原子最为普遍，食品中以戊糖和己糖较多，尤以己糖分布最广。己糖中最重要的有三种：葡萄糖、果糖、半乳糖。

1. 葡萄糖

葡萄糖除了构成水果与蔬菜类甜味的成分，还以结合状态构成各种多糖及低聚糖，如淀粉、纤维素、半纤维素、麦芽糖、肝糖原等。

2. 果糖

果糖是葡萄糖的异构糖，因主要存在于水果中而得名，是甜度最高的糖，约为蔗糖的 1.5 倍。果糖吸湿性强。果糖与葡萄糖结合构成蔗糖，多数果糖结合成为多糖类的菊糖。

3. 半乳糖

半乳糖是一种由六个碳和一个醛组成的单糖，归类为醛糖和己糖。它与葡萄糖结合构成乳糖，存在于动物乳汁中。它常以 D- 半乳糖苷的形式存在于大脑和神经组织中，也是某些糖蛋白的重要成分，是在肠道吸收最快的单糖。

（二）低聚糖

在低聚糖类中以二分子单糖所结合而成的双糖最为重要，有麦芽糖、蔗糖和乳糖。

1. 麦芽糖

麦芽糖由二分子葡萄糖结合而成，可由淀粉水解得到，是饴糖的主要成分，甜度比蔗糖低，有还原性。

2. 蔗糖

蔗糖是食品中最重要的甜味料，由一个葡萄糖分子和一个果糖分子构成，无还原性，甘蔗和甜菜中含量最高。

3. 乳糖

乳糖由半乳糖和葡萄糖构成，甜度约为蔗糖的 0.7 倍。乳糖是双糖中溶解度最小而又没有吸湿性的一种，在食品和医药工业中可作特殊用途。乳糖也具有还原性。

（三）多糖

多糖是一类高分子化合物，由许多单糖分子组合而成，种类很多，如淀粉糖原、纤维素、半纤维素和果胶等。

三、碳水化合物对机体的影响

（一）碳水化合物的功能

1. 储存和提供能量

碳水化合物是人类获取能量最经济和最主要的来源。每克葡萄糖在体内氧化可以产生 4 kcal 的能量，碳水化合物可提供人体 55%～65% 的能量。糖原是肌肉和肝脏碳水化合物的储存形式，肝脏约储存机体内 1/3 的糖原。当人体需要时，肝糖原可分解为葡萄糖提供能量。

2. 构成机体重要组织

碳水化合物同样构成机体重要成分，每个细胞约含有 2%～10% 的碳水化合物，主要以糖脂、糖蛋白和蛋白多糖的形式存在，分布在细胞膜、细胞质及细胞间质中。

3. 节约蛋白质

机体需要的能量主要由碳水化合物提供，足够量的碳水化合物能预防膳食及体内蛋白质的消耗，同时有利于氨基酸的主动转运。

4. 抗生酮

脂肪在体内分解代谢需要葡萄糖的协同作用。若机体碳水化合物摄入不足，则会导致参与脂肪分解的草酰乙酸不足，从而使脂肪不能彻底氧化而产生过多的酮体，导致酮血症与酮尿症。

5. 解毒

碳水化合物在机体内代谢可产生葡萄糖醛酸，能在肝脏中与许多有害物质如细菌毒素、酒精、砷等结合，能消除或减轻这些物质的毒性，起到解毒的作用。

6. 调节血糖

血糖的调节作用主要在于食物消化吸收速率和利用率。碳水化合物的含量、类型和摄入总量是影响血糖的重要因素。食物中消化快的淀粉、糖等成分，被小肠很快吸收并升高血糖；而一些抗性淀粉（resistant starch，又称抗酶解淀粉及难消化淀粉，在小肠中不能被酶解）、低聚糖或其他形式的膳食纤维，只有进入结肠发酵后才能被吸收，对血糖的应答影响缓慢而平稳。在糖尿病患者的膳食中，合理分配碳水化合物的种类及数量至关重要。

7. 促进肠道功能

大多数不消化的碳水化合物如膳食纤维、果胶等，能促进肠道蠕动，增加结肠发酵，有助于正常消化和增加排便量。

（二）碳水化合物的摄入量与来源

1. 碳水化合物的需要摄入量

人体对碳水化合物的需要量常以可提供能量的百分比来表示，年龄不同，碳水化合物的摄入量也不尽相同。

（1）婴儿。母乳是 6 个月内婴儿的最佳食物来源，能够满足其全部的营养需要。母乳中碳水化合物含量基本稳定，与乳母膳食摄入量关系变化不大。母乳中的碳水化合物主要以乳糖为主，因此，可根据母乳中乳糖含量和婴儿摄入量计算出碳水化合物的适宜摄入量（adequate intakes，AI）。

0～6月龄的婴儿碳水化合物的适宜摄入量为每天60g；6个月后，婴儿除了母乳外，还可添加辅食，因此，碳水化合物的适宜摄入量应由母乳和添加辅食中的碳水化合物的量来确定。由于我国缺乏辅食中碳水化合物的数据，因此可以0～6月龄的婴儿碳水化合物的适宜摄入量为基础，采用代谢体重法推算，得到7～12月龄的婴儿碳水化合物的适宜摄入量为每天85g。

（2）儿童。活动量大的孩子，因身体消耗的能量多，对碳水化合物的需要量也多，所以提供的量也较多。一般认为，对于儿童，碳水化合物提供的能量占膳食总能量的50％即可。选择食物时，应有适当比例的粮食，并要多吃些蔬菜和水果，以利于摄取适量的膳食纤维、维生素和矿物质；不宜多吃高糖食品和多喝高糖饮料。对于2岁以下的幼儿，较多的碳水化合物来自淀粉和糖是不合适的。因为尽管他们能很好耐受和有效吸收这些淀粉，但这种形式的碳水化合物的摄入占的体积较大，可能会降低总能量的摄入。从2岁开始，要逐渐增加来自淀粉类食物的能量，同时相应地减少来自脂肪的能量。经幼儿期的逐渐适应后，学龄儿童基本完成了从以奶和奶制品为主到以谷类为主的过渡，谷类所含有的丰富碳水化合物是其能量的主要来源，每日每公斤体重需要碳水化合物约15g，约占总量的50％～60％，但不宜食用过多的糖和甜食，应以含有复杂碳水化合物的谷类为主，如大米、面粉及各种豆类。

（3）成人。普通成年人每日至少应摄入130g可消化碳水化合物，以保证葡萄糖作为大脑细胞和中枢神经细胞的主要能量来源，防止以上细胞通过酮体进行供能。这里的普通成年人是指：年龄≥19岁，身体健康，非孕妇或哺乳期妇女，非健身者或运动员，现阶段没有增肌或减脂目标。碳水化合物主要来源为淀粉，大部分可从谷类、薯类中获取；其次也可食用一些含果糖多的食物，如各种水果、蜂蜜、果酱等。碳水化合物的摄入量一般应占每日总热量摄入的50％～65％。由于老年人胰岛素对血糖的调节作用减弱，糖耐量低，故有血糖升高趋势，而且某些简单的碳水化合物过多摄入，在体内可转化为甘油三酯，易诱发高脂血症，所以老年人应控制糖果、精制甜点心摄入量，一般认为每天摄入蔗糖量不应超过$30 \sim 50\,g$。

2. 碳水化合物缺乏与过量的影响

碳水化合物缺乏或过量摄入均会干扰人体正常的营养，进而对人体健康产生不良影响。

（1）碳水化合物缺乏。人体碳水化合物缺乏，大都发生在饥饿、禁食或某些病理状态下。当细胞中的碳水化合物储备（如糖原）耗竭时，为了维持血糖浓度的稳定和满足脑部的供能，体内的糖异生反应得到激活，脂肪动员加强，大量的脂肪酸经过 β - 氧化提供能量的同时产生酮体，可导致酮症酸中毒。动物研究表明，缺乏碳水化合物的饮食可引起后代高死亡率和低出生体重，甚至死胎。

（2）碳水化合物过量。碳水化合物的摄入量对血脂、低密度脂蛋白（low density lipoprotein，LDL）胆固醇浓度有明显影响。过量的碳水化合物摄入可引起机体碳水化合物氧化率增加。长期摄入高碳水化合物可对糖尿病的发生和发展产生不利影响，还可增加心血管疾患发生的危险。

3. 碳水化合物的食物来源

膳食中碳水化合物的主要来源是粮谷类和薯类以及豆类食物。粮谷类一般含碳水化合物 $60\% \sim 80\%$，薯类为 $15\% \sim 29\%$，豆类为 $40\% \sim 60\%$。双糖的主要来源是白糖、糖果、甜食、糕点、水果、含糖饮料和蜂蜜等。全谷类和蔬菜水果还富含膳食纤维，一般含量在 30% 以上。

平衡膳食模式是最大限度保障人体营养和健康的基础。食物多样、谷类为主是平衡膳食模式的重要特征。坚持谷类为主，特别是增加全谷物摄入，有利于降低 2 型糖尿病、心血管疾病、结直肠癌等与膳食相关的慢性病的发病风险，以及减少体重增加的风险。建议一般成年人每天摄入谷薯类 $250 \sim 480\,g$，其中全谷物和杂豆类 $50 \sim 150\,g$，薯类 $50 \sim 100\,g$。

第三节　蛋白质

一、蛋白质的概念

蛋白质是化学结构复杂的一类有机化合物，是细胞组分中含量最为丰富、功能最多的高分子化合物。在生命活动过程中发挥功能执行的作用，几乎没有一种生命活动能离开蛋白质。

二、蛋白质的特点

（一）氨基酸

蛋白质是生物大分子，其基本构成单位是氨基酸，各种氨基酸按一定的排列顺序由肽键连接。自然界存在的氨基酸有 300 余种，但构成人体蛋白质的氨基酸只有 20 种。根据人体能否自身合成，可将氨基酸分为三类。

1. 必需氨基酸（essential amino acid）

必需氨基酸是人体内不能合成或合成速度不能满足机体需要，必须从食物中直接获取的氨基酸。人体蛋白质的氨基酸有 20 种，其中 8 种氨基酸为必需氨基酸：异亮氨酸、亮氨酸、赖氨酸、蛋氨酸、苯丙氨酸、苏氨酸、色氨酸、缬氨酸。另外，组氨酸对婴幼儿来说是必需氨基酸。

2. 非必需氨基酸（nonessential amino acid）

非必需氨基酸是人体可以自身合成，不一定需要从食物中直接获取的氨基酸。这类氨基酸包括谷氨酸、丙氨酸、甘氨酸、天门冬氨酸、胱氨酸、脯氨酸、丝氨酸和酪氨酸等。

3. 条件必需氨基酸（conditionally essential amino acid）

某些氨基酸在正常情况下能够在体内合成为非必需氨基酸。但在某些特定条件下，由于合成能力有限或需要量增加，不能满足机体需要，必须从食物中获取，变成必需氨基酸及条件必需氨基酸。半胱氨酸和酪氨酸在体内可分别由蛋氨酸和苯丙氨酸转变而成，如果膳食中能直接提供这两种氨基酸，则人体对蛋氨酸和苯丙氨酸的需要量可分别减少 30％ 和 50％。所以半胱氨酸和酪氨酸称为条件必需氨基酸。

（二）蛋白质分类

食物蛋白质氨基酸模式与人体蛋白质氨基酸模式越接近，必需氨基酸被机体利用的程度就越高，食物蛋白质的营养价值也相对越高。食物蛋白质根据必需氨基酸的组成分为如下三类。

1. 完全蛋白质

食物中所含必需氨基酸种类齐全，且氨基酸模式与人体蛋白质氨基酸模式接近，不仅可维持人体健康，也可促进儿童生长发育，这种蛋白质被称为完全蛋白质，也叫优质蛋白质。包括奶类、蛋类、肉类、鱼类、大豆蛋白等。其中鸡蛋的蛋白质与人体蛋白质氨基酸模式最接近，在实验中常以它作为参考蛋白。

2. 半完全蛋白质

有些食物蛋白质虽然含有多个种类的必需氨基酸，但是其氨基酸模式与人体蛋白质氨基酸模式差异较大，其中一种或几种必需氨基酸相对含量较低，导致其他的必需氨基酸在体内不能充分利用而被浪费，造成蛋白质营养价值降低。这类蛋白质虽可维持生命，但不能促进儿童生长发育，被称为半完全蛋白质，如小麦中的麦胶蛋白。

3. 不完全蛋白质

食物中所含必需氨基酸种类不齐全，既不能维持生命，又不能促进生长发育，这类蛋白质被称为不完全蛋白质，如玉米胶蛋白、豌豆中的豆球蛋白、动物结缔组织和肉皮中的胶质蛋白等。

（三）蛋白质互补作用

不同食物蛋白质间互相取长补短，补充其必需氨基酸不足的作用叫蛋白质互补作用。如大豆和米或面混合食用时，大豆蛋白可以补充米、面赖氨酸的不足，米、面蛋白质也可补充大豆中蛋氨酸的不足，从而使米、面和大豆蛋白质的营养价值都得到提升。

发挥食物蛋白质的互补作用应遵循三个原则：①食物的生物学种属越远越好，例如动物性和植物性食物之间的混合比单纯植物性或单纯动物性食物之间的混合要好；②搭配种类越多越好；③食用时间越近越好，同时食用最好。

三、蛋白质对机体的影响

（一）蛋白质的生理功能

1. 构成和修复人体组织

（1）构成组织。任何组织和器官都以蛋白质作为重要的组成成分。身体生长发育可视为蛋白质不断积累的过程，蛋白质对生长发育期的儿童尤为重要。

（2）修复组织。人体内各种组织细胞的蛋白质始终在不断更新。例如，人血浆蛋白质的半衰期约为 10 天，肝中大部分蛋白质的半衰期为 1～8 天，而某些蛋白质的半衰期只有数秒钟。只有摄入足够的蛋白质方能维持组织的更新，身体受伤后也需要蛋白质作为修复材料。

2. 参与调节生理功能

蛋白质是构成重要生理活性物质的成分，参与调节生理功能。如核蛋白构成细胞核并影响细胞功能；酶蛋白具有促进食物消化、吸收和利用的作用；免疫蛋白具有维持机体免疫功能的作用；肌球蛋白具有调节肌肉收缩的功能；血液中的脂蛋白、运铁蛋白、视黄醇结合蛋白具有运送营养素的作用；血红蛋白具有携带、运送氧的功能；白蛋白具有调节渗透压、维持体液平衡的功能；由蛋白质或蛋白质衍生物构成的某些激素，如垂体激素、甲状腺素、胰岛素及肾上腺素等都是机体的重要调节物质。

3. 供给能量

当碳水化合物、脂肪提供的能量不能满足机体需要时，蛋白质可被代谢水解释放能量。1g 食物蛋白质在体内约产生 4kcal 的能量。但蛋白质的这种供能可以被碳水化合物和脂肪所替代。所以，供给能量是蛋白质的次要功能。

4.肽、氨基酸特有功能

肽作为蛋白质的次级水解产物，具有特有的生理功能，包括机体的免疫调节，促进矿物质吸收，清除自由基，调节血压、血脂等。氨基酸作为蛋白质的最终代谢产物，配比合理的平衡氨基酸制剂为不同的临床营养需求提供了多种选择。

（二）蛋白质的摄入

蛋白质是人体三大必需宏量营养素之一，与人体的生长发育和健康状况密切相关。人体各种组织的蛋白质始终以其各自不同的半衰期处于不断更新中（每日约有30％的人体蛋白质被更新）。因此必须摄入适量的优质蛋白质，才能维持组织的正常更新，但过量的蛋白质摄入又会增加肝、肾等器官额外的代谢负担，并会通过糖异生等代谢途径增加肥胖的可能性。因而保持摄入适宜的质和量的蛋白质，并且与碳水化合物和脂肪的摄入维持合理的比例，对维护人体长期健康和预防慢性疾病具有非常重要的意义。

1.蛋白质的需要量

成人每天摄入约30 g蛋白质，就可以满足零氮平衡，但从安全性和消化吸收等其他因素考虑，成人按每天0.8 g/kg摄入蛋白质比较适宜。我国居民以植物性食物为主，成人每天蛋白质推荐摄入量（recommended nutrient intake，RNI）为1.16 g/kg。根据《中国居民膳食营养素参考摄入量》的推荐，中国18～64岁成人居民膳食每天蛋白质推荐摄入量为男性65 g、女性55 g，平均需要量（estimated average requirement，EAR）为男性60 g、女性50 g。

2.食物蛋白质营养价值的评价

食物不同，蛋白质的含量和组成也各不相同，故其营养价值各异。食物蛋白质营养价值高低受很多因素的影响，其主要影响因素是蛋白质含量、氨基酸模式和人体对不同蛋白质的消化、吸收的程度。因此，食物蛋白质营养价值主要从以下三方面来评价。

（1）蛋白质含量是蛋白质营养价值的基础。食物中蛋白质含量一般使用凯氏（Kjeldahl）定氮法测定，将所测得的含氮量乘蛋白质换算系数 6.25（食物中含氮量占蛋白质的 16%，其倒数为 6.25，故由氮计算蛋白质的换算系数即是 6.25）就可得出食物中的蛋白质含量。动物性食物蛋白质的含量高于植物性食物（大豆类除外）。

（2）蛋白质消化率（digestibility）是一种食物蛋白质在人体内被消化吸收程度的指标。蛋白质消化率越高，被机体吸收利用的可能性越大，营养价值也越高。

（3）蛋白质利用率指食物蛋白质被消化吸收后在体内被利用的程度。食品所含蛋白质中的氨基酸比例，与人体的需要有不同程度的差别。与人体的需要比较接近的生物利用率较高，反之，则较低。

3. 蛋白质的食物来源

蛋白质的食物来源可分为植物性蛋白质（以下简称植物蛋白）和动物性蛋白质（以下简称动物蛋白）两大类。植物蛋白中，谷类含蛋白质 10% 左右，蛋白质含量不算高，但由于是人们的主食，所以仍然是膳食蛋白质的主要来源。豆类含有丰富的蛋白质，特别是大豆含蛋白质高达 36%～40%，氨基酸组成也比较合理，在体内的利用率较高，是植物蛋白中非常好的蛋白质。动物蛋白中蛋类含蛋白质 10%～14%，新鲜肌肉（包括禽、畜和鱼的肌肉）含蛋白质 15%～22%。动物蛋白营养价值优于植物蛋白，是人体蛋白质的重要来源。奶类（牛奶）一般含蛋白质 3.0%～3.5%，是婴幼儿除母乳外蛋白质的最佳来源。

第四节　脂类

一、脂类的概念

脂类包括脂肪和类脂，是一类化学结构相似或完全不同的有机化合物。

人体脂类总量约占体重的 10％ ～ 20％。脂肪又称甘油三酯，是体内重要的储能和供能物质，约占体内脂类总量的 95％。类脂主要包括磷脂和固醇类，约占全身脂类总量的 5％，是细胞膜、机体组织器官，尤其是神经组织的重要组成成分。脂肪是重要的营养物质，其主要生理功能是提供能量、构成身体组织、供给必需脂肪酸并携带脂溶性维生素等。

二、脂类的特点

食物中脂类主要由甘油三酯构成，三分子脂肪酸与一分子的甘油形成甘油三酯。

（一）体内脂肪的特点

人体内的甘油三酯主要分布在腹腔、皮下和肌肉纤维之间，具有重要的生理功能。其主要功能和特点如下：

1. 储存和提供能量

当人体摄入能量过多，不能被利用时，就转变为脂肪储存起来。当机体需要时，脂肪细胞中的脂肪分解酶立即分解甘油三酯，释放出甘油和脂肪酸进入血液循环，和食物中被吸收的脂肪一起被分解释放出能量以满足机体的需要。1 g 脂肪在体内氧化可产能 37.56 kJ，相当于 9 kcal 的能量。

体内脂肪的储存和提供能量有两个特点：一是脂肪细胞可以不断地储存脂肪；二是机体不能利用脂肪酸分解的含 2 个碳的化合物合成葡萄糖。

2. 保温及润滑作用

脂肪不仅可直接提供能量，皮下脂肪组织还可起到隔热保温的作用，以维持体温的正常和恒定；脂肪组织在体内对器官有支撑和衬垫作用，可保护内脏器官免受外力伤害及减少器官间的摩擦；腹腔大网膜中的大量脂肪在胃肠蠕动中起润滑作用；皮脂腺分泌的脂肪对皮肤也起到润滑护肤作用。

3. 节约蛋白质作用

脂肪在体内代谢分解的产物，可以促进碳水化合物的能量代谢，使其更有效地释放能量，可节约蛋白质用于组织构成并防止机体组织蛋白质过多分解。

4. 构成机体成分

细胞膜中含有大量脂类，是细胞维持正常的结构和功能的重要成分。

5. 内分泌功能

研究发现人体的脂肪组织具有内分泌作用。脂肪组织可以分泌一系列激素和细胞因子，参与调节一些生理病理过程，与 2 型糖尿病、肥胖、心血管疾病、免疫反应等疾病和病理过程有密切的关系。

（二）食物中脂肪的特点

食物中的脂肪除了为人体提供能量和作为人体脂肪的合成材料以外，还有一些特殊的营养学功能。

1. 增加饱腹感

食物中脂肪含量越多，胃排空的速度越慢，所需时间越长，从而增加饱腹感。

2. 改善食物的感官性状

脂肪作为食品烹调加工的重要原料，可以改善食物的色、香、味、形，达到美观和促进食欲的作用。

3. 提供脂溶性维生素

脂肪不仅是维生素 A、维生素 D、维生素 E、维生素 K 等脂溶性维生素的食物来源，也可促进它们在肠道中的吸收。

4. 提供必需脂肪酸

必需脂肪酸对人体具有重要意义，但人体不能合成，需要由食物提供。

（三）脂肪酸的特点

脂肪酸结构不同，所具有的功能也不同。必需脂肪酸和其他多不饱和脂肪酸是两类重要的脂肪酸，在人体内发挥着特殊的营养学作用。

1. 必需脂肪酸的特点

人体不可缺少且自身不能合成，必须通过食物供给的脂肪酸称为必需脂肪酸，包括亚油酸和 α – 亚麻酸。必需脂肪酸主要有以下功能。

（1）构成磷脂的组成成分。磷脂是细胞膜的主要结构成分，它是膜磷脂具有流动特性的物质基础，所以必需脂肪酸与细胞膜的结构和功能直接相关。

（2）合成类二十烷酸的前体物质。必需脂肪酸是合成前列腺素（prostaglandin，PG）、血栓素（thromboxane，TX）及白三烯（leukotriene，LT）等类二十烷酸的前体物质。

（3）参与胆固醇代谢。体内大约 70% 的胆固醇与脂肪酸酯化成酯，在低密度脂蛋白和高密度脂蛋白（high density lipoprotein，HDL）中，胆固醇与亚油酸形成亚油酸胆固醇酯，然后被转运和代谢。

2. 其他多不饱和脂肪酸的特点

多不饱和脂肪酸在体内可由必需脂肪酸转化而来。机体可以利用母体脂肪酸合成更长链的脂肪酸。在利用必需脂肪酸合成同系列的其他多不饱和脂肪酸时，使用同一系列的酶，由于竞争抑制作用，这一过程的速度较为缓慢，因此，从食物中直接获得长链多不饱和脂肪酸是最有效的途径。

（四）类脂的特点

类脂包括磷脂和固醇类。前者主要有磷酸甘油酯和神经鞘磷脂，在脑、神经组织和肝脏中含量丰富；后者主要为胆固醇和植物固醇，动物内脏、蛋黄等食物中富含胆固醇，而植物固醇主要来自植物油、种子、坚果等食物。

1. 磷脂的特点

含有磷酸的脂类称为磷脂，具有亲水性和亲脂性的双重特性。磷脂是除甘油三酯以外，在体内含量较多的脂类。磷脂的特点主要有以下几点。

（1）提供能量。磷脂跟甘油三酯一样，也能提供能量。

（2）构成细胞膜成分。由于磷脂具有极性和非极性双重特性，可帮助脂类或脂溶性物质如脂溶性维生素、激素等顺利通过细胞膜，促进细胞内外的物质交流。

（3）乳化剂作用。磷脂可以使体液中的脂肪悬浮在体液中，有利于其吸收、转运和代谢。

（4）改善心血管作用。磷脂能改善脂肪的吸收和利用，防止胆固醇在血管内沉积，降低血液的黏度，促进血液循环，对预防心血管疾病具有一定作用。

（5）改善神经系统功能。食物磷脂被机体消化吸收后释放出胆碱，进而合成神经递质，乙酰胆碱可促进和改善大脑组织和神经系统的功能。

2. 固醇类的特点

固醇类是含有多个环状结构的脂类化合物，因其环外基团不同而不同。固醇类广泛存在于动物性和植物性食物中。胆固醇是最重要的一种固醇，是细胞膜的重要成分，人体内 90% 的胆固醇存在于细胞之中，也是人体内许多重要的活性物质的合成材料，如胆汁性激素（如睾酮）、肾上腺素（如皮质醇）等，因此肾上腺皮质中胆固醇含量很高，主要作为激素合成的原料。膳食胆固醇的吸收率约为 30%。由于机体既可从食物中获得胆固醇，也可利用内源性胆固醇，因此一般不存在胆固醇缺乏。

三、脂类对机体的影响

机体每天从肠道吸收的甘油三酯约为 50 ～ 100 g，磷脂约为 4 ～ 8 g，胆固醇约为 30 ～ 450 mg。食物进入口腔后，唾液腺分泌的脂肪酶可水解部分食物脂肪，但消化能力较弱。但婴儿口腔中的脂肪酶则可有效地分解奶中的短链脂肪酸和中链脂肪酸。脂肪在胃里的消化有限，主要消化场所是小肠。正常条件下脂肪吸收率成人约为 95%，婴幼儿约为 85% ～ 90%（母乳中的脂肪）。在相对较大摄入量范围内，成人脂肪吸收率都维持在较高水平，不饱和脂肪酸吸收率比饱和脂肪酸的吸收率要高一些。脂肪水解后的小分子，如甘油、短链脂肪酸和中链脂肪酸，很容易被小肠细胞吸收，直接进入血液。甘油一酯和长链脂肪酸被吸收后，先在小肠细胞中重新合成甘油三酯，并和磷脂、胆固醇和蛋白质形成乳糜微粒（chylomicron，CM），由淋巴系统进入血液循环。血中的乳糜微粒是一种颗粒最大、密度最低的脂蛋白，是食物脂肪的主要运输形式，可以满足机体对脂肪和能量的需要，最终被肝脏吸收。

由于脂类不溶于水或微溶于水，因此无论是外源性还是内源性脂类都必须形成溶解度较大的脂蛋白复合体，才能在血液循环中转运。肝脏将来自食物中的脂肪和内源性脂肪及蛋白质等合成极低密度脂蛋白（very low density lipoprotein，VLDL），并随血流供应机体其他组织，满足机体对甘油三酯的需要。随着其中甘油三酯的减少，同时又不断地聚集血中胆固醇，最终形成了甘油三酯少、胆固醇多的低密度脂蛋白。血液中的低密度脂蛋白一方面满足机体对各种脂类的需要，另一方面也可与细胞中的低密度脂蛋白受体结合进入细胞，借此可适当调节血液中胆固醇的浓度。但低密度脂蛋白过多，可引起动脉粥样硬化等疾病。体内还可合成高密度脂蛋白，其重要功能就是将体内的胆固醇、磷脂运回肝脏进行代谢，起到有益的保护作用。

磷脂的消化和吸收和甘油三酯相似。磷脂消化的产物——游离脂肪酸和溶血磷脂一同掺入肠道内的微胶粒中，通过与甘油三酯水解产物相同的过程被吸收。胆固醇则可直接被吸收，如果食物中的胆固醇和其他脂类呈结合状态，则先被酶水解成游离的胆固醇，再被吸收。胆固醇是合成胆汁酸的主要成分，胆汁酸在乳化脂肪后一部分被小肠吸收，由血液到肝脏和胆囊，通过肝肠循环被重新利用；另一部分和食物中未被吸收的胆固醇一道，被膳食纤维（主要为可溶性纤维素）吸附，以粪便的形式排出体外。

缺乏必需脂肪酸，可引起生长迟缓、生殖障碍、皮肤受损等，还可引起肝脏、肾脏、神经和视觉方面的多种疾病。

脂肪摄入过多，容易导致肥胖症发生率增加。研究表明肥胖患者更多的脂肪堆积在肢体，直接影响患肢体积，加重淋巴回流负担，导致肢体淋巴液容量和转运能力不平衡，肥胖患者术后并发症的增加可能会导致淋巴水肿的发生。建议肥胖患者特别是伴有淋巴水肿的患者通过适当的有氧运动以及抗阻训练，减少肢体脂肪含量和肢体体积，将有利于缓解淋巴水肿。

第五节　维生素

一、维生素的概念

维生素是维持机体生命活动过程所必需的一类微量的低分子有机化合物。维生素的种类很多，化学结构各不相同，在生理上既不是构成各种组织的主要原料，也不是体内的能量来源，但却在机体物质和能量代谢过程中发挥着重要作用。

维生素一般是以其本体形式或以能被机体利用的前体形式存在于天然食物中。由于大多数的维生素在机体内不能被合成，也不能大量储存于机体组织中，虽然需要量很小，但必须由食物提供。少部分的维生素，如维生素 B_3 和维生素 D 可由机体合成。维生素 B_7 和维生素 K 可由肠道细菌合成，但合成的量并不能完全满足机体的需要，因而不能替代从食物中获得这些维生素。

二、维生素的特点

目前所发现的维生素的化学结构不同，生理功能各异，根据维生素的溶解性可将其分为两大类，即脂溶性维生素和水溶性维生素。

（一）脂溶性维生素的特点

脂溶性维生素是指不溶于水而溶于脂肪及有机溶剂（如苯、乙醚及氯仿等）的维生素，包括维生素 A、维生素 D、维生素 E、维生素 K。在食物中它们常与脂类共存；其吸收与肠道中的脂类密切相关；易储存于体内（主要在肝脏），而不易排出体外（维生素 K 除外）。脂溶性维生素摄取过多，易在体内蓄积而导致毒性作用，如长期摄入大剂量维生素 A 和维生素 D，易出现中毒症状；若摄入过少，可缓慢地出现缺乏症状。

（二）水溶性维生素的特点

水溶性维生素是指可溶于水的维生素，包括 B 族维生素（维生素 B_1、

维生素 B_2、维生素 B_3、维生素 B_5、维生素 B_6、维生素 B_7、维生素 B_9、维生素 B_{12} 等）和维生素 C。水溶性维生素在体内较易自尿中排出，但维生素 B_{12} 例外，它甚至比维生素 K 更易储存于体内。大多数水溶性维生素以辅酶（coenzyme，Co）的形式参与机体的物质与能量代谢。水溶性维生素在体内没有非功能性的单纯储存形式，当机体需要量饱和后，多摄入的维生素从尿中排出；反之，若组织中水溶性维生素耗竭，则摄入的维生素将大量被组织摄取利用，故从尿中排出量减少，因此可利用尿负荷试验对水溶性维生素的营养水平进行鉴定。水溶性维生素一般无毒性，但过量摄入时也可能出现毒性，如维生素 C、维生素 B_3 或维生素 B_6 摄入量达正常人体需要量的 15 ～ 100 倍时，可出现毒性作用；若摄入过少，可较快地出现缺乏症状。

三、维生素对机体的影响

维生素是维持机体正常代谢所必需的营养素，由于它们不能在体内合成或合成的量不足以满足机体的需要，因此必须要有外源性补充。维生素的每日需要量很少，它们既不是构成机体组织的重要原料，也不是体内供能物质。但是，它们在调节体内物质代谢、促进生长发育和维持机体生理功能方面却发挥着重要作用。如果长期缺乏某种维生素，就会导致维生素缺乏症。

（一）脂溶性维生素对机体的影响

1. 维生素 A

维生素 A 良好的来源是各种动物肝脏、鱼肝油、鱼卵、全奶、奶油、禽蛋等；植物性食物来源有深色蔬菜和水果，如西蓝花、菠菜、空心菜、南瓜、胡萝卜、韭菜、油菜、辣椒等。维生素 A 对机体有以下影响。

（1）维持正常视觉。维生素 A 能促进视网膜上杆状细胞内视紫红质的合成与再生，维持正常的暗适应能力，从而维持正常视觉。

（2）维持上皮细胞结构的完整性和功能的正常。维生素 A 能调节上皮细胞中糖蛋白的合成，对上皮细胞的细胞膜起到稳定作用，促进上皮细胞正常生长和分化。

（3）促进生长发育。维生素 A 参与 RNA、DNA 的合成，对细胞分化、组织更新有重要影响，从而促进生长发育。

（4）提高免疫功能。维生素 A 可能通过增强巨噬细胞和自然杀伤细胞（NK 细胞）的活力以及改变淋巴细胞的生长或分化来提高机体免疫功能。

（5）抗氧化功能。由于维生素 A 及其衍生物的化学性质活泼，极易发生氧化而阻止机体内脂质过氧化反应的发生，所以维生素可以发挥良好的抗氧化功能。

（6）抑制肿瘤生长。研究表明，维生素 A 可增强 NK 细胞活性，干预癌细胞的生长和繁殖；维生素 A 在体内由视黄醇氧化变成视黄醛，再经氧化变成维生素甲酸（维 A 酸），维生素甲酸与癌细胞的细胞膜相互作用，影响癌细胞的进一步发育，还可增强巨噬细胞的吞噬功能，杀灭癌细胞；维生素 A 可抑制亚硝酸盐诱发癌症。

（7）维生素 A 缺乏对机体的影响。维生素 A 缺乏最早的症状是暗适应能力下降，进一步发展为夜盲症，严重者可致眼干燥症，甚至失明。儿童维生素 A 缺乏最重要的临床诊断体征是比托斑（Bitot's spots）。维生素 A 缺乏还会引起机体不同组织上皮干燥、增生及角化，以至出现各种症状，如皮脂汗腺角化、皮肤干燥、毛囊角化过度、毛囊丘疹、毛发脱落、食欲降低、易感染等。特别是儿童、老人缺乏维生素 A 还容易引起呼吸道炎症，严重时可引起死亡。

（8）维生素 A 过量对机体的影响。过量摄入维生素 A 可引起急性、慢性毒性及致畸作用。急性毒性产生于一次或多次连续摄入大量的维生素 A（成人大于推荐摄入量约 100 倍，儿童大于推荐摄入量约 20 倍），其早期症状为恶心、呕吐、头痛、眩晕、视觉模糊、肌肉失调、婴儿囟门突起。当剂量更大时，可出现嗜睡、厌食、少动、反复呕吐。一旦停止服用，症状会消失。

2. 维生素 D

维生素 D 主要存在于海水鱼（如沙丁鱼）、动物肝脏、蛋黄及鱼肝油制剂等。1,25-（OH）$_2$-D$_3$（或 D$_2$）是维生素 D 的活性形式,作用于小肠、肾、骨等靶器官,参与维持细胞内、外的钙浓度,以及钙磷代谢的调节；此外,它还作用于其他很多器官,如心脏、肌肉、大脑、造血和免疫器官,参与细胞代谢或分化的调节。维生素 D 对机体有以下影响。

（1）促进小肠对钙的吸收。1,25-（OH）$_2$-D$_3$ 可诱导一种特异的钙结合蛋白的合成。钙结合蛋白在小肠黏膜细胞促进钙的吸收,其确切的机制仍需进一步的研究。1,25-（OH）$_2$-D$_3$ 还能增加刷状缘碱性磷酸酶的活性,促进磷酸酯键的水解和磷的吸收。

（2）促进肾小管对钙、磷的重吸收。1,25-（OH）$_2$-D$_3$ 对肾脏也有直接作用,能促进肾小管对钙、磷的重吸收,减少丢失。促进磷的重吸收比促进钙的重吸收的作用明显。

（3）促进骨、软骨及牙齿的矿化作用。1,25-（OH）$_2$-D$_3$ 可增加机体对钙、磷的利用,促进骨、软骨及牙齿的矿化,维持正常生长发育。

（4）通过维生素 D 内分泌系统调节血钙平衡。在维生素 D 内分泌调节系统中,主要的调节因子是 1,25-（OH）$_2$-D$_3$、甲状旁腺素、降钙素及血清钙和磷的浓度。当血钙降低时,甲状旁腺素升高,1,25-（OH）$_2$-D$_3$ 增多,通过对小肠、肾、骨等器官的作用以升高血钙水平；当血钙过高时,甲状旁腺素降低,降钙素分泌增加,尿中钙和磷排出增加。

（5）参与机体多种机能的调节。维生素 D 具有激素的功能,通过维生素 D 受体（VDR）调节生长发育、细胞分化、免疫炎性反应等。VDR 为亲核蛋白,是介导 1,25-（OH）-D 发挥生物效应的核内生物大分子,属于超家族成员。维生素 D 的许多生物学功能都是通过 VDR 介导调节靶基因转录来实现的。1,25-（OH）-D 激素信号分子在靶细胞与 VDR 结合形成激素 - 受体复合物,该复合物作用于靶基因上的特定 DNA 序列,对结构基因的表达产生调节作用。VDR 在本质上是一种配体依赖的核转录因子,它在维持机体钙磷代谢,调节细胞增殖、分化等方面起重要作用。

（6）维生素 D 缺乏对机体的影响。维生素 D 缺乏可导致肠道吸收钙、磷减少，肾小管对钙和磷的重吸收减少，影响骨钙化，造成骨骼和牙齿的矿物质异常。婴儿缺乏维生素 D 将引起佝偻病；成人，尤其是孕妇、乳母和老人，缺乏维生素 D 可使已成熟的骨骼脱钙而发生骨质软化症和骨质疏松症，还可出现手足痉挛症等。

（7）维生素 D 过量对机体的影响。过量摄入维生素 D 可引起维生素 D 中毒症状，包括：食欲缺乏、体重减轻、恶心、呕吐、腹泻、头痛、多尿、烦渴、发热、血清钙磷增高，以至发展成动脉、心肌、肺、肾、气管等软组织转移性钙化和肾结石，严重的维生素 D 中毒可导致死亡。预防维生素 D 中毒最有效的方法是避免滥用其补充剂。

3. 维生素 E

维生素 E 主要来源于植物油、麦胚、坚果、种子类、豆类及其他谷类胚芽，蛋类、动物内脏、绿色蔬菜等也含有一定维生素 E。维生素 E 对机体有以下影响。

（1）抗氧化作用。维生素 E 是很强的抗氧化剂，在体内可保护细胞免受自由基损害。维生素 E 抗氧化的机理是防止脂性过氧化物的生成，为联合抗氧化作用中的第一道防线。这一功能与其保持红细胞的完整性、抗动脉粥样硬化、抗肿瘤、改善免疫功能及延缓衰老等过程有关。

（2）预防衰老。维生素 E 可以延缓衰老的功效，主要是基于它的抗氧化能力。维生素 E 是体内最主要的生物自由基清除剂和抗氧化剂之一。作为一种脂溶性维生素，维生素 E 属断链抗氧化剂，主要作用是阻断脂肪氧化的反应链，是体内抗氧化的第一道防线。维生素 E 的抗氧化作用定位于细胞膜，可以阻断细胞膜中过氧化物的形成，使细胞膜免受氧自由基的损害，从而延缓细胞衰老的过程。补充维生素 E 可减少脂褐质形成，改善皮肤弹性，使性腺萎缩减轻，维持正常的免疫功能。

（3）与动物的生殖功能和精子生成有关。维生素 E 是维持动物生殖功能的必需物质。维生素 E 可以促进垂体促性腺激素的分泌，促进精子的生成和活动，使男性精子活力和数量增加；可以增强女性卵巢功能，使卵泡增加、黄体细胞增大并增强孕酮的作用，提高生育能力，预防流产。维生素 E 缺乏时可导致生殖器官受损，不易受精或引起习惯性流产。

（4）调节血小板的黏附力和聚集作用，预防动脉粥样硬化。维生素 E 能抑制血小板在血管表面的黏附和聚集，具有保护血管内皮、预防动脉粥样硬化的作用。

（5）抑制肿瘤细胞的生长和增殖。可能与抑制细胞分化、生长密切相关的蛋白酶的活性有关。

（6）维生素 E 缺乏对机体的影响。维生素 E 缺乏在人类中较为少见。缺乏维生素 E 时，可出现视网膜退行性病变、蜡样质色素积聚、溶血性贫血、肌无力、神经退行性病变、小脑性共济失调等。

（7）维生素 E 过量对机体的影响。维生素 E 的毒性相对较小，但摄入大剂量维生素 E（每天摄入 $0.8 \sim 3.2\,g$）有可能出现中毒症状，如肌无力、视觉模糊、复视、恶心、腹泻以及维生素的吸收和利用障碍。补充维生素 E 制剂，应以每天不超过 $0.4\,g$ 为宜。

（二）水溶性维生素对机体的影响

1. 维生素 B_1

维生素 B_1 又称硫胺素，广泛存在于天然食物中，谷类、豆类、干果类中含量丰富，动物内脏、瘦肉、禽蛋中含量也较丰富。维生素 B_1 对机体有以下影响。

（1）辅酶功能。焦磷酸硫胺素（thiamine pyrophosphate，TPP）是维生素 B_1 的主要活性形式，在体内的能量代谢中具有重要作用，参与两个重要的反应，即 α - 酮酸的氧化脱羧反应和磷酸戊糖途径的转酮醇反应。

（2）非辅酶功能。维生素 B_1 在神经组织中可能具有一种特殊的非辅酶作用。当维生素 B_1 缺乏时，胆碱酯酶的活性增强，乙酰辅酶 A（以下简称乙酰 CoA）生成减少，影响乙酰胆碱的合成。乙酰胆碱有促进胃肠蠕动和腺体分泌的作用，其可被胆碱酯酶水解成乙酸和胆碱而失去活性。维生素 B_1 能抑制胆碱酯酶的活性，减少乙酰胆碱水解，有利于维持胃肠道正常功能，增加食欲，所以临床上常将维生素 B_1 作为辅助消化药使用。

（3）维持神经、肌肉特别是心肌的正常功能。神经系统的正常传导、肌肉的正常收缩都离不开维生素 B_1 的调节。

（4）维生素 B_1 缺乏对机体的影响。当维生素 B_1 缺乏时，会出现脚气病，主要损害神经血管系统，多发生在以加工精细的米面为主食的人群中。临床上根据年龄差异将脚气病分为成人脚气病和婴儿脚气病。

①成人脚气病。早期症状较轻，主要表现有疲乏、淡漠、食欲差、恶心、忧郁、急躁、沮丧、腿沉重麻木和心电图异常。症状特点和严重程度与维生素 B_1 缺乏程度、发病急缓等有关，一般将其分成干性脚气病、湿性脚气病、混合型脚气病。

②婴儿脚气病。多发生于 2 ～ 5 个月的婴儿，多是由于乳母维生素 B_1 缺乏所致。其发病突然，病情急，初期食欲缺乏、呕吐、兴奋、心跳快、呼吸急促或呼吸困难；晚期有发绀、水肿、心脏扩大、心力衰竭和强制性痉挛，常在症状出现 1 ～ 2 天后突然死亡。

（5）维生素 B_1 过量对机体的影响。维生素 B_1 过量一般不会引起中毒，只有短时间服用超过推荐摄入量 100 倍以上的剂量时才有可能出现头痛、惊厥和心律失常等。

2. 维生素 B_2

维生素 B_2 又称核黄素，广泛存在于动植物性食物中，动物性食物较植物性食物含量高，动物肝脏、肾脏、心脏、乳汁及蛋类含量丰富，植物性食物以绿色蔬菜、豆类含量较高，维生素 B_2 以黄素单核苷酸（flavin mononucleotide，FMN）和黄素腺嘌呤二核苷酸（flavin adenine dinucleotide，FAD）辅酶形式参与许多代谢的氧化还原反应。维生素 B_2 对机体有以下影响。

（1）参与体内生物氧化还原反应与能量生成。

（2）具有抗氧化作用，作为谷胱甘肽还原酶的辅酶，参与机体的抗氧化防御体系。

（3）参与色氨酸转变为维生素 B_3、维生素 B_6 转变为磷酸吡哆醛的过程。

（4）与细胞色素 P 450 结合，参与药物代谢。

（5）维持肠黏膜结构与功能的正常，影响铁的吸收与转运。

（6）维生素 B_2 缺乏对机体的影响。维生素 B_2 缺乏主要的临床表现为眼、口腔和皮肤的炎症反应。早期表现为疲倦、乏力，口腔疼痛，眼睛出现瘙痒、烧灼感，继而出现口腔和阴囊病变，称为"口腔生殖系统综合征"，包括唇炎、口角炎、舌炎、阴囊皮炎以及角膜血管增生等。维生素 B_2 缺乏常伴有其他营养素缺乏，如影响维生素 B_3 和维生素 B_6 的代谢，体内铁的吸收、储存及动员，致使储存铁量下降，严重时可造成缺铁性贫血。维生素 B_2 缺乏还会影响生长发育，妊娠期缺乏可导致胎儿骨骼畸形。

（7）维生素 B_2 过量对机体的影响。维生素 B_2 过量一般不会引起中毒，对机体几乎没有什么影响。

3. 维生素 B_3

维生素 B_3 又称烟酸、尼克酸、维生素 PP 等，广泛存在于各种动植物食物中，肝、肾、瘦禽肉、鱼、全谷及坚果中含量丰富。维生素 B_3 对机体有以下影响。

（1）参与体内物质和能量代谢。维生素 B_3 在体内以烟酰胺的形式构成辅酶 I 和辅酶 II ，这两种辅酶结构中的烟酰胺部分具有可逆的加氢和脱氢特性，在细胞生物氧化过程中起着传递氢的作用。

（2）与核酸的合成有关。葡萄糖通过磷酸戊糖代谢途径可产生 5- 磷酸核糖，这是体内产生核糖的主要途径，核糖是合成核酸的重要原料。而维生素 B_3 构成的辅酶 I 和辅酶 II 是葡萄糖磷酸戊糖代谢途径第一步生化反应中氢的传递者。

（3）降低血胆固醇、甘油三酯水平，预防心血管疾病。原理可能是它干扰胆固醇或脂蛋白的合成，或者是它能促进脂蛋白酶的合成。

（4）是葡萄糖耐量因子的组成成分，有增加葡萄糖的利用及促进葡萄糖转化为脂肪的作用。

（5）维生素 B_3 缺乏对机体的影响。当维生素 B_3 缺乏时，体内辅酶 I

和辅酶Ⅱ合成受阻，导致某些生理氧化过程发生障碍，即出现维生素 B_3 缺乏症——癞皮病。其典型症状是皮炎、腹泻和痴呆。皮炎多发生在身体暴露部位，如面颊、手背和足背，呈对称性。患处皮肤与健康皮肤有明显界线，多呈日晒斑样改变，皮肤变为红棕色，表皮粗糙、脱屑、色素沉着，颈部皮炎较常见。消化道症状主要表现为食欲减退、消化不良、腹泻。维生素 B_3 缺乏常与维生素 B_1、维生素 B_2 缺乏同时存在。

（6）维生素 B_3 过量对机体的影响。过量摄入维生素 B_3 的副作用主要表现为皮肤发红、眼部不适、恶心、呕吐、高尿酸血症和糖耐量异常等，长期大量摄入（每天服用量超过 $3\sim9\,g$）可对肝脏造成损害。

4. 维生素 B_5

维生素 B_5 又称泛酸、遍多酸，广泛存在于食物中，肉类、蘑菇、鸡蛋及坚果中含量最丰富，它是辅酶 A 和酰基载体蛋白的组成成分，并通过它们在代谢中发挥作用。维生素 B_5 对机体有以下影响。

（1）维生素 B_5 作为辅酶 A 的组成部分参与体内碳水化合物、脂肪和蛋白质的代谢。

（2）传导神经脉冲和解除某些药物毒性需要乙酰胆碱，乙酰辅酶 A 可提供乙酰胆碱的合成原料——乙酰基。

（3）血红素由甘氨酸、琥珀酰辅酶 A 及铁这三种原料合成，泛酸参与血红素的合成。

（4）维生素 B_5 缺乏对机体的影响。维生素 B_5 广泛存在于自然界，一般不易发生缺乏病。维生素 B_5 缺乏会导致机体代谢受损，包括脂肪合成减少和能量产生不足。维生素 B_5 缺乏者依其缺乏程度不同可显示不同的体征和症状，其中包括易怒（急躁）、头痛、抑郁、坐立不安、疲劳、冷淡、不适、睡眠不良、恶心、呕吐、腹部痉挛、麻木（失去知觉或注意力不集中）、麻痹、肌肉痉挛（抽筋）、手脚感觉异常、肌无力和步态摇晃、低血糖症。也有人发生葡萄糖耐量改变，对胰岛素敏感性增加和抗体的合成减少。

（5）维生素 B_5 过量对机体的影响。维生素 B_5 毒性很低，每日摄

10～20g 时，可偶尔引起腹泻和水潴留。

5. 维生素 B_6

维生素 B_6 又称吡哆素，包括三种天然存在形式，即吡哆醇、吡哆醛和吡哆胺。维生素 B_6 广泛存在于各种食物中，含量最高的是白色肉类，其次是肝脏、豆类、坚果类和蛋黄等，水果和蔬菜中含量也较高。进入人体的维生素 B_6 以 5'-磷酸吡哆醛辅酶形式参与许多酶系反应。目前已知有近百种酶依赖磷酸吡哆醛。维生素 B_6 对机体有以下影响。

（1）参与氨基酸的代谢,如转氨、脱氨、脱羟、转硫和色氨酸转化等作用。

（2）参与脂肪的代谢，如与维生素 C 协同作用，参与不饱和脂肪酸的代谢。

（3）促进体内维生素 B_3 合成。

（4）参与造血，5'-磷酸吡哆醛参与琥珀酰辅酶 A 和甘氨酸合成血红素的过程。

（5）促进体内抗体的合成，缺乏维生素 B_6 时抗体的合成减少，机体抵抗力下降。

（6）可促进维生素 B_{12}、铁和锌的吸收。

（7）参与神经系统中许多酶促反应，使神经递质的水平升高，包括 5-羟色胺、多巴胺、去甲肾上腺素等。

（8）参与一碳单位和同型半胱氨酸代谢（homocysteine，Hcy）。

（9）维生素 B_6 缺乏对机体的影响。通常与其他 B 族维生素缺乏同时存在，维生素 B_6 缺乏可致眼、鼻与口腔周围皮肤脂溢性皮炎，并可扩展至面部、前额、耳后、阴囊及会阴等处。临床症状包括口炎、唇干裂、舌炎，个别有神经精神症状，易受刺激、抑郁以及神志错乱等。维生素 B_6 缺乏还可引起体液和细胞介导的免疫功能受损，出现高半胱氨酸血症和黄尿酸血症，偶见小细胞低色素性贫血和血清铁增高。

（10）维生素 B_6 过量对机体的影响。维生素 B_6 的毒性相对较低，经食物来源摄入大量维生素 B_6 没有不良反应，服用大剂量维生素 B_6 达到每天 500 mg 时才会引起严重不良反应，出现神经毒性和光敏感性反应。

6. 维生素 B_7

维生素 B_7 又称生物素，广泛存在于天然食物中，肝、肾、大豆类、奶类、鸡蛋等含量相对丰富。维生素 B_7 对机体有以下影响。

（1）在体内是许多羧化酶的辅酶，在碳水化合物、脂类、蛋白质和核酸的代谢过程中发挥重要作用。

（2）参与胰淀粉酶（amylopsin）和其他消化酶的合成，所以维生素 B_7 与食物的消化过程密切相关。

（3）维生素 B_7 缺乏对机体的影响。正常情况下，成人一般不会缺乏维生素 B_7。维生素 B_7 缺乏主要有以下原因：①饮食习惯为生吃或开水冲吃鸡蛋；②长期服用抗生素如磺胺类抗菌药可以抑制肠道细菌合成维生素 B_7，当维生素 B_7 摄取不足时即会造成维生素 B_7 缺乏病；③长期使用全静脉营养而忽略在输液中加入维生素 B_7；④长期服用苯妥英钠、苯巴比妥等抗惊厥药物会导致维生素 B_7 缺乏（因此服用抗惊厥类药物的患者，应加服维生素 B_7 或多食富含维生素 B_7 的食物）。

维生素 B_7 缺乏早期表现有口腔周围皮炎、结膜炎、脱毛、舌乳头萎缩、黏膜变灰、皮肤干燥、麻木、精神沮丧、疲劳、肌肉痛，甚至出现共济失调等症状。

（4）维生素 B_7 过量对机体的影响。维生素 B_7 的毒性很低，对机体没有危害，至今未见维生素 B_7 毒性反应的报道。

7. 维生素 B_9

维生素 B_9 又称叶酸，广泛存在于动植物性食物中，肝脏、肾脏、蛋、梨、芹菜、花椰菜、柑橘、香蕉及坚果是其主要来源。天然存在的叶酸大多是还原形式的叶酸，即二氢叶酸和四氢叶酸，但只有四氢叶酸才具有生理功能。叶酸的重要生理功能是作为一碳单位的载体参与代谢。叶酸为许多生物和微生物生长所必需。叶酸对机体有以下影响。

（1）参与嘌呤和胸腺嘧啶的合成，进一步合成 DNA、RNA。

（2）参与氨基酸之间的相互转化，充当一碳单位的载体，如丝氨酸与甘氨酸的互换（亦需维生素 B_6）、组氨酸转化为谷氨酸、同型半胱氨酸与蛋氨酸之间的互换（亦需维生素 B_6）等。

（3）参与血红蛋白及重要的甲基化合物合成，如肾上腺素、胆碱、肌酸等。

（4）体内叶酸缺乏则一碳单位传递受阻，核酸合成及氨基酸代谢均受影响，而核酸及蛋白质合成正是细胞增殖、组织生长和机体发育的物质基础，因此，叶酸对于细胞分裂和组织生长具有极其重要的作用。

（5）叶酸缺乏对机体的影响

①巨幼红细胞贫血。叶酸缺乏时，骨髓内幼红细胞分裂增殖速度减慢，停留在幼红细胞阶段以致成熟受阻，细胞体积增大，形成巨幼红细胞，导致骨髓中大的、不成熟的红细胞增多。叶酸缺乏的同时也可引起血红蛋白合成减少，形成巨幼红细胞贫血。

②对孕妇和胎儿的影响。叶酸缺乏可使孕妇先兆子痫和胎盘早剥的发生率增高，孕早期叶酸缺乏可引起胎儿神经管畸形，主要表现为脊柱裂和无脑畸形等中枢神经系统发育异常。

③高同型半胱氨酸血症。膳食中缺乏叶酸会使同型半胱氨酸向胱氨酸转化受阻，从而使血中同型半胱氨酸水平升高，形成高同型半胱氨酸血症。高浓度同型半胱氨酸是动脉硬化和心血管疾病发病的一个独立危险因素。

④增加患某些癌症的风险。人类患结肠癌、前列腺癌及宫颈癌与膳食中叶酸的摄入不足有关；结肠癌患者的叶酸摄入量明显低于正常人，叶酸摄入不足的女性，其结肠癌发病率是正常人的 5 倍。

（6）叶酸过量对机体的影响。大剂量服用叶酸亦可产生副作用，表现为影响锌的吸收而导致锌缺乏，使胎儿发育迟缓，低出生体重儿增加；干扰抗惊厥药物的作用而诱发患者惊厥；还可掩盖维生素 B_{12} 缺乏的症状，干扰其诊断。

8. 维生素 B_{12}

维生素 B_{12} 又称钴胺素，来源于动物食品，主要为肉类、动物肝脏、鱼、禽及蛋类。维生素 B_{12} 在体内以两种辅酶形式发挥生理作用，即以甲基 B_{12}（甲基钴胺素）和辅酶 B_{12}（5- 脱氧腺苷钴胺素）的形式参与体内生化反应。维生素 B_{12} 对机体有以下影响。

（1）作为蛋氨酸合成酶的辅酶参与同型半胱氨酸甲基化转变为蛋氨酸。甲基 B_{12} 作为蛋氨酸合成酶的辅酶，从 5- 甲基四氢叶酸获得甲基后转而供给同型半胱氨酸，并在蛋氨酸合成酶的作用下合成蛋氨酸。

（2）作为甲基丙二酰辅酶 A 异构酶的辅酶参与甲基丙二酸 – 琥珀酸的异构化反应。

（3）维生素 B_{12} 缺乏对机体的影响

①巨幼红细胞贫血。维生素 B_{12} 参与细胞的核酸代谢，为造血过程所必需。当其缺乏时，红细胞中 DNA 合成障碍，诱发巨幼红细胞贫血。

②神经系统损害。维生素 B_{12} 缺乏会阻抑甲基化反应而引起神经系统损害，出现精神抑郁、记忆力下降、四肢震颤等神经症状。

③高同型半胱氨酸血症。维生素 B_{12} 缺乏与叶酸缺乏一样可引起高同型半胱氨酸血症。高同型半胱氨酸血症不仅是心血管疾病的危险因素，并可对脑细胞产生毒性作用而造成神经系统损害。

（4）维生素 B_{12} 过量对机体的影响。维生素 B_{12} 毒性相对较低，未见明显不良反应报道。

9. 维生素 C

维生素 C 又称抗坏血酸，主要来源于新鲜蔬菜和水果，含量丰富的食物有辣椒、西红柿、油菜、卷心菜、菜花、樱桃、石榴、柑橘、柠檬、柚子和草莓等。维生素 C 是一种生物活性很强的物质，其对机体有以下影响。

（1）抗氧化作用。维生素 C 是机体内一种很强的抗氧化剂，可直接与氧化剂作用使氧化型甘还原为还原型谷胱甘肽，从而发挥抗氧化作用。维生素 C 也可还原超氧化物、羟基、次氯酸以及其他活性氧化物。

（2）作为羟化过程底物和酶的辅助因子。羟脯氨酸和羟赖氨酸是细胞间质胶原蛋白的重要组成成分，体内维生素 C 不足时，脯氨酸和赖氨酸的羟基化过程不能正常进行，影响胶原蛋白的合成，导致创伤愈合延缓，毛细血管壁脆性增加，从而引起不同程度的出血。

（3）改善铁、钙和叶酸的利用。维生素C能使难以被吸收利用的三价铁还原成二价铁，促进肠道对铁的吸收，提高肝脏对铁的利用率，有助于治疗缺铁性贫血。维生素C可促进钙的吸收，在胃中形成一种酸性介质，防止不溶性钙络合物的生成及发生沉淀。维生素C可将叶酸还原成有生物活性的四氢叶酸，防止发生巨幼红细胞贫血。

（4）促进类固醇的代谢。维生素C参与类固醇的羟基化反应，促进代谢进行，如由胆固醇转变成胆酸、皮质激素及性激素，降低血清胆固醇，预防动脉粥样硬化的发生。

（5）增强机体抵抗力。维生素C还能清除自由基、参与合成神经递质、促进抗体形成，从而增强机体抵抗力。

（6）防癌作用。维生素C可阻断胃中亚硝胺的形成，降低食管癌、胃癌的发生率。还可促进机体合成透明脂酸酶抑制物，阻断癌细胞扩散。

（7）维生素C缺乏对机体的影响。膳食摄入减少或机体需要增加又得不到及时补充时，可使体内维生素C储存减少，引起缺乏。若体内储存量低于300 mg，将出现缺乏症状，主要引起维生素C缺乏病。维生素C缺乏病起病缓慢，自饮食缺乏维生素C至发展成维生素C缺乏病，一般历时4～7个月。患者多有体重减轻、四肢无力、衰弱、肌肉关节等疼痛、牙龈红肿、牙龈炎，间或有感染发炎。婴儿常有激动、软弱、倦怠、食欲减退、四肢疼痛、肋软骨接头处扩大。四肢长骨端肿胀以及有出血倾向等。全身任何部位可出现大小不等和程度不同的出血、血肿或瘀斑。维生素C缺乏引起胶原合成障碍，故可致骨有机质形成不良而导致骨质疏松。

（8）维生素C过量对机体的影响。维生素C毒性很低，但是一次口服2～3 g时可能会出现腹泻、腹胀；结石患者长期过量摄入维生素C可能增加尿中草酸盐的排泄，增加尿路结石的危险。

第六节　矿物质

一、矿物质的概念

人体组织中含有自然界各种元素，目前在地壳中发现的 92 种天然元素在人体内几乎都能检测到，其元素的种类和含量与其生存的地理环境表层元素的组成及膳食摄入量有关。

这些元素除了组成有机化合物的碳、氢、氧、氮外，其余的元素均称为矿物质，亦称无机盐或灰分。按照化学元素在机体内的含量多少，通常将矿物质元素分为常量元素和微量元素两类。凡体内含量大于体重 0.01% 的矿物质称为常量元素或宏量元素，包括钙、磷、钠、钾、硫、氯、镁；凡体内含量小于体重 0.01% 的称为微量元素，包括铁、锌、硒、碘、铬等。

1996 年 WHO 公布，共有 21 种元素被认为是构成人体组织、参与机体代谢、维持生理功能所必需的矿物质元素，共分为三类。其中，铁、铜、锌、硒、铬、碘、钴和钼被认为是必需微量元素；锰、硅、镍、硼、钒为可能必需微量元素；氟、铅、镉、汞、砷、铝、锡和锂为具有潜在毒性微量元素，但低剂量可能具有功能作用的微量元素。其他微量元素为功能未知元素或是偶进入人体的非必需元素。

二、矿物质的特点

（一）矿物质只能从外界摄取

矿物质与蛋白质、脂肪和碳水化合物等营养素不同，不能在体内合成，且每天都有一定量的矿物质随尿、粪便、汗液、月经、哺乳等过程排出体外以及随毛发、指甲、上皮细胞脱落。因此，为满足机体的需要，矿物质必须不断地从饮食中得到补充。

（二）矿物质是唯一可以通过天然水途径获取的营养素

除了存在于食物外，天然水中也含有大量的矿物质元素，并容易被机体吸收。但长期饮用矿物质含量超标的水，容易导致毒性作用。

（三）矿物质在体内分布极不均匀

如钙和磷主要分布在骨骼和牙齿，铁分布在红细胞，碘集中在甲状腺，钴分布在造血系统，锌分布在肌肉组织等。

（四）矿物质之间存在协同或拮抗作用

一种矿物质元素可影响另一种矿物质的吸收或改变其在体内的分布。例如摄入过量铁或铜可以抑制锌的吸收和利用，而摄入过量的锌也可以抑制铁的吸收，而铁可以促进氟的吸收。

（五）某些矿物质摄入过多易产生毒性作用

某些矿物质在体内的生理剂量与中毒剂量范围较窄，如我国居民氟的适宜摄入量为每天 1.5 mg，而其可耐受最高摄入量（tolerable upper intake levels，UL）仅为每天 3.5 mg，摄入过多易产生毒性作用。

三、矿物质对机体的影响

（一）常量矿物质对机体的影响

1. 钙

钙是人体含量最多的矿物质元素，占人体体重的 1.5% ～ 2%，主要来自奶及奶制品。钙对机体有以下影响。

（1）构成骨骼和牙齿的成分。人体骨骼和牙齿中无机物的主要成分是钙的磷酸盐，多以羟磷灰石 $[Ca_{10}(PO_4)_6(OH)_2]$ 或磷酸钙 $[Ca_3(PO_4)_2]$ 的形式存在。体内骨骼中的钙与混溶钙池保持着相对的动态平衡，骨骼中的钙不断地从破骨细胞中释放进入混溶钙池，混溶钙池中的钙又不断地沉积于成骨细胞中，由此使骨骼不断更新。

（2）维持神经和肌肉的活动。Ca^{2+} 可与细胞膜的蛋白和各种阴离子基团结合，具有调节细胞受体结合和离子通透性及参与神经信号传递物质释放等作用，以维持神经肌肉的正常生理功能，包括神经肌肉的兴奋性、神经冲动的传导、心脏的搏动等。当血浆 Ca^{2+} 浓度明显下降时可引起手足抽搐和惊厥；而血浆 Ca^{2+} 浓度过高则可引起心力衰竭和呼吸衰竭。

（3）促进细胞信息传递。Ca^{2+} 作为细胞内最重要的"第二信使"之一，在细胞受到刺激后，胞浆内的 Ca^{2+} 浓度升高，引起细胞内的系列反应。通过 Ca^{2+} 调控的组织和细胞间的反应非常广泛，如基因的表达和调控，腺体的分泌，细胞的增殖、分化，骨架的形成，中间代谢反应，视觉形成过程，神经末梢递质的释放等。

（4）调节机体酶的活性。Ca^{2+} 对许多参与细胞代谢的酶具有重要的调节作用，如腺苷酸环化酶、鸟苷酸环化酶、磷酸二酯酶、酪氨酸羟化酶等。

（5）其他功能。钙能促进血液凝固，维持和发挥细胞膜正常的生理功能，还参与激素的分泌，维持体液酸碱平衡及调节细胞的正常生理功能等。

（6）钙缺乏对机体的影响。钙缺乏可导致婴幼儿及儿童生长发育迟缓，骨软化、变形，严重缺乏者可导致佝偻病，出现"O"形或"X"形腿、肋骨串珠、鸡胸等症状。钙摄入不足者易患龋齿，影响牙齿质量。中老年人缺钙易引起骨质疏松症。

（7）钙过量对机体的影响。钙摄入过量也可能产生不良作用，如高钙血症、高钙尿、血管和软组织钙化，肾结石危险性相对增加等。也有研究表明绝经期妇女大量补充钙剂后，致细胞外钙水平升高，由于雌激素水平降低，对心脑血管的保护性下降，从而增加了绝经期妇女心脑血管疾病的发生风险。

2. 磷

磷广泛分布在各种食物中，瘦肉、禽蛋、鱼、坚果、海带、紫菜、油料种子、豆类均是其较好的来源。磷是人体含量较多的矿物质之一，成人体内含磷量约占人体的 1%。磷对机体有以下影响。

（1）构成骨和牙齿的重要成分。在骨的形成过程中 2 g 钙需要 1 g 磷，形成无机磷酸盐，主要为羟磷灰石。

（2）参与能量代谢。碳水化合物，如葡萄糖是以磷酰化合物的形式被小肠黏膜吸收，磷酸化合物如 ATP 是代谢过程中作为储存、转移、释放能量的物质。

（3）构成细胞成分。磷脂为构成所有细胞膜所必需的成分，与膜的离子通道有关。磷脂存在于血小板膜上，可黏附凝血因子，促进凝血过程。磷脂还参与脂蛋白组成。

（4）组成细胞内第二信使。磷是环磷酸腺苷酸、环磷酸鸟苷酸和肌醇三磷酸等的成分。

（5）作为酶的重要成分。磷酸基团是组成体内许多辅酶或辅基的成分。

（6）调节细胞因子活性。磷参与细胞的磷酸化和去磷酸化过程，发挥信号转导作用，具有激活蛋白激酶、调控细胞膜离子通道、活化核内转录因子、调节基因表达等作用。

（7）调节酸碱平衡。磷参与组成体内磷酸盐缓冲体系，磷酸盐可与氢离子结合为磷酸氢二钠和磷酸二氢钠，并从尿中排出，从而调节体液的酸碱平衡。

（8）磷缺乏对机体的影响。磷缺乏较少见，只有在一些特殊情况下，如早产儿仅喂以母乳，乳汁含磷量较低，不能满足早产儿骨磷沉积的需要；此外在临床长期使用大量抗酸药、肾小管重吸收障碍或是禁食者易出现磷缺乏。发生磷缺乏，可出现佝偻病样骨骼异常。严重的情况下发展为低磷酸血症，出现厌食、贫血、肌无力、骨痛、佝偻病和骨软化、全身虚弱、感觉异常、共济失调、精神错乱等，对传染病的易感性增加，甚至死亡。

（9）磷过量对机体的影响。过量的磷在体内可能会对骨产生不良影响，还会引起非骨组织的钙化。过量的磷也可引起低钙血症，导致神经兴奋性增强，出现手足抽搐和惊厥。

3. 镁

镁广泛分布在各种食物中，绿色蔬菜、大麦、黑米、木耳、香菇、坚果等食物含镁丰富，肉类、淀粉类、奶类也含镁。镁主要分布在细胞内，对机体有以下影响。

（1）多种酶的激活剂。镁作为多种酶的激活剂，参与体内300多种酶促反应。镁可激活磷酸转移酶及水解肽酶系的活性，对葡萄糖酵解及脂肪、蛋白质、核酸的生物合成等起重要调节作用。

（2）对钾、钙离子通道的作用。镁可封闭不同钾通道的外向性电流，阻止钾的外流，当镁缺乏时，这种作用受到阻滞。另外，镁作为钙阻断剂，具有抑制钙通道的作用。当镁浓度降低时，这种抑制作用减弱，导致钙进入细胞增多。

（3）促进骨骼生长和神经肌肉的兴奋性。镁是骨细胞结构和功能所必需的元素，可影响骨的吸收，具有维持和促进骨骼生长的作用。镁和钙有拮抗作用，两者可与某些酶竞争结合，由镁引起的中枢神经和肌肉接点处的传导阻滞可被钙拮抗。

（4）影响胃肠道功能。硫酸镁溶液可使奥狄（Oddi）括约肌松弛，促使胆囊排空，具有利胆作用。镁离子在肠道中吸收缓慢，促使水分滞留，具有导泻作用。

（5）调节激素作用。血浆镁的变化可直接影响甲状旁腺激素的分泌，当血浆镁增加时可抑制甲状旁腺激素分泌，血浆镁水平下降则可促进甲状旁腺激素分泌。

（6）镁缺乏对机体的影响。镁缺乏可引起神经肌肉兴奋性亢进，常见肌肉震颤、手足搐搦、反射亢进、共济失调等临床症状，严重时出现谵妄、精神错乱，甚至惊厥、昏迷。镁缺乏引起的镁代谢异常还会对其他电解质及体内酶活性产生影响，如出现低钾血症、低钙血症及心脑血管疾病等。

（7）镁过量对机体的影响。过量的镁可引起腹泻、恶心、胃肠痉挛等胃肠道反应，重者可出现嗜睡、肌无力、膝腱反射弱、肌麻痹等临床症状。

（二）微量矿物质对机体的影响

1. 铁

铁来源丰富，猪肝、河蚌、海参、紫菜、芝麻酱、虾米、动物血等铁含量丰富。铁是人体重要的必需微量元素，是人体组织的组成成分，铁对机体有以下影响。

（1）参与体内氧的运送和组织呼吸过程。铁是血红蛋白、肌红蛋白、细胞色素、细胞色素氧化酶及促酶（铁的氧化物，起催化作用）的组成成分，还可激活琥珀酸脱氢酶、环氧化酶等酶的活性。

（2）维持正常的造血功能。机体中的铁大多存在于红细胞中。铁在骨髓造血组织中与卟啉结合形成高铁血红素，再与珠蛋白合成血红蛋白。缺铁可影响血红蛋白的合成，甚至影响 DNA 的合成及幼红细胞的增殖。

（3）参与其他重要功能。铁参与维持正常的免疫功能，缺铁可引起机体感染性增加、白细胞的杀菌能力降低、淋巴细胞功能受损。但过量铁可促进细菌的生长，对抵抗感染不利。同时铁还与抗脂质过氧化有关。

（4）铁缺乏对机体的影响。长期膳食铁供给不足可引起体内铁缺乏或导致缺铁性贫血，多见于婴幼儿孕妇及乳母。人体内铁缺乏使细胞呼吸障碍，从而影响组织器官功能，出现食欲下降。成人缺铁可出现冷漠、呆板。当血红蛋白继续降低，则出现面色苍白、口唇黏膜和眼结膜苍白、疲劳、乏力、头晕、心悸、指甲脆薄、反甲等。铁缺乏的儿童易烦躁，对周围不感兴趣；儿童、青少年缺铁会导致身体发育受阻，体力下降、注意力与记忆力调节过程障碍，学习能力降低。铁缺乏可导致免疫功能障碍，中性粒细胞对细菌的杀伤能力降低，淋巴细胞转化能力下降。缺铁还可导致末梢神经障碍，至少25％的多动综合征患者的血铁浓度降低，补铁后症状即消失。

（5）铁过量对机体的影响。铁过量损伤的主要靶器官是肝脏，可引起肝纤维化和肝细胞瘤。铁过量可以使活性氧基团和自由基的产生过量，这种过氧化能够引起线粒体 DNA 的损伤，诱发突变，与肝脏、结肠、直肠、肺脏、食管、膀胱等多种器官的肿瘤有关。铁具有催化自由基生成和促进脂质过氧化的作用，当铁过量时会增加心血管疾病的风险。

2. 锌

锌来源丰富，贝壳类海产品（如扇贝）、红肉类及其肝脏含量丰富，蛋类、豆类、谷类胚芽、燕麦、花生也富含锌。锌分布于人体所有的组织、器官、体液及分泌物中。锌对机体有以下影响。

（1）锌是金属酶的组成成分或酶的激活剂。人体内有多种含锌酶，其中主要的含锌酶有超氧化物歧化酶、苹果酸脱氢酶、碱性磷酸酶、乳酸脱氢酶等，这些酶在参与组织呼吸、能量代谢及抗氧化过程中发挥重要作用。锌是维持 RNA 多聚酶、DNA 多聚酶及反转录酶等活性所必需的微量元素。

（2）促进生长发育。锌参与蛋白质合成，以及细胞生长、分裂和分化等过程。锌的缺乏可引起 RNA、DNA 及蛋白质的合成障碍，细胞分裂减少，导致生长停止。

（3）促进机体免疫功能。锌可促进淋巴细胞有丝分裂，增加 T 细胞的数量和活力。

（4）维持细胞膜结构。锌可与细胞膜上各种基团、受体等作用，增强膜稳定性和抗氧化自由基的能力。缺锌可造成膜的氧化损伤、结构变形，膜内载体和运载蛋白的功能改变。锌对膜功能的影响还表现在对屏障功能、转运功能和受体结合方面的影响。

（5）其他作用。锌与唾液蛋白结合成味觉素，可增进食欲；对皮肤和视力也具有保护作用。

（6）锌缺乏对机体的影响。锌缺乏可影响细胞核酸蛋白的合成及味蕾细胞更新，使黏膜增生、角化不全、唾液中磷酸酶减少，从而导致食欲减退、异食癖、生长发育停滞等症状。儿童长期缺乏锌可导致侏儒症。成人长期缺锌可导致性功能减退、精子数减少、胎儿畸形、皮肤粗糙、免疫力降低等症状。

（7）锌过量对机体的影响。过量的锌可干扰铜、铁和其他微量元素的吸收和利用，影响中性粒细胞和巨噬细胞活力，抑制细胞杀伤能力，损害免疫功能。成人摄入 4～8g 以上锌会引起发烧、腹泻、恶心、呕吐和嗜睡等临床症状。

3. 硒

硒存在于所有细胞与组织器官中，是构成谷胱甘肽过氧化物酶（glutathione peroxidase，GSH-Px）的重要成分。补充硒可使 GSH-Px 活性增强，从而增强清除自由基和抗氧化能力，保护机体细胞膜、核酸及蛋白质的正常结构与功能。海产品和动物内脏是硒的良好来源,如鱼子酱、海参、牡蛎和猪肾等。硒对机体有以下影响。

(1)具有抗氧化功能。硒是 GSH-Px 的组成成分,GSH-Px 具有抗氧化功能,可清除体内脂质过氧化物,阻断活性氧和其他自由基对机体的损伤作用。

(2)保护心血管和心肌的健康。硒通过消除脂质过氧化物,阻断活性氧和自由基的致病作用,可以起到保护心血管和心肌健康的作用。

(3)增强免疫功能。硒可通过上调白细胞介素 -2 受体表达,使淋巴细胞、NK 细胞、淋巴因子激活杀伤细胞的活性增加,从而提高免疫功能。研究表明硒影响机体免疫主要包含 3 种免疫方式,即细胞免疫、体液免疫和非特异性免疫。硒能促进干扰素的产生,并且在体外可以增加 γ - 干扰素的活性,增强人体 NK 细胞的细胞毒作用,而不损伤靶细胞膜。硒还能促进淋巴细胞 IL-1 和 IL-2 的分泌能力显著增强,刺激免疫球蛋白的形成,提高机体合成 IgG、IgM 等抗体的能力。此外,硒对于吞噬细胞对病毒体的趋化、吞噬和杀灭过程均有不同程度的影响。研究发现,硒可与巨噬细胞活化因子(macrophage activation factor,MAF)协同激活巨噬细胞,从而增强抗肿瘤活性,同时又能降低巨噬细胞对淋巴细胞的抑制作用。

(4)对有毒重金属的解毒作用。硒与金属有较强的亲和力,能与体内重金属如汞、镉、铅等结合成金属 - 硒 - 蛋白质复合物而起到解毒作用,并促进有毒金属排出体外。因此经常从事有毒有害工作的人群,尤其需要注意补硒。

(5)硒的抗肿瘤作用:①抑制肿瘤血管形成,预防肿瘤生长、转移。②增高癌细胞中环腺苷酸(cyclic adenosine monophosphate,cAMP)的水平,形成抑制癌细胞分裂和增殖的内环境,起到抑制肿瘤细胞 DNA、RNA 及蛋白质合成,使肿瘤细胞在活体内增殖力减弱,控制肿瘤细胞的生长分化的作用,从而抑杀癌细胞。

(6)硒缺乏对机体的影响。缺硒是发生克山病的重要原因,也是发生大骨节病的重要原因。缺硒还可影响机体的免疫功能，包括细胞免疫和体液免疫。机体缺硒可引起以心肌损害为特征的克山病，硒缺乏还可引起脂质过氧化反应增强，导致心肌纤维坏死、心肌小动脉和毛细血管损伤，同时高硒地区人群中的心血管病发病率较低。人群流行病学调查发现硒缺乏地区的肿瘤发病率明显增高。研究发现，晒缺乏还可引起生长迟缓及神经性视觉损害，经补硒可改善视觉功能障碍。

（7）硒过量对机体的影响。过量的硒可引起中毒，可出现头发和指甲脱落，皮肤损伤及神经系统异常，肢端麻木、抽搐等表现，严重者可致死亡。

4. 碘

海产品中富含碘，海带、海藻、鱼虾和贝类都是碘的良好来源。碘在体内主要参与甲状腺素的合成。甲状腺素是人体重要的激素，对机体有以下影响。

（1）促进生物氧化，参与磷酸化过程，调节能量转换。

（2）促进蛋白质合成和神经系统发育，对胚胎发育期和出生后早期生长发育，特别是智力发育尤为重要。

（3）促进糖和脂肪代谢，包括促进三羧酸循环和生物氧化，促进肝糖原分解和组织对糖的利用，促进脂肪分解及调节血清中胆固醇和磷脂的浓度。

（4）激活体内许多重要的酶，包括细胞色素酶系、琥珀酸氧化酶系等100 多种酶。

（5）调节组织中的水盐代谢，缺乏甲状腺素可引起组织水钠潴留并发黏液性水肿。

（6）促进维生素的吸收和利用，包括促进维生素 B_3 的吸收利用及胡萝卜素向维生素 A 的转化。

（7）碘缺乏对机体的影响。人群中缺碘易引起甲状腺肿的流行，碘缺乏的典型症状为甲状腺肿大。由于缺碘造成甲状腺素合成分泌不足，引起垂体大量分泌促甲状腺素，导致甲状腺组织代偿性增生而发生腺体肿大。胎儿与婴幼儿缺碘可引起生长发育迟缓、智力低下，严重者可发生呆小症。

（8）碘过量对机体的影响。长期高碘摄入可导致高碘性甲状腺肿。此外，碘过量摄入还可引起碘性甲亢、甲减、桥本氏甲状腺炎等。

5. 铜

铜广泛存在于各类食物中，贝类食物如海蛎、生蚝含量较高，动物肝、肾及坚果类、谷类胚芽、豆类含量较高。成人体内含铜量约为 50 ～ 120 mg。铜对机体有以下影响。

（1）维持正常的造血功能。铜蓝蛋白对促进铁的吸收和转运具有重要作用，还能促进血红素和血红蛋白的合成。

（2）维护中枢神经系统的完整性。神经髓鞘的形成和神经递质如儿茶酚胺的生物合成需要含铜的细胞色素氧化酶、酪氨酸酶等酶的参与。

（3）促进骨骼、血管和皮肤的健康。含铜的赖氨酰氧化酶能促进骨髓、皮肤和血管中胶原蛋白和弹性蛋白的交联。

（4）抗氧化作用。铜是超氧化物歧化酶的重要成分，铜为该酶的活性中心结构，该酶可保护细胞免受超氧离子引起的损伤。

（5）其他作用。铜还与胆固醇代谢、心脏功能、机体免疫功能及激素分泌等有关。

（6）铜缺乏对机体的影响。人体一般不易出现铜缺乏。铜缺乏的发生多见于早产儿、长期腹泻、长期完全肠外营养、代谢障碍等情况。机体缺铜可引起贫血、白细胞减少、血浆铜蓝蛋白和红细胞 Cu/Zn–SOD 下降、高胆固醇血症、心律不齐、骨质疏松症、厌食、肝脾肿大等症状。

（7）铜过量对机体的影响。人体一般不易出现铜过量。多为饮用与铜容器或铜管道长时间接触的酸性饮料所致。过量铜可引起急、慢性中毒，表现为恶心、呕吐、上腹部疼痛、腹泻、头痛、眩晕及口中有金属味等临床症状。过量铜中毒最常见的受损器官是肝脏，严重者可出现黄疸、溶血性贫血、血尿、尿毒症甚至死亡。

6. 铬

铬广泛分布在食物中，动物性食物以肉类和海产品为主，植物性食物如谷类、豆类、坚果类、黑木耳和紫菜等。铬在体内广泛分布，铬对机体有以下影响。

（1）增强胰岛素的作用。铬在糖代谢中作为一个辅助因子，具有增强胰岛素的作用，添加铬能刺激葡萄糖的摄取。

（2）预防动脉粥样硬化。铬参与脂代谢，补充铬可以使血清总胆固醇的水平降低，高密度脂蛋白胆固醇和载脂蛋白 A 浓度增加，具有预防动脉粥样硬化的作用。

（3）促进蛋白质代谢和生长发育。铬在核酸的代谢或构成核酸结构中发挥作用，促进脂肪和蛋白质的合成，进而促进生长发育。

（4）铬缺乏对机体的影响。铬缺乏多见于老年人、糖尿病患者、蛋白质 - 能量营养不良的婴儿及完全肠外营养的患者。长期铬摄入不足可出现生长停滞、血脂增高、葡萄糖耐量异常，并伴有高血糖及尿糖等症状。

（5）铬过量对机体的影响。铬的毒性与其价态有关，三价铬主要存在于天然食品和生物体中，属于低毒物质，尚未见膳食摄入过量铬而引起中毒的报道。

7. 锰

锰在糙米、米糠、麦芽、麦糠、核桃、河蚌以及茶叶和咖啡中含量丰富，坚果、花生、干豆类食物也是其良好来源。人体中锰总量约为 $10 \sim 20 \, mg$，锰对机体有以下影响。

（1）作为多种酶的组成成分和激活剂。锰是精氨酸酶、丙酮酸羧化酶及锰超氧化物歧化酶的组成成分，也是羧化酶、脱羧酶、激酶、转化酶等多种酶的激活剂。

（2）维持骨骼正常发育。骨骼是体内贮存锰的"仓库"。从食物中吸收的锰，大部分被骨骼吸收，构成骨骼中的无机成分，少量构成有机物。锰是结缔组织黏多糖中氨基葡萄糖——丝氨酸键合成的必要成分。锰通过聚合酶和半乳糖转移酶影响硫酸软骨素的合成。而硫酸软骨素是黏多糖的组成成分，黏多糖是体内不可缺少的一种物质。所以锰在维持骨骼正常生长发育中起着一定的作用。

（3）促进蛋白质代谢及抗氧化功能。体内氨基酸分解代谢产生的氨一部分转变为尿素随尿排出，部分贮备在肌肉等细胞中，由于酶和锰的催化合成谷氨酰胺，有利于蛋白质的合成，还能解除氨的毒性。锰以氧化促进剂的作用提高蛋白质在人体内的吸收利用，有利于蛋白质分解产物中有害物质的排除。

锰还具有抗氧化作用。锰抑制脂质过氧化作用是由于二价锰离子能清除脂质过氧化起始延续过程中形成的自由基，从而抑制脂质过氧化。锰还是超氧化物歧化酶的组成成分。

（4）锰缺乏对机体的影响。体内对锰的需要量从正常膳食中即可得到满足，一般不会缺乏。由于锰是超氧化物歧化酶的组成成分，若缺乏则超氧化物歧化酶减少，可引起机体抗氧化作用减弱，多不饱和脂肪酸即发生脂质过氧化而导致组织、细胞等损伤。

锰与生殖功能有关。缺锰可使男性性欲丧失、睾丸退化、精子缺乏和不育，女性则表现为生殖功能紊乱。还可引起神经功能等障碍，发生抽搐、共济失调等症状。

（5）锰过量对机体的影响。锰过量可引起中毒，主要损害中枢神经系统及引起生殖内分泌功能紊乱。

8. 氟

氟主要来源于茶叶、海鱼、海带、紫菜等少数食物。氟主要存在于骨骼和牙齿中，对机体有以下影响。

（1）维持骨骼和牙齿结构稳定性。适量的氟有利于钙和磷的利用，促进骨的形成和增强骨质坚硬性，加速骨骼生长。

（2）防治龋齿。氟可与牙釉质中的羟磷灰石发生作用，在牙齿表面形成一层坚硬且具有抗酸性腐蚀的氟磷灰石晶体保护层，抑制糖酵解，减少酸性物质生成，可起到防治龋齿的作用。

（3）氟缺乏对机体的影响。尚未发现有确切或特异的氟缺乏症。氟缺乏可能影响骨的形成和引起老年人骨质疏松症发病率增加。

（4）氟过量对机体的影响。氟过量可引起中毒。氟中毒对骨的危害是引起氟骨症，主要临床表现为腰腿及关节疼痛、脊柱畸形、骨软化或骨质疏松等。氟中毒还可引起氟斑牙，主要临床表现是牙齿失去光泽，出现白垩色、黄色、棕褐色或黑色斑点，牙面凹陷、剥落，牙齿变脆、易于碎落等。氟过量可能会引起神经系统的损害，主要临床表现是记忆力减退、精神不振、失眠和易疲劳等。

9. 钴

钴在海产品如蟹肉、沙丁鱼、海带、紫菜、鱿鱼中含量最高，动物性食物肝、肾中含量较高。钴在肝脏、肾脏、骨骼中含量较高，对机体有以下影响。

（1）钴作为维生素 B_{12} 的组成成分，其功能通过维生素 B_{12} 的作用来体现，主要是促进红细胞的成熟。

（2）钴还可能通过拮抗碘缺乏，产生类似甲状腺的功能作用。

（3）钴缺乏对机体的影响。钴缺乏可影响红细胞成熟，引起巨幼红细胞性贫血及影响甲状腺对碘的吸收。

（4）钴过量对机体的影响。钴过量可引起钴中毒，表现为食欲减退、体重下降、贫血甚至死亡。

10. 镍

镍广泛存在于各种食物中，肉类和海产品中如鸡肉、牛肉、鱼虾、贝类含量较丰富，植物性食物丝瓜、茄子、海带、菠菜等含量也较多。镍广泛分布在肺脏、肝脏、肾脏、骨髓、皮肤等组织器官，对机体有以下影响。

（1）作为某些金属酶的成分或辅助因子，如脲酶、氢化酶、甲基辅酶 M 还原酶等，具有调节某些内分泌功能、增强胰岛素作用及刺激造血功能的作用。

（2）酶激活作用。镍对精氨酸酶、乙酰辅酶 A 合成酶、DNA 酶等具有一定的激活作用，能够促进体内水解和氧化还原反应，并具有调节基因表达、维持膜结构稳定的作用。

（3）镍缺乏对机体的影响。镍缺乏较少见，故临床意义不大。

（4）镍过量对机体的影响。摄入过量的镍可产生毒性反应，甚至具有致癌性。

11. 钼

钼在动物肝、肾中含量较为丰富，其次是奶及奶制品、干豆、豆类。钼分布在全身各组织器官，其中肝脏、肾脏、皮肤中较高，对机体的影响如下。

（1）作为酶的辅助因子而发挥作用。钼是黄素依赖酶（如黄嘌呤氧化/脱氢酶、醛氧化酶及亚硫酸氧化酶）的组成成分。黄嘌呤氧化/脱氢酶主要催化组织内嘌呤化合物的氧化代谢及尿酸的形成。亚硫酸氧化酶可以催化人体内亚硫酸转变为硫酸。

（2）钼缺乏对机体的影响。一般情况下人体不会发生钼缺乏。临床长期接受肠外营养的患者可引起钼缺乏，发生亚硫酸氧化酶不足，并引起昏迷、心动过速、呼吸急促等症状。每天补充钼酸铵 300 ug, 病情可得到改善。根据人群流行病学调查结果，认为低钼可能与食管癌的发生有关。

（3）钼过量对机体的影响。过量的钼可对人体引起危害，钼的过量多发生于高钼地区人群。

第七节　膳食纤维

一、膳食纤维的概念

20 世纪 70 年代以前，膳食纤维被认为是膳食中的非营养物质或不利于营养素吸收的物质，几乎没有认识到它尚有利于人体健康的作用。引起人们注意膳食纤维与人体健康相关始于 20 世纪 70 年代 Burkitt 和 Trowell 的报道。他们在非洲工作二十余年，发现非洲人的膳食中富含纤维而无便秘疾患。联想到非洲人与欧洲人的膳食区别和疾患类型的差异，他们提出了一种假说，即吃粗粮或富含纤维的食物可以预防西方人常有的某些疾病，如肠癌、憩室病、阑尾炎、便秘、痔疮、静脉曲张、糖尿病、心脏病、胆结石、肥胖等。虽然这种假说是基于推理而提出的，但是已逐步阐明了膳食纤维与某些疾病的发生有关。Cleave 提出谷类的麸皮可以治疗便秘，由此引起对膳食纤维与粪便质量及通过大肠所需的时间的研究。结果表明，膳食中纤维摄入量低则粪便量少，且排出较慢。有关膳食中纤维摄入量与西方人发病率较高的一些疾病之间的关系也引起了研究者的兴趣。20 世纪 80 年代以来，不断发表的文章中都有对东、西方人群的生活方式、饮食习惯与疾病类型不同的论证。现在已进入人们重视和深入研究膳食中各种纤维成分与预防某些疾病的关系的时期，并且不断有一些理论研究进展的报道。

膳食纤维是指不被人体小肠内源性酶消化的物质，很少被吸收或代谢。它们对于维持消化道正常功能是必须的。不同来源的膳食纤维化学结构存在较大差异。膳食纤维在消化道中的反应取决于其理化特性以及在肠道的作用部位。这些因素对肠道的生理反应相当重要，这是因为膳食纤维可影响各种生理功能，如食欲和饱腹感、脂类和碳水化合物的代谢、肠道功能以及炎症和增殖过程等。

膳食纤维的定义有两种，一种是从生理学角度将膳食纤维定义为不能被人体消化吸收的植物性食物成分，包括纤维素、半纤维素、果胶、树胶、抗性淀粉和木质素等；另一种是从化学角度将膳食纤维定义为植物的非淀粉多糖与木质素。

二、膳食纤维的分类

膳食纤维按照溶解度分为可溶性膳食纤维与不可溶性膳食纤维。前者包括部分半纤维素、果胶和树胶等，后者包括纤维素、木质素等。可溶性膳食纤维与不可溶性膳食纤维在生理作用上是有差别的（见表 4-2）。

表 4-2　可溶性和不可溶性膳食纤维在生理作用方面的差别

生理作用	不溶性膳食纤维	可溶性膳食纤维
咀嚼时间	延长	缩短
胃内滞留时间	略有延长	延长
对肠内 pH 值的影响	无	降低
与胆汁酸的结合	结合	不结合

（一）可溶性膳食纤维

1. 半纤维素

半纤维素是由多种糖基组成的一类多糖，其主链上由木聚糖、半乳聚糖或甘露聚糖组成，在其支链上带有阿拉伯糖或半乳糖。在人的大肠内半纤维素比纤维素易于被细菌分解。它有结合离子的作用。半纤维素中有些成分是可溶的，在谷类中可溶的半纤维素被称为戊聚糖。另外还有（1-3）和（1-4）-β-D-葡聚糖，它们可形成黏稠的水溶液并具有降低血清胆固醇的作用。半纤维素大部分为不可溶性，也可起到一定的生理作用。

2. 果胶

果胶主链上的糖基是半乳糖醛酸，侧链上是半乳糖和阿拉伯糖。它是一种无定形的物质，存在于水果和蔬菜的软组织中，可在热溶液中溶解，在酸性溶液中遇热形成胶态。果胶也具有与离子结合的能力。

3. 树胶

树胶的化学结构因来源不同而有差别。主要的组成成分是葡萄糖醛酸、半乳糖、阿拉伯糖及甘露糖所组成的多糖。它可分散于水中，具有黏稠性，可起到增稠剂的作用。

（二）不可溶性膳食纤维

1. 纤维素

纤维素的化学结构与直链淀粉相似，但它是以 β-1，4 糖苷键连接的无支链的葡萄糖多聚体，由数千个葡萄糖所组成。人体内的淀粉酶只能水解 α-1，4 糖苷键而不能水解 β-1，4 糖苷键。因此，纤维素不能被人体胃肠道的酶所消化。纤维素具有亲水性，在肠道内能吸水膨胀。

2. 木质素

木质素不是多糖物质，而是苯基类丙烷的聚合物，具有复杂的三维结构。因为木质素存在于细胞壁中，难以与纤维素分离，故在膳食纤维的组分中包括木质素。人和动物均不能消化木质素。

3. 抗性淀粉

根据最新营养学分类，淀粉可分为快速消化淀粉（rapidly digestible starch，RDS）、缓慢消化淀粉（slowly digestible starch，SDS）和具有抗消化性的抗性淀粉（RS）。根据淀粉来源和抗酶解性的不同，将抗性淀粉分为4类：RS1、RS2、RS3、RS4。从生理上说，RS类似于膳食纤维，不能被人体小肠酶所降解，能被大肠微生物利用。但其性质与膳食纤维不同，RS不像膳食纤维那样较易保持高水分，常用于食品加工中。RS属于不溶性膳食纤维，但同时兼具可溶性膳食纤维的优点，可用作葡萄糖缓释剂，用于降低餐后血糖。

三、膳食纤维的理化特性

各种膳食纤维因化学结构各异，都有各自的理化特性。有些膳食纤维可改变小肠的黏性或结肠的内容物，有些膳食纤维代谢后对肠道甚至全身有明显作用。膳食纤维的理化特性有：持水性、溶解性、黏性、发酵性、益生元的作用、吸收和结合能力。

（一）持水性

理化结构决定了膳食纤维表面的吸水性和纤维基质的持水性。不可溶性膳食纤维的持水能力强于可溶性膳食纤维。因此不可溶性膳食纤维增加大便量的作用比可溶性膳食纤维更强。

（二）溶解性

溶解性可用于区分膳食纤维是否影响小肠（可溶性纤维）对葡萄糖和脂类的吸收，或是进入大肠（不溶性纤维）影响大肠功能。有些膳食纤维可溶于水而有些不溶于水。

（三）黏性

已知有些膳食纤维（如果胶、树胶、葡聚糖）能形成黏胶。黏性对小肠内容物含量有重要影响。黏性膳食纤维通过降低吸收率对代谢产生有利影响，并被证实可降低血清胆固醇，以及餐后血糖和胰岛素。

（四）发酵性

因为膳食纤维不被小肠正常消化和吸收，因此膳食纤维的主要作用部位是结肠。在结肠内，可溶性膳食纤维以发酵为主，增加体积的作用较小。发酵有两个主要类型，一是位于近端结肠的以糖分解为主的发酵，另一个是位于远端结肠的以蛋白质分解为主的发酵。在盲肠和右半结肠，发酵产生大量的短链脂肪酸，并快速刺激细菌生长。在远端结肠可利用的发酵底物少，因此在数量上以蛋白质发酵为主。发酵的最终产物对于维持正常的肠道细菌组成和数量是必不可少的，而肠道细菌的组成对于维持肠道功能至关重要。

（五）益生元的作用

特定的不易消化的膳食纤维，通过选择性促进一个或多个数量有限的结肠细菌的活性，对宿主产生额外的健康益处。这些对宿主产生有益作用的不易消化的碳水化合物被称为益生元。益生元对维持肠道细菌的有益成分发挥着重要作用。益生元通常是完全发酵，其中大部分产生丙酸。在低聚果糖和菊粉的联合作用下，丁酸的含量达到最高。不同的益生元对细菌的生长有特定的作用。几种益生元（如菊粉、低聚果糖、低聚半乳糖）可以选择性促进双歧杆菌和乳酸菌的增殖，并抑制潜在致病性革兰氏阳性菌（如葡萄球菌、肠球菌）和革兰氏阴性菌（如大肠杆菌、拟杆菌种、产气荚膜梭菌、沙门氏菌、李斯特菌、志贺氏菌、弯曲杆菌、霍乱弧菌）。低聚果糖对乳酸杆菌的促进作用最大，低聚半乳糖对梭菌的抑制作用最大。已证实与含果糖的低聚糖相比，含半乳糖的低聚糖在促进大量双歧杆菌生成、增加乳酸含量方面的作用更加明显，而产生的气体较少。

（六）吸收和结合能力

摄入不易消化的膳食纤维可结合或交换离子。传统上，膳食纤维被认为可减少矿物质的吸收。然而，大多数可溶性、可发酵纤维不会结合矿物质或限制其吸收。相反，有证据表明，它们可提高几种矿物质的吸收。一些膳食纤维还被证实可增加钙的吸收和增加青少年的骨密度。同时已知一些膳食纤维可以结合胆盐、蛋白质和细菌。

四、膳食纤维在大肠中的代谢

膳食纤维中的多糖在大肠内经细菌分解产生短链脂肪酸，主要为乙酸酯、丙酸酯和丁酸酯。丁酸酯可被大肠内细菌作为能源。据估算，西方人的膳食中每天约有 20 g 糖类在大肠内被微生物发酵，产生 200 mmol 短链脂肪酸，而仅有 20 mmol 排至粪便中。因此，估计其余的短链脂肪酸均转变为能量为机体所利用。有人推测，这些短链脂肪酸可预防结肠癌的发生。然而，也有研究证明短链脂肪酸可刺激大肠细胞生长，而引起大肠肥大。发酵作用对肠内容物有影响，如 pH 值降至 4.8 ～ 5.0，可引起肠道内菌群和菌相发生改变，胆酸盐浓度改变及代谢的变化，致癌物亦会发生改变，而可能起到抗癌作用。肠内菌群以及肠内容物的液体增加必然会稀释肠内容物和增加粪便量以及缩短粪便排出时间等，这些因素使肠黏膜接触有毒物质的机会减少，并以此作为抗癌的机制。目前短链脂肪酸在肠内的代谢途径和作用尚不清楚。

五、膳食纤维的生理功能

（一）维持正常肠道功能

膳食纤维能增加食物在口腔咀嚼的时间，促进肠蠕动，缩短肠内容物通过肠道的时间，稀释大肠内容物，增加粪便体积。膳食纤维有缓泻作用，有防止习惯性便秘、痔疮等作用。

（二）降低血清胆固醇，预防胆石形成

膳食纤维能阻碍消化道内脂肪微粒体的形成及胆固醇肝肠循环，也与肝内胆固醇合成受阻有关。大部分胆石是由于胆汁内胆固醇过度饱和所致，当胆汁酸与胆固醇失去平衡时，就会析出小的胆固醇结晶而形成胆石。膳食纤维可降低胆汁和胆固醇的浓度，使胆固醇饱和度降低，从而减少胆石

症的发生。此作用以可溶性纤维如果胶、树胶、豆胶的降脂作用较明显，而非水溶性纤维无此种作用。

（三）对餐后血糖及胰岛素水平的影响

可溶性膳食纤维可降低餐后血糖升高的幅度，降低血胰岛素水平或提高机体胰岛素的敏感性。对糖尿病患者特别是非胰岛素依赖者，抗性淀粉最主要的作用是对饭后血糖的影响。

（四）增加饱腹感

膳食纤维有很强的吸水能力或结合水的能力，可增加胃内容物容积而增加饱腹感，从而减少食物和能量的摄入量，有利于控制体重，预防肥胖。

（五）调节肠道菌群，促进结肠功能

膳食纤维通便可通过及时稀释潜在的致癌有毒物而抑制结肠癌等的发生。肠道厌氧菌大量繁殖会使中性或酸性粪固醇，特别是胆酸、胆固醇及其代谢物降解，产生的代谢产物可能是致癌物。膳食纤维可抑制厌氧菌，促使嗜氧菌的生长，使具有致癌性的代谢物减少；同时膳食纤维还可借其吸水性，扩大粪便体积，缩短粪便在肠道的时间，防止致癌物质与易感的肠黏膜之间的长时间接触，从而减少产生癌变的可能性，降低大肠癌、乳腺癌、胰腺癌等疾病的发病危险性。

六、膳食纤维的摄入量与食物来源

（一）膳食纤维的摄入量

成人以每日摄入 30 g 左右膳食纤维为宜。《中国居民膳食指南》推荐摄入量是每天 25 g，一般认为每天摄入量少于 22 g 为缺乏。过多摄入对机体也无益，还可影响营养素的吸收利用，这是因为膳食纤维可与钙、铁、锌等结合，从而影响这些元素的吸收利用。

（二）膳食纤维的食物来源

膳食纤维主要来源于植物性食物，动物性食物几乎不含膳食纤维。谷类食物，尤其是全谷类食物，是膳食纤维的主要来源，如粮谷类的麸皮和

糠含有大量纤维素、半纤维素和木质素；柑橘、苹果、香蕉、柠檬等水果和洋白菜、甜菜、苜蓿、豌豆、蚕豆等蔬菜含有较多的果胶。其中麦麸、全谷类食物、干豆、干蔬菜和坚果所含的膳食纤维是不可溶性膳食纤维；燕麦、大麦、水果和某些豆类所含的膳食纤维是可溶性膳食纤维。

除了天然食物所含自然状态的膳食纤维外，近年有了多种粉末状、单晶体等形式的从天然食物中提取的膳食纤维产品，如魔芋粉等。

（三）如何达成每日膳食纤维摄入目标

可通过下列途径帮助人体达到每天摄入 25 ～ 35 g 膳食纤维的目标：

1. 早餐多吃高膳食纤维食物。

2. 多吃全谷类食品。

3. 食品多样化。

4. 多吃水果、蔬菜。

5. 尽量多吃整果，少喝果汁。

第八节　其他营养素

一、水

水是营养素，虽不提供人体所需的能量，却是人体维持生命活动不可缺少的物质之一。

（一）水的含量与分布

水是人体中含量最多的成分，人体水含量因年龄、性别和体型的胖瘦而存在明显个体差异。新生儿总体水最多，约占体重的80％；婴幼儿其次，约占体重的70％；随着年龄的增长，总体水逐渐减少，10 ～ 16 岁以后，减至成人水平；成年男性总体水约占体重的60％，成年女性为50％～ 55％；40岁以后随肌肉组织含量的减少，总体水也渐减少，一般60 岁以上男性总体水为体重的51.5％，女性为45.5％。

水广泛分布于细胞内、外液和各种支持组织中，但不同细胞和组织的含水量有较大的差异。代谢活跃的组织细胞中水分含量较高，反之则较低，如骨骼含水约 12 % ～ 15 %，皮肤含水约 60 % ～ 70 %，肌肉与肝、肾、脑等内脏器官含水约 70 % ～ 80 %，脂肪组织含 20 % ～ 35 % 的水分，而血液含水量在 80 % 以上。由于人体的肌肉组织约占体重的 40 %，所以肌肉中的含水量约占全身总水量的 1/2。肥胖者体内脂肪组织较多，故含水量有所下降。

总的来说，女性含水量比男性低；运动员的含水量高于普通人。

（二）水的生理功能

水是组成体液的主要成分，体内水的平衡对于体温调节、营养素或激素输送、废物排泄以及润滑和催化生理化学反应等均具有重要的意义。

1. 构成细胞和体液的重要成分

成人体内水分含量约占体重的 65 %，血液含水量在 80 % 以上，水广泛分布在组织细胞内外，构成人体的内环境。

2. 参与人体新陈代谢

水的溶解力很强，并有较强的电解力，可使水溶物质以溶解状态和电解质离子状态存在；水具有较大的流动性，在消化、吸收、循环、排泄过程中，可协助加速营养物质的运送和废物的排泄，使人体内新陈代谢和生理化学反应得以顺利进行。

3. 调节体温

水的比热容大，1 g 水升高或降低 1 ℃需要约 4.2 kJ 的能量。大量的水可吸收代谢过程中产生的能量，使体温不至于显著升高。水的蒸发热量大，在 37 ℃体温的条件下蒸发 1 g 水可带走 2.4 kJ 的能量。因此在高温下，体热可随水分经皮肤蒸发散热，以维持人体体温的恒定。

4. 润滑作用

在关节、胸腔、腹腔和胃肠道等部位，都存在一定量的水分，对器官、关节、肌肉、组织能起到缓冲、润滑、保护的作用。

（三）水缺乏对机体的影响

水摄入不足或水丢失过多，可引起体内失水，亦称脱水。根据水与电解质丧失比例不同，脱水分为以下三种类型。

1. 高渗性脱水

其特点是以水的丢失为主，电解质丢失相对较少。当失水量占体重的 2%～4% 时，为轻度脱水，表现为口渴、尿少、尿比重增高及工作效率降低等；失水量占体重的 4%～8% 时，为中度脱水，除上述症状外，可见皮肤干燥、口舌干裂、声音嘶哑及全身软弱等表现；如果失水量超过体重的 8%，即为重度脱水，可见皮肤黏膜干燥、高热、烦躁、精神恍惚等；若失水量达 10% 以上，则可危及生命。

2. 低渗性脱水

低渗性脱水以电解质丢失为主，水的丢失较少。此种脱水特点是循环血量下降，血浆蛋白质浓度增高，细胞外液低渗，可引起脑细胞水肿，肌肉细胞内水过多并导致肌肉痉挛。早期多尿，晚期尿少甚至无尿，尿比重降低，尿 Na^+、Cl^- 浓度降低或缺乏。

3. 等渗性脱水

此类脱水是水和电解质按比例丢失，体液渗透压不变，临床上较为常见。其特点是细胞外液减少，细胞内液一般不减少，血浆 Na^+ 浓度正常，兼有上述两型脱水的特点，有口渴和尿少的表现。

（四）人体水平衡及其调节

1. 水的平衡

正常人每日水的来源和排出处于动态平衡。水的来源和排出量每日维持在 2500 mL 左右（见表 4-3）。体内水的来源包括饮水和食物中的水及代谢水三大部分。通常每人每日饮水约 1200 mL，食物中含水约 1000 mL，代谢水约 300 mL。代谢水主要来源于蛋白质、脂肪和碳水化合物代谢时产生的水。每克蛋白质产生的代谢水为 0.42 mL，脂肪为 1.07 mL，碳水化合物为 0.6 mL。

表 4-3　正常成人每日水的出入量

来源	摄入量（mL）	排出	排出量（mL）
饮水或饮料	1200	肾脏（尿）	1500
食物中的水	1000	皮肤（蒸发）	500
代谢水	300	肺（呼气）	350
		大肠（粪便）	150
合计	2500	合计	2500

（1）水的吸收。主要在小肠，小肠对水的吸收取决于渗透压的差异，即小肠在吸收所消化的固体食物后导致肠壁的渗透压增高，从而促进小肠对水的吸收。体内缺水可导致组织细胞水分含量降低，渗透压增高，也可使水的吸收增加。此外，水亦可伴随 Na^+ 和其他物质的主动转运过程被人体吸收。

（2）水的排出。以经肾脏排泄为主，约占 60%，其次是经皮肤、肺和大肠排出。一般成人每日尿量介于 500 ～ 4000 mL，最低量为 300 ～ 500 mL。低于此量，可引起代谢产生的废物在体内堆积，影响细胞的功能。

皮肤以出汗的形式排出体内的水。出汗分为非显性出汗和显性出汗两种。前者为不自觉出汗，很少通过汗腺活动产生；后者是汗腺活动的结果。一般成年人经非显性出汗排出的水量为 300 ～ 500 mL，婴幼儿体表面积相对较大，非显性失水也较多。显性出汗量与运动量、劳动强度、环境温度和湿度等因素有关，特殊情况下，每日出汗量可达 10 L 以上。

经肺和大肠排出水的比例相对较少。但在特殊情况下，如高温、高原环境以及胃肠道炎症引起的呕吐、腹泻时，可造成大量失水。

2. 水平衡的调节

体内水的正常平衡受渴觉中枢、垂体后叶分泌的抗利尿激素及肾脏调节。渴觉中枢是调节体内水平衡的重要环节，当血浆渗透压过高时，可引起渴觉中枢神经核兴奋，激发饮水行为。

抗利尿激素通过改变肾脏远端小管和集合小管对水的通透性，以影响水分的重吸收，调节水的排出。抗利尿激素的分泌也受血浆渗透压、循环血量和血压等调节。

肾脏则是水分排出的主要器官，通过排尿多少和对尿液的稀释和浓缩功能，调节体内水平衡。当机体失水时，肾脏排出浓缩性尿，使水保留在体内，防止循环功能衰竭；体内水过多时，则排尿增加，减少体内水量。

电解质与水的平衡有着依存关系。钠主要存在于细胞外液，钾主要存在于细胞内液，都是构成渗透压、维持细胞内外水分恒定的重要因素。因此钾、钠含量的平衡是维持水平衡的根本条件。当细胞内钠含量增多时，水进入细胞引起水肿；反之丢失钠过多，水量减少，引起缺水；而钾则与钠有拮抗作用。

（五）水的需要量

水的需要量主要受代谢情况、年龄、体力活动、温度、膳食等因素的影响，故水的需要量变化很大。

中国营养学会发布的 2013 版《中国居民膳食营养素参考摄入量》提出中国居民水适宜摄入量为成年男性每天饮水量 1.7 L，总摄入量 3.0 L；女性每天饮水量 1.5 L，总摄入量 2.7 L；孕妇每天饮水量应增加 0.2 L，总摄入量增加 0.3 L；乳母每天饮水量应增加 0.6 L，总摄入量增加 1.1 L。

二、植物化学物

食物中除了含有多种营养素外，还含有其他许多对人体有益的物质，过去被称为非营养素生物活性成分（non-nutrient bioactive substances）。这类物质不是维持机体生长发育所必需的营养物质，但在维护人体健康、调节生理机能和预防疾病等方面发挥着重要的作用。目前这些营养素又被称为"食物中的生物活性成分（bioactive food components）"。

（一）概述

植物化学物是植物中的非营养素成分，它们赋予植物颜色、味道、气味，并保护植物免于某些疾病。目前已知有 1000 种以上的植物化学物质，其中有一些具有抗氧化性。众所周知的具有抗氧化性的植物化学物包括番茄中的番茄红素，洋葱、大葱、大蒜中的烯丙基硫醚，大豆中的异黄酮，水果和蔬菜中的类黄酮，茶叶和葡萄中的多酚等。它们不仅参与生理及病理的调节和慢性病的防治，还为食物带来了不同风味和颜色。除个别是维生素的前体物（如 β – 胡萝卜素）外，其余均为非传统营养素成分。

（二）植物化学物的分类

植物化学物可按照其化学结构或者功能特点进行分类。其中摄入量较高且功能相对比较明确的植物化学物，包括多酚、类胡萝卜素、萜类化合物、有机硫化物、皂苷、植物雌激素、植酸及植物固醇等（见表4-4）。此外，还有一些植物化学物没有归属到表4-4的分类中，如姜黄素、辣椒素、叶绿素及吲哚等。

表4-4　常见植物化学物的种类、食物来源及生物活性

名称	代表化合物	食物来源	生物活性
多酚	原儿茶酸、绿原酸、白藜芦醇、黄酮类	各类植物性食物，尤其是深色水果、蔬菜和谷物	抗氧化、抗炎、抑制肿瘤、调节毛细血管功能
类胡萝卜素	胡萝卜素、番茄红素、玉米黄素	玉米、绿叶菜、黄色蔬菜及水果	抗氧化、增强免疫功能、预防眼病
萜类化合物	单萜、倍半萜、二萜、三萜、四萜	柑橘类水果	杀菌、防腐、镇静、抑制肿瘤
有机硫化物	异硫氰酸盐、烯丙基硫化合物	十字花科和葱、蒜类蔬菜	杀菌、抗炎、抑制肿瘤细胞生长
皂苷	甾体皂苷、三萜皂苷	酸枣、枇杷、豆类	抗菌及抗病毒、增强免疫功能
植物雌激素	异黄酮、木酚素	大豆、葛根、亚麻籽	雌激素样作用
植酸	肌醇六磷酸	各种可食植物种子	抗氧化、抑制淀粉及脂肪的消化吸收
植物固醇	β – 谷固醇、豆固醇	豆类、坚果、植物油	抗炎和退热、抑制胆固醇吸收

（三）植物化学物的生物活性

植物化学物具有多种生物活性作用，主要表现在以下几个方面。

1. 抑制肿瘤作用

癌症的发生是一个多阶段过程，植物化学物几乎可以在每一个阶段抑制肿瘤的发生。蔬菜和水果中富含的植物化学物多有预防人类癌症发生

的潜在作用。日常蔬菜和水果摄入量高的人群较摄入量低的人群癌症发生率要低 50% 左右。从十字花科植物提取的芥子油苷的代谢物莱菔硫烷（sulforaphane，SFN）可活化细胞培养系统中具有解毒作用的 II 相酶——苯醌还原酶（quinone reductase，QR）等；某些酚酸（phenolic acids）可与活化的致癌剂发生共价结合并掩盖 DNA 与致癌剂的结合位点，进而可阻止由 DNA 损伤所造成的致癌作用；植物雌激素和芥子油苷的代谢产物吲哚 -3- 甲醇（indole-3-carbinol，I3C）可影响机体雌激素的代谢。已知雌激素对某些肿瘤生长有轻度促进作用，而植物雌激素在人的肝脏中可诱导性激素结合球蛋白（sex hormone binding globulin，SHBG）的合成，增加雌激素与该种转运蛋白的结合，从而降低雌激素促肿瘤生长的作用。大豆中的金雀异黄素（genistein），在离体条件下可抑制血管生长，并对肿瘤细胞的生长和转移也有抑制作用。

植物化学物抗癌作用的另一种可能机制是调节细胞生长次级胆汁酸。次级胆汁酸因具有促进细胞增生的作用而促进结肠癌的发生，而植物化学物也能对次级胆汁酸这类代谢产物的内源性形成产生影响。

2. 抗氧化作用

癌症和心血管疾病的发病机制与反应性氧分子及自由基的存在有关。现已发现的部分植物化学物具有明显的抗氧化作用。如抗氧化酶系统（超氧化物歧化酶）、谷胱甘肽过氧化物酶、内源性抗氧化物（尿酸、谷胱甘肽、α- 硫辛酸、辅酶 Q 10）等。具有抗氧化活性的必需营养素有维生素 E、维生素 C 等；具有抗氧化活性的植物化学物有类胡萝卜素、多酚、植物雌激素、蛋白酶抑制剂、有机硫化物等。

在植物性食物的所有抗氧化物中，多酚抗氧化作用最强。红葡萄酒中的多酚可有效地保护低密度脂蛋白胆固醇不被氧化。

3. 免疫调节作用

免疫系统主要具有抵御病原体的作用，同时也涉及在癌症及心血管疾病病理过程中的保护作用。类胡萝卜素对免疫功能有调节作用；类黄酮具有免疫抑制作用；皂苷、有机硫化物和植酸具有增强免疫功能的作用。

4. 抗微生物作用

自古以来，某些食用性植物和香料植物就被用来处理感染。后来由于磺胺及抗生素的发现以及它们有效的抗感染作用，人们降低了从食物中寻找具有抗感染作用的植物成分的兴趣。但近年来，考虑到化学合成物的副作用，又重新掀起了从植物性食物中寻找具有抗微生物作用成分的热潮。

蒜素是大蒜中的有机硫化物，具有更强的抗微生物作用。芥子油苷的代谢物异硫氰酸盐和硫氰酸盐同样具有抗微生物活性。混合食用水芹、金莲花和辣根后，泌尿道中的芥子油苷代谢物能够达到治疗浓度，但单独食用其中一种则不能达到令人满意的疗效。

在日常生活中可用一些浆果，如酸梅和黑莓来预防和治疗感染性疾病。一项研究表明，经常食用这类水果可能会起到抗微生物作用。

5. 降胆固醇作用

动物实验和临床研究均发现，以皂苷、植物固醇、有机硫化物和维生素 E 为代表的一些物质有降低血清胆固醇水平的作用。用提取的植物固醇，如 β - 谷固醇治疗高胆固醇血症，取得了一定效果。

6. 其他作用

植物化学物所具有的其他促进健康的作用还包括调节血压、血糖和血凝以及抑制炎症等。

参考文献

[1] 顾景范，杜寿玢，查良锭，等 . 现代临床营养学 [M]. 北京：科学出版社，2003.

[2] 葛可佑 . 中国营养科学全书 [M]. 北京：人民卫生出版社，2004.

[3] WHO，FAO，UNU.Protein and amino acid requirements in human nutrition：Report of a joint WHO/FAO/UNU expert consultation（WHO Technical Report Series，No.935）[R]. Geneva：WHO，2007.

[4] 翟凤英 . 公共营养 [M]. 北京：中国轻工业出版社，2009.

[5] 杨月欣,王光亚,潘兴昌.中国食物成分表（第 2 版）[M].北京:北京大学医学出版社,
    2009.

[6] 查锡良.生物化学（第 7 版）[M].北京：人民卫生出版社,2010.

[7] Ridner S H, Dietrich M S, Stewart B R, et al.Body mass index and breast cancer
    treatment-related lymphedema[J].Support Care Cancer, 2011, 19（6）: 853-857.

[8] 索博特卡.临床基础营养（第 4 版）[M].蔡威, 译.上海：上海交通大学出版社, 2013.

[9] 国务院办公厅.关于印发中国食物与营养发展纲要（2014—2020 年）[M].北京:国务院
    办公厅, 2014.

[10] 中国营养学会.中国居民膳食营养素参考摄入量速查手册（2013 版）[M].北京：中
     国标准出版社, 2014.

[11] 中国营养学会.中国居民膳食指南[M].北京：人民卫生出版社,2016.

[12] 赵丽云,马冠生,朴建华,等.2010—2012 中国居民营养与健康状况监测总体方案[J].
     中华预防医学杂志, 2016, 50（3）: 204-207.

[13] 孙长颢.营养与食品卫生学（第 8 版）[M].北京.人民卫生出版社,2017.

[14] 焦广宇.临床营养学[M].北京：人民卫生出版社, 2017.

[15] 苏万春, 孙宇光, 夏松, 等.体质量指数与下肢继发性淋巴水肿预后的分析[J].
     首都医科大学学报, 2019, 40（6）: 938-942.

第五章　营养素的消化、吸收与代谢

本章介绍

概述了主要营养素的消化与吸收方式；介绍了主要营养素的代谢方式、机制与特点；讲解了因生理、病理、疾病、药物、社会等因素导致营养素消化、吸收与代谢变化的原因。

学习目标

1. 熟记主要营养素消化和吸收的场所。
2. 理解主要营养素的代谢方式和机制。
3. 应用营养素改善患者营养状态。

第一节　营养素的消化与吸收

机体在进行新陈代谢的过程中，为了满足维持生命和各种生理功能正常进行的要求，需要不断从外界摄取各种营养素。营养素可分为七大类，即蛋白质、碳水化合物、脂肪、维生素、矿物质、膳食纤维和水，具有维持机体正常生长、发育、生殖及健康的作用，主要由食物提供。食物提供营养素离不开胃肠道，在天然食物中除水以外的营养素并不能被人体直接吸收利用，大多数营养素都需要借助胃肠道的消化作用才能被人体吸收。食物在消化道中逐级分解成小分子的过程，称为消化。食物经过消化后，透过消化道的黏膜，进入血液和（或）淋巴循环的过程，称为吸收。消化和吸收是相辅相成、紧密联系的生理过程。不能被消化和吸收的食物残渣，最后以粪便的形式排出体外。

消化系统的基本生理功能是摄取、转运、消化食物和吸收营养、排泄废物，这些生理功能的完成有利于整个胃肠道协调的生理活动。营养素的消化和吸收，供机体所需的物质和能量，食品中除维生素、水和矿物质可以被直接吸收利用外，天然（常量）营养素如碳水化合物、脂肪、蛋白质，一般都不能直接被人体利用，必须先在消化道内分解，变成小分子物质如葡萄糖、甘油、脂肪酸、氨基酸等，才能透过消化道黏膜的上皮细胞进入血液循环，供人体组织利用。

一、消化系统

（一）消化系统的组成

消化系统由消化道和消化道附属器官两部分组成。

1. 消化道

消化道既是食物通过的管道，又是食物消化、吸收的场所。根据位置、形态和功能的不同，消化道包括口腔、咽、食管、胃、小肠（十二指肠、空肠、回肠）、大肠（盲肠、阑尾、升结肠、横结肠、降结肠、乙状结肠、直肠）和肛门，总长约 8～10 m。

（1）口腔。食物的消化吸收从口腔开始，咀嚼使食物被粉碎，增加其溶解性及食物和酶作用的表面积。唾液含有多种消化酶，在食物被粉碎的同时对淀粉类食物成分进行分解，以利下一步在胃中的消化。食物在口腔内停留的时间很短，但对消化过程却能产生较大影响。

（2）胃。胃的消化功能主要表现在分泌胃液和机械蠕动的搅拌，使食物与胃液充分接触。胃液含大量消化酶。当食糜通过食管进入胃后，胃酸逐渐渗入食糜从而使口腔消化酶的消化停止，胃消化酶开始发挥作用，缓慢而有规律地向肠道输送被消化至一定程度的食糜。

（3）十二指肠。食糜由胃进入十二指肠后，酸度被胰液及胆汁中和，胃消化酶的消化停止，开始小肠中的消化及吸收。十二指肠对糖、蛋白质、脂肪有较强的吸收功能，尤其对铁、叶酸、钙的吸收有重大影响，十二指肠切除患者常导致铁、叶酸、钙的缺乏。

（4）空肠、回肠。经过上段消化道的消化，空肠主要对已消化的营养素进行吸收，完成几乎全部的吸收过程。回肠在正常状态下成为吸收功能的储备区段，由于空肠的高吸收效能，致使回肠无机会发挥其吸收功能，只有在空肠功能障碍时才得以利用，但胆盐、维生素 B_{12} 及脂溶性维生素在此完成吸收。

（5）结肠、直肠。结肠、直肠为回收水分、电解质的最后区段，并储存食物残渣供定期排放，结肠内经细菌发酵产生的维生素 K 和维生素 B 复合物将被结肠吸收。发酵是结肠的消化方式，在小肠中不能被消化的营养素到达结肠后，被结肠菌分解，产生氢气、甲烷气、二氧化碳和短链脂肪酸，所产生的气体从呼吸道或通过直肠排出。

2. 消化道附属器官

消化道附属器官主要指消化腺，包括唾液腺、胃腺、肝脏、胆囊、胰腺、肠腺等，它们为消化食物的过程提供必需的酶和其他物质，与消化道一起，共同完成食物的消化及吸收。

（1）唾液腺。唾液腺可分泌唾液，pH 值约为 6.8，其成分 99.5％ 是水。唾液中的消化酶主要有唾液淀粉酶、舌脂肪酶。唾液淀粉酶可使淀粉和糖原水解，pH 值在 4.0 以下时，唾液淀粉酶迅速失活。

（2）胃腺。胃腺的胃细胞可分泌胃液，呈透明、淡黄色液体，pH 值为 1.0，其成分 97％～99％ 是水，盐酸（HCL）占 0.2％～0.5％，其余为黏蛋白、矿物质和消化酶。胃消化酶主要有胃蛋白酶、胃脂肪酶及凝乳酶三种。

（3）肝脏、胆囊。肝脏、胆囊为重要的消化器官。肝细胞可分泌胆汁，储于胆囊，经浓缩后，在消化功能需要时释放入十二指肠。胆汁的主要功能是促进脂类消化吸收，并中和酸性食糜，以利于肠道消化吸收。胆汁可溶解脂质，脱去食物微粒表面的脂质，实现与消化酶的接触，促进食物的消化及吸收，尤以与脂质及脂溶性维生素的吸收关系密切。胆囊储存胆汁，并对胆汁进行浓缩，以便需要时集中释放，从而提高胆汁的消化能力及消化效率。

（4）胰腺。胰腺细胞可分泌胰液，pH 值为 7.5～8.0，主要含有胰蛋白酶、糜蛋白酶、弹性蛋白酶、羧基肽酶、胰淀粉酶、胰脂肪酶、胆固醇酯酶、RNA 酶、DNA 酶、磷脂酶 A2。胰腺既是重要的外分泌消化器官，又是营养代谢重要的内分泌腺，具有消化吸收及营养代谢的双重功能。胰腺所分泌的胰酶几乎能够消化各种食物成分，且消化力强大；分泌的胰岛素、胰高血糖素等对营养素的代谢发挥着极其重要的作用。

（5）肠腺。肠腺可分泌肠液，肠液中的消化酶有氨基肽酶、脂肪酶、麦芽糖酶、d– 糊精酶、乳糖酶、蔗糖酶、磷酸酶、多核苷酸酶、核苷酶及磷脂酶（见表 5-1）。

表 5-1　各种消化液的分泌量及主要消化功能

消化液	分泌量（L/天）	pH 值	主要成分	酶的底物	酶的水解产物
唾液	1.0～1.5	6.6～7.1	黏液		
			α– 淀粉酶	淀粉	麦芽糖
胃液	1.5～2.5	0.9～1.5	黏液、盐酸	蛋白质	胨、多肽
			胃蛋白酶（原），内因子		
胰液	1.0～2.0	7.8～8.4	HCO_3		
			胰蛋白酶（原）		
			糜蛋白酶（原）	蛋白质	氨基酸、寡肽
			羧基肽酶（原）	肽	氨基酸
			RNA 酶	RNA	单核苷酸
			DNA 酶	DNA	
			α– 淀粉酶	淀粉	麦芽糖、寡糖
			胰脂肪酶	甘油三酯	脂肪酸、甘油、单酰甘油
			胆固醇酯酶	胆固醇酯	脂肪酸、胆固醇
			磷脂酶	磷脂	脂肪酸、溶血磷脂
胆汁	0.8～1.0	6.8～7.4	胆盐		
			胆固醇		
			胆色素		
小肠液	1.0～3.0	7.6	黏液		
			肠激酶	胰蛋白酶原	胰蛋白酶
大肠液	0.5	8.3	黏液		胰蛋白酶

（二）消化的方式

消化方式有以下三种：

1. 物理性消化，指通过咀嚼、研磨等机械性方式所进行的消化过程。

2. 化学性消化，指通过消化酶进行的消化过程。

3. 生物学消化，指消化器官内微生物的分解和发酵引起的消化过程。

正常情况下，这三种方式的消化作用是同时进行和互相配合的。

（三）消化道活动特点

消化道的运行机能由消化道肌肉层的活动完成。消化道中除咽、食管上端和肛门的肌肉是骨骼肌外，其余均由平滑肌组成，并具有以下特点。

1. 节律性运动，兴奋性低、收缩缓慢。

2. 富于伸展性，最长时可为原来长度的 2 ～ 3 倍。消化道的特殊部位——胃，通常可容纳几倍于自己初始体积的食物。

3. 有一定的紧张性，消化道的胃、肠等各部位能保持一定的形状和位置，肌肉的各种收缩均是在紧张性的基础上发生的。

4. 对化学、温度和机械牵张的刺激比较敏感，对内容物等的各种刺激引起的内容物推进或排空有重要意义。

（四）消化的主要场所

消化过程是从口腔开始的，主要受唾液腺所分泌的淀粉酶的作用，食管除了作为通向胃的管道以外，对消化基本无作用。胃主要从侧壁和泌酸细胞分泌盐酸，以及从胃主细胞分泌的一系列酶。胃对食物的机械混合具有特殊作用，在一定程度上也对营养素有分区作用。一般来讲，开始是清亮的液体，然后是碳水化合物、蛋白质、蛋白质分解产物，最后是脂肪。

小肠的消化过程可以分为 3 个阶段。

1. 肠腔内阶段。主要包括宏量营养素（碳水化合物、蛋白质、脂肪）被肠道、胆囊和胰腺所分泌的酶水解的过程。

2. 刷状缘阶段或黏膜阶段。肠上皮微绒毛所分泌的酶进一步降解多糖长链肽，肠细胞主要吸收单糖、多糖、氨基酸和很短的寡肽，以及水溶性脂肪酸。

3.混合阶段。包括消化产物转运至门静脉和淋巴细胞的过程。

表 5-2　各种部位主要的消化功能

部位	消化
口腔	碳水化合物、脂肪
胃	脂肪、蛋白质
十二指肠	碳水化合物、脂肪、蛋白质
小肠、空肠	碳水化合物（二糖、三糖）、蛋白质和多肽、脂肪
回肠	任何可残留的可消化的宏量营养素
结肠	通过肠道细菌分解可消化的膳食纤维

二、营养素的消化

（一）碳水化合物

碳水化合物含量最多的食物通常是谷类和薯类。存在于动物肌肉与肝脏的碳水化合物称作糖原，又称动物淀粉，为数很少。消化、水解淀粉的酶，称作淀粉酶。由于食物在口腔停留时间短暂，以致口腔唾液淀粉酶对碳水化合物的消化作用不大。胃液不含任何能水解碳水化合物的酶，其所含的胃酸对碳水化合物只可能有微少或极局限的水解作用，故碳水化合物在胃中几乎不会被消化。碳水化合物的消化主要在小肠中进行。小肠内消化分为肠腔消化和小肠黏膜上皮细胞表面上的消化。极少部分非淀粉多糖可在结肠内通过发酵消化。肠腔中的主要水解酶来自胰液的 α – 淀粉酶，称胰淀粉酶，可使淀粉变成麦芽糖、麦芽三糖（约占 65 %）、异麦芽糖、α – 临界糊精及少量葡萄糖等。淀粉主要的消化场所是小肠，在口腔及肠腔中消化后的上述各种中间产物，可以在小肠黏膜上皮细胞表面进一步彻底消化，最后转化成大量的葡萄糖及少量的果糖和半乳糖。小肠内不被消化的碳水化合物到达结肠后，被结肠菌群分解，产生氢气、甲烷气、二氧化碳和短链脂肪酸等，这一系列过程称为发酵。发酵也是消化的一种方式。所产生的气体经体循环转运，经呼气和直肠排出体外，其他产物如短链脂肪酸被肠壁吸收并被机体代谢。

（二）蛋白质

胃壁细胞分泌无活性的胃蛋白酶原，在酸性环境中通过自身催化转变为有活性的胃蛋白酶，当食物进入胃内后，胃酸使蛋白质变性，变性的蛋白质空间结构改变，经胃蛋白酶水解后，在胰腺分泌的胰蛋白酶及糜蛋白酶作用下进一步分解为肽和氨基酸。

（三）脂肪

食物中的脂肪在口腔和胃中不被消化，因唾液中无水解脂肪的酶。胃液中虽含有少量的脂肪酶，但胃液 pH 值一般为 $1 \sim 2$，不适于脂肪酶的作用，而婴儿的胃液 pH 值为 5 左右，适合脂肪酶的催化作用。无论是成人还是婴儿，脂肪的消化主要是在小肠中进行的。由于肠蠕动和胆汁酸盐的乳化作用，使脂肪分散成细小的微团，增加与脂肪酶的接触面。肠液中胰脂肪酶能特异地水解甘油三酯的第 1、3 位酯键，水解产物中约 70 % 为甘油一酯和脂肪酸，约 20 % 被完全水解成甘油和脂肪酸，极小部分水解为甘油二酯。因此，通过消化作用使脂肪转变为甘油一酯、甘油二酯、脂肪酸和甘油等，它们与胆固醇、磷脂及胆汁酸盐形成混合微团。

（四）维生素

维生素是人和动物维持正常的生理功能所必需的一类有机化合物，无须消化可直接被吸收。

（五）水、矿物质等营养素

水、矿物质等营养素无须消化可直接被吸收。

（六）膳食纤维

膳食纤维不能被消化。

三、营养素的吸收

（一）吸收的基本机制

不论是单细胞生物还是高等动物，营养素的吸收过程都是物质分子穿过细胞膜进入细胞内，或再由细胞内穿过另一侧的细胞膜离开细胞，进入组织液或血液。随着生物的进化，对不同物质的专一性的特殊吸收机制占有更重要地位，这些特殊吸收机制包括单纯扩散、易化扩散、主动转运、胞饮或内吞。

（二）吸收的主要部位

食物主要的分泌和吸收过程发生在小肠，肠道上皮细胞以及胰腺和胆囊共同分泌消化液。小肠壁肌肉的运动，主要起促进消化和吸收，将内容物向下推送的作用。小肠的运动有分节运动、蠕动、绒毛收缩等几种形式。这些形式的运动都有利于食物与消化液的充分混合，从而完成消化过程。蠕动的强弱决定于肠内食物的刺激，在正常情况下，吃膳食纤维多的食物时肠蠕动就快。食物在小肠停留 3～8 小时，糖类几乎全部在十二指肠和空肠吸收，脂肪主要在十二指肠下部和空肠上部吸收，氨基酸在小肠上段吸收，水和矿物质也在小肠吸收。

（三）吸收的过程

1. 碳水化合物的吸收

小肠是碳水化合物吸收的主要部位。碳水化合物的消化产物为各种单糖，在正常情况下，只有单糖能被肠壁吸收并进入门静脉，除以主动转运形式进行吸收以外，还可通过载体以扩散方式吸收。碳水化合物的类型不同，消化吸收率也不同。影响因素有碳水化合物的类型和结构、食物的化学成分和含量、食物的烹调加工和物理性状等。

2. 蛋白质的吸收

食物中蛋白质需经酶水解（即消化）为氨基酸及小肽后才能被机体吸收利用。酶促降解自胃中开始，但主要在小肠中进行。在胃肠道内，通过各种酶的联合作用将蛋白质分解成氨基酸。蛋白质在小肠被吸收，在小肠黏膜上皮细胞内二肽、三肽进一步被水解成氨基酸，通过门静脉进入肝脏，输送到人体各组织器官被利用。

3. 脂肪的吸收

脂类的消化产物主要在十二指肠下段和空肠上段被吸收。中短链脂肪酸甘油三酯被小肠黏膜所吸收，通过门静脉进入血液循环。长链脂肪酸及甘油一酯在肠黏膜细胞中重新合成甘油三酯，并与磷脂、胆固醇及蛋白质形成乳糜微粒，经淋巴系统进入血液循环，随血液流经全身以满足机体需要。磷脂、胆固醇的吸收过程与脂肪相似，胆固醇也可直接被肠黏膜吸收。

4. 维生素及矿物质的吸收

（1）脂溶性维生素的吸收。脂溶性维生素 A、D、E、K 及维生素 A 的前体物胡萝卜素等，主要是与脂肪酸一起通过被动转运而被吸收，吸收后大部分掺入乳糜微粒进入淋巴管。

（2）水溶性维生素的吸收。水溶性维生素一般以简单扩散方式被充分吸收，特别是相对分子质量小的维生素更容易吸收。维生素 B 则需与内因子结合成一个大分子物质才能被吸收，此内因子是相对分子质量为 53000 的一种糖蛋白，由胃黏膜壁细胞合成。

（3）矿物质在食品中有些是呈离子状态存在，即溶解状态，例如多种饮料中的钾、钠、氯三种离子既不生成不溶性盐，也不生成难分解的复合物，它们可直接被机体吸收。有些矿物质则相反，它们结合在食品的有机成分上，例如乳酪蛋白中的钙结合在磷酸根上；铁多存在于血红蛋白之中；许多微量元素存在于酶内。人体胃肠道中没有能够将矿物质从这类化合物中分解出来的酶，因此，这些矿物质往往是在食物的消化过程中，慢慢从有机成分中释放出来的，其可利用的程度（可利用性）则与食品的性质，以及与其他成分的相互作用密切相关。虽然结合在蛋白质上的钙容易在消化过程中被分解释放，但是，也容易再次转变成不溶解的形式，如某些蔬菜所含的草酸，就能与钙、铁等离子生成难溶的草酸盐；某些谷类食品中所含的植酸也可与之生成难溶性盐，从而造成矿物质吸收利用率的下降。

5. 水、膳食纤维等营养素的吸收

（1）每日进入成人小肠的水分为 5 ～ 10 L。这些水分不仅来自食品，还来自消化液，而且主要来自消化液。成人每日尿量平均约 2.5 L，粪便中可排出少量（约 150 mL），其余大部分水分都由消化道重新吸收。大部分水分的吸收是在小肠内进行，未被小肠吸收的剩余部分则由大肠继续吸收。小肠吸收水分的主要动力是渗透压。随着小肠对食物消化产物的吸收，肠壁渗透压会逐渐增高，形成促使水分吸收的极为重要的环境因素，尤其是钠离子的主动转运。在任何物质被吸收的同时都伴有水分的吸收。

（2）膳食纤维不被小肠正常消化和吸收。酵解是膳食纤维的消化方式，大肠内的菌群对膳食纤维的酵解发挥了作用。同时，膳食纤维的消化、吸收会受到许多因素的影响，包括食物通过肠道的时间、膳食纤维的种类、肠道微生物的种类和数量、食物的加工方式等。膳食纤维以完整的形态通过小肠到达大肠，进入结肠的膳食纤维在盲肠和结肠内微生物的作用下开始酵解，生成氢、二氧化碳、甲烷、水、乙酸、丙酸、丁酸以及 B 族维生素等物质。膳食纤维的这些生成物对肠道健康有着至关重要的作用。

第二节　营养素的代谢

代谢是生物体内所发生的用于维持生命的一系列有序的化学反应的总称。这些反应进程使得生物体能够生长和繁殖、保持它们的结构以及对外界环境做出反应。营养素的代谢是指生物体与外界环境之间物质的交换和生物体内物质的转变过程。生物在生命活动中不断从外界环境中摄取营养素，转化为机体的组织成分，称为同化作用；同时机体本身的物质也在不断分解成代谢产物，排出体外，称为异化作用。营养素的代谢包括碳水化合物的代谢、蛋白质的代谢、脂肪的代谢等。

一、碳水化合物的代谢

食物中的碳水化合物通常提供的能量占我们日常能量摄入的40％～70％，主要是淀粉、非淀粉（大多为蔗糖和乳糖）和单糖（推荐量只占20％）。碳水化合物在机体消化道分解吸收过程中依靠消化酶的辅助作用，由短链变成双糖至最后分解成单糖而被吸收。糖的代谢则可分为氧化分解直接提供能量、合成糖原储存备用和转变成脂肪及氨基酸三大方面，主要受激素调控，同时也受神经和局部因素的影响。这些过程相互联系和制约，共同组成复杂而有秩序的糖代谢循环。

（一）糖的有氧分解和无氧酵解

糖既可在有氧条件下进行分解，也可在无氧条件下进行酵解。在有氧的情况下，丙酮酸进入线粒体，氧化脱羧后进入三羧酸循环，最终被彻底氧化成二氧化碳及水，这个过程称为碳水化合物的有氧氧化。在无氧的情况下，碳水化合物在体内分解过程中经糖酵解途径降解为丙酮酸，丙酮酸在胞浆内还原为乳酸，这一过程称为碳水化合物的无氧氧化，也被称作糖酵解过程。每克糖在体内通过生物氧化所供给的能量为 16.7 kJ（约 4 kcal）。

（二）糖的磷酸戊糖途径分解代谢

除了有氧分解和无氧酵解外，糖还可以通过磷酸戊糖途径进行分解。由于此途径是由 6- 磷酸葡萄糖（G-6-P）开始，故亦称为磷酸己糖旁路。此途径在细胞质中进行，可分为两个阶段。第一阶段由 G-6-P 脱氢生成 6- 磷酸葡糖酸内酯开始，然后水解生成 6- 磷酸葡糖酸，再氧化脱羧生成 5- 磷酸核酮糖。还原型辅酶Ⅱ（nicotinamide adenine dinucleotide phosphate，NADPH）是所有上述氧化反应中的电子受体。第二阶段是 5- 磷酸核酮糖经过一系列转酮基及转醛基反应，经过磷酸丁糖、磷酸戊糖及磷酸庚糖等中间代谢物最后生成 3- 磷酸甘油醛及 6- 磷酸果糖，后两者还可重新进入糖酵解途径而进行代谢。磷酸戊糖途径的生理意义在于产生大量的NADPH，为细胞的各种合成反应提供还原剂，比如参与脂肪酸和固醇类物质的合成；在红细胞中保证谷胱甘肽的还原状态；中间产物为许多物质的合成提供原料，如 5-P- 核糖、核苷酸、4-P- 赤藓糖、芳香族氨基酸等。

二、蛋白质的代谢

蛋白质的代谢过程一般包括两条路径，即合成蛋白质和氨基酸的各种生化过程被称为合成代谢，以及蛋白质被分解为氨基酸的过程被称作分解代谢。

（一）蛋白质的合成代谢

蛋白质的合成代谢是蛋白质由氨基酸形成的过程，该过程形成了组织（比如肌肉）、激素、酶、免疫蛋白和血液成分等。它依赖于五个步骤：氨基酸合成、转录、翻译、翻译后修饰和蛋白质折叠。在人体中可以利用已经存在的中间体合成一些氨基酸，这些氨基酸被称为非必需氨基酸；而必需氨基酸不能在体内转化，只能靠从外界摄取，不能转化的主要原因就是体内缺乏转化为必需氨基酸所需要的对应中间体。

（二）蛋白质的分解代谢

蛋白质的分解代谢是机体自身的蛋白质被分解成氨基酸，随后进一步进行氨基酸分解的过程。氨基酸包括内源性氨基酸和外源性氨基酸，它们共同参与分解，被称作氨基酸代谢库或氨基酸池（metabolic pool）。氨基酸分解代谢基本途径可归纳为三条：第一条途径是用以合成机体自身所特有的蛋白质、多肽，这是氨基酸代谢的主要途径。第二条途径是部分氨基酸进行分解代谢，包括通过脱氨及转氨作用并联合脱羧作用，分解成 α-酮酸、胺类及二氧化碳。氨基酸分解所生成的 α-酮酸可以转变成糖、脂类或再合成某些非必需氨基酸；可经过三羧酸循环氧化成二氧化碳和水并放出能量；还可通过脱羧作用生成胺类，例如组氨酸脱羧生成组胺。第三条途径是部分氨基酸用于合成新的含氮化合物，如嘌呤碱类、肌酸及肾上腺素等，这类物质分解后的最终产物不能回到氨基酸池内。上述三条途径的主次关系，受到多种因素的影响，如年龄、营养状况等，尤其是营养状况往往起决定作用，例如，膳食中必需氨基酸供给不足、热量供给不足，都可使第二条途径增强。

三、脂肪的代谢

脂肪的代谢是指生物体内脂肪在各种相关酶的帮助下，消化与吸收、合成与分解的过程，以保证正常生理机能的运作，是体内重要且复杂的生化反应，对于生命活动具有重要意义。脂肪在体内代谢的生化过程主要分为甘油三酯、磷脂、胆固醇、血浆脂蛋白四类脂类物质的代谢，同时受胰岛素、胰高血糖素、饮食营养、体内生化酶活性等复杂而精密的调控，以转变成身体各种精细生化反应所需要的物质成分。脂肪代谢异常引发的疾病为现代社会的常见病。

（一）甘油三酯的合成代谢

甘油三酯是机体储存能量及氧化功能的重要形式。肝、脂肪组织、小肠是合成甘油三酯的重要场所，以肝的合成能力最强。肝细胞能合成脂肪，但不能储存脂肪，合成后需要与载脂蛋白、胆固醇等结合成极低密度脂蛋白，入血运到肝外组织储存或加以利用。若肝合成的甘油三酯不能及时转运，会形成脂肪肝。脂肪细胞是机体合成及储存脂肪的仓库。合成甘油三酯所需的甘油及脂肪酸主要由葡萄糖代谢提供。其中甘油由糖酵解生成的磷酸二羟丙酮转化而成，脂肪酸由糖氧化分解生成的乙酰 CoA 合成。

甘油三酯合成基本过程包括甘油一酯途径和甘油二酯途径。甘油一酯途径即小肠黏膜细胞合成脂肪的途径，由甘油一酯和脂肪酸合成甘油三酯。甘油二酯途径即肝细胞和脂肪细胞的合成途径。脂肪细胞缺乏甘油激酶，因而不能利用游离甘油，只能利用葡萄糖代谢提供的 3– 磷酸甘油。

（二）甘油三酯的分解代谢

1. 脂肪动员

脂肪动员指储存在脂肪细胞中的脂肪，被脂肪酶逐步水解为游离脂肪酸及甘油并释放入血液，被其他组织氧化利用的过程。在禁食、饥饿或交感神经兴奋时，肾上腺素、去甲肾上腺素和胰高血糖素分泌增加，激活脂肪酶，促进脂肪动员。

2. 脂肪酸的 β– 氧化

脂肪酸的 β– 氧化指脂肪酸在一系列酶的作用下，在 α 碳原子和 β 碳原子之间断裂生成乙酰 CoA，并彻底氧化成 CO_2 和 H_2O，释放出大量能量。大多数组织均能氧化脂肪酸，但脑组织例外，因为脂肪酸不能通过血脑屏障。

3. 酮体的生成及利用

脂肪酸在肝脏中氧化分解所生成的乙酰乙酸、β - 羟丁酸和丙酮三种中间代谢产物，统称为酮体。酮体生成主要在肝脏的线粒体，其合成原料为乙酰 CoA，关键酶是 β - 羟基 - β - 甲基戊二酸单酰辅酶 A（HMG-CoA）合成酶。酮体利用主要包括琥珀酰 CoA 转硫酶和乙酰乙酸硫激酶两种酶。琥珀酰 CoA 转硫酶主要存在于心、肾、脑和骨骼肌细胞的线粒体中，乙酰乙酸硫激酶主要存在于心、肾、脑细胞的线粒体中。

（三）磷脂的代谢

磷脂在生物体内可经各种磷脂酶作用水解为甘油、脂肪酸、磷酸和各种氨基醇，如胆碱、乙醇胺、丝氨酸等。甘油可以转变为磷酸二羟丙酮，参加糖代谢。脂肪酸经 β - 氧化作用而分解。磷酸是体内各种物质代谢不可缺少的物质。各种氨基醇可以参加体内磷脂的再合成，胆碱还可以通过转甲基作用转变为其他物质。磷脂合成时，乙醇胺和胆碱与 ATP 在激酶的作用下生成磷酸乙醇胺或磷酸胆碱，然后再与胞苷三磷酸（cytidine triphosphate，CTP）作用转变成胞二磷乙醇胺或胞磷胆碱。胞二磷乙醇胺或胞磷胆碱再与已生成的甘油二酯合成相应的磷脂。

（四）胆固醇的代谢

胆固醇的合成代谢主要在肝脏进行，其合成原料为乙酰 CoA，合成的过程包括甲羟戊酸的合成、鲨烯的合成及胆固醇的合成三个阶段。胆固醇的转化则有以下三条途径：（1）转化为胆汁酸，这是胆固醇在体内代谢的主要去路；（2）转化为固醇类激素，胆固醇是肾上腺皮质、卵巢等合成类固醇激素的原料，此种激素包括糖皮质激素及性激素；（3）转化为 7- 脱氢胆固醇，在皮肤中胆固醇被氧化为 7- 脱氢胆固醇，再经紫外光照射转变为维生素 D_3。

（五）血浆脂蛋白的代谢

血浆脂蛋白依照蛋白质和脂类组成的比例和含量不同可分为不同的类型。按密度法一般分为乳糜微粒、极低密度脂蛋白、低密度脂蛋白、高密度脂蛋白。乳糜微粒的主要功能是转运外源性甘油三酯及胆固醇。极低密度脂蛋白是运输内源性甘油三酯的主要形式，肝细胞及小肠黏膜细胞自身合成的甘油三酯与载脂蛋白、胆固醇等形成极低密度脂蛋白，在肝外组织脂肪酶作用下水解利用，使极低密度脂蛋白变成低密度脂蛋白被肝摄取代谢。人血浆中的低密度脂蛋白是由极低密度脂蛋白转变而来的，它是转运肝合成的内源性胆固醇的主要形式。高密度脂蛋白的主要作用是逆向转运胆固醇，将胆固醇从肝外组织转运到肝代谢。

四、维生素的代谢

（一）脂溶性维生素的代谢

维生素 A 或胡萝卜素被酶水解吸收后，以游离醇或酯的形式进入肝脏，以视黄醇形式与视黄醇蛋白结合，从肝脏中动员出来供正常代谢。维生素 D 在消化道内与脂肪和胆盐一起形成乳糜微粒，被小肠吸收入血，在肝脏内形成 25- 羟维生素 D_3 后经粪便排出。维生素 E 经小肠吸收与脂肪酸结合成酯，通过淋巴转运进入肝脏储存备用，代谢后由粪便排出。维生素 K 在小肠中被吸收后转往淋巴系统，在肝脏中转化为维生素 K_2。

（二）水溶性维生素的代谢

维生素 B_1 的吸收部位在小肠，浓度高时以被动扩散方式吸收，浓度低时通过主动转运吸收，在肠黏膜被磷酸化进入肝脏合成辅酶，过多的维生素 B_1 由尿排出。维生素 B_2 在肠段上部以主动方式吸收，过量的维生素 B_2 主要以游离及其辅酶衍生物形式从尿中排出。维生素 B_3 在小肠经简易扩散吸收，转化为尼克酰胺并形成辅酶，作用后经尿排出。维生素 B_4（胆碱）随血液进入肝脏或其他组织发挥作用，以游离形式或乙酰胆碱和磷脂的形式存在。维生素 B_5 在小肠中吸收并通过小肠黏膜进入门脉循环，在血中以游离泛酸或 CoA 形式被运输，过多的泛酸经尿排出体外。维生素 B_6（吡哆醇、吡哆醛、吡哆胺）以简单扩散方式进入细胞，在血液中与白蛋白结合，以磷酸吡哆醛的形式运输并在肝脏生成磷酸吡哆醛和磷酸吡哆胺，经过磷酸化作用后以吡哆酸的形式经尿排出。维生素 B_7 被吸收后，随血液进入组织细胞，不在组织沉积，过量部分或被代谢分解或经尿排出。维生素 B_{11}（叶酸）在小肠吸收，在肠壁、肝脏和骨髓等组织中经叶酸还原酶的催化和在维生素 C、还原性辅酶 Ⅱ 参与下，转变为四氢叶酸并发挥作用，叶酸主要贮存在肝脏，经尿液、粪和汗液排出。维生素 B_{12} 在血液中与 α－球蛋白结合运输。暂时不用的贮存于肝脏和其他组织，不能与血清结合蛋白结合的维生素 B_{12} 以游离形式经胆汁和尿排出。维生素 C 主要在回肠以被动方式吸收，在体内经过分解后绝大部分最终产物是 CO_2 和草酸，后者随尿排出。

五、矿物质的代谢

矿物质的代谢是指矿物元素在体内不断地进行着吸收和排出、沉积和分解，这是矿物元素在体内代谢的重要特征，使得矿物质不管以任何形式存在或转运都始终保持动态平衡。各种矿物元素进入组织器官或从组织器官分解、排泄都必须经过血液，因此血液在矿物元素代谢中起着重要的作用。钙的代谢主要是通过肠道与泌尿系统，少量也可从汗液排出。磷在食物中大多数以有机化合物（如磷蛋白和磷脂等）的形式存在，摄入后在肠道磷酸酶的作用下游离出磷酸盐，磷以无机盐的形式被吸收，但植酸形式的磷不能被机体充分吸收。镁在食物中主要在空肠末端和回肠被吸收，被机体代谢后可有大量从胆汁、胰液和肠液分泌到肠道，可随汗液、脱落的皮肤细胞和尿液排至体外。铁在食物中被胃酸和酶共同作用后释放，然后与肠道中的维生素 C 等结合，并保持溶解状态以利于吸收。硒主要通过尿液、粪便、呼气和汗液排出。铜主要通过胆汁到达胃肠道，再与随唾液、胃液、肠液进入胃肠道的铜一起由粪便排出。铬多经由尿液、粪便排出。氟多由肾脏经尿液排出，另有 13％～19％ 由粪便排出。

六、膳食纤维的代谢

人类需要摄取大量膳食纤维才能保证营养均衡。从胃进入小肠的膳食纤维几乎不能被消化酶分解，从而继续向肠道下部移动。其间，膳食纤维对肠内容物的水合作用、脂质的乳化作用、消化酶的消化作用都产生一定的影响，导致对食物块的消化以及营养素的吸收产生一定阻碍，其中以能形成高黏度溶胶和凝胶的水溶性膳食纤维作用最强。由于人类基因组中缺乏编码相应酶的基因，我们主要依赖肠道中的微生物群将这些复杂的糖类进行糖化发酵。英国约克大学结构生物学实验室研究发现肠道细菌卵形拟杆菌中的单个复杂基因位点可代谢膳食纤维中的木葡聚糖（xyloglucans，XyGs），进一步揭示了人体中的这些细菌是如何消化复杂碳水化合物的，以及"有益菌"卵形拟杆菌是如何发挥它们的功能的。此外，与阳离子有结合能力的膳食纤维还能使无机盐在肠道的吸收受阻，而具有离子交换能力的可溶性膳食纤维藻酸等能吸附钠盐并使部分膳食纤维随粪便排出体外。

第三节　影响营养素消化、吸收与代谢的因素

机体发展了复杂的生物机制来维持能量消耗与合成需要，以及能量、宏量营养素、微量营养素摄入之间的平衡。这些消化、吸收、代谢机制在体内协同发挥作用。

食物（营养素）摄入不足、消化吸收障碍，营养素丢失（如外伤、吸收不良）或分解代谢增加所导致的营养素需要量增加，均可引起营养素消化、吸收与代谢变化，导致营养不良。食物摄入不足是疾病引起营养不良发生的主要原因，包括厌食（疾病的常见表现）、味觉异常、恶心呕吐以及其他由药物等治疗方法引起的不良反应，还有摄食和吞咽困难，购买或加工过程中的问题及社会和心理因素（如焦虑、抑郁、悲伤、贫困）等。医院和养老院因缺少适当可口的食物，也可减少食物摄入量。大量对不同人群进行的研究发现能量、蛋白质和微量营养素摄入量无法满足营养需要，尤其是住院患者的食物丢弃率很高。

一、生理因素

不同的个体或同一个体在不同的生理状况下，摄入食物会产生不同的效果。年龄、性别、体形、身体组成、遗传、生活方式、潜在疾病等因素都能影响营养素消化、吸收与代谢。

年龄不同对能量及营养素的需要量不同，如婴幼儿需供给高能量、高蛋白、充足的脂肪酸、高维生素和矿物质饮食；老年人由于生理机能下降，机体组成发生变化，脂肪成分增多而蛋白质和水分减少，每日能量需要减少，但钙、蛋白质的需求却增加。不同年龄的患者对食物质地的要求不同，对食物喜好也有差异，活动量大的个体对能量及营养素的需求大于活动量小的个体。

特殊生理状况如妊娠期、哺乳期等，营养素消化、吸收与代谢也会有很大的不同。妊娠期饮食习惯的改变，如挑食、偏食、妊娠呕吐等，会影响营养素的摄入，所以营养要均衡，还需增加蛋白质、钙、铁、碘、叶酸的摄入；哺乳期需适当增加能量、蛋白质的供给，注意 B 族维生素及维生素 C 的摄入。

有研究指出营养不良和肥胖也会影响营养素的消化、吸收与代谢。

二、病理因素

机体应对危重疾病时，碳水化合物、脂肪、蛋白质的代谢反应会发生异常。

（一）碳水化合物

创伤会引起内源性葡萄糖生成和转化显著增加。在创伤状态下，葡萄糖是一种必不可少的物质，因为部分葡萄糖的分解（糖酵解）同样可以提供能量而不需要氧气。作为能量来源，葡萄糖可以被含氧量低以及炎症组织或者愈合伤口所利用，在愈合组织处线粒体尚未形成，也可能由于缺乏毛细血管脂肪无法到达。因此免疫细胞、成纤维细胞和肉芽组织以及大脑主要利用葡萄糖作为能量来源。此外，葡萄糖的代谢产物丙酮酸盐能够接受氨基（NH$_2$基）并转运到肝脏合成丙氨酸。糖原，主要是肝糖原，只能提供 12 ～ 14 小时的葡萄糖，在重症疾病时糖原贮存可能在更短的时间内被耗竭。因此肝脏利用乳酸盐和氨基酸形成葡萄糖（糖异生）的速率会立即加快。这种内源性葡萄糖生成的增加与重症疾病有关，不会被外源性葡萄糖或胰岛素所抑制，提示这种情况下的糖异生是一个必需的过程，是由应激激素和细胞因子所启动的，不同于禁食状态那样可以被抑制。实际上葡萄糖产生增加在重症疾病时对机体组织存活是至关重要的。

　　从数量上讲，乳酸盐是最重要的糖异生前体物。该物质是葡萄糖无氧代谢所产生的，葡萄糖的碳在外周组织和肝脏之间循环。在正常情况下，肝脏内代谢的乳酸盐大约为 150 g，但是在应激状态下这个量会极大地增加。在这个过程中损失的总能量为 4 个 ATP 分子，由三羧酸循环中脂肪酸氧化提供。如果不发生低灌注或低氧，肝脏乳酸盐代谢的能力是很强的。以相类似的方式，在肌肉内葡萄糖还可以由乳酸盐和氨基团生成的丙氨酸生成。在这种方式下，部分来自肌肉氨基酸分解所损耗的氮会进入血液循环，然后在肝脏内代谢产生葡萄糖和尿素。葡萄糖还可以由脂肪组织在脂解过程中产生的甘油合成（见表 5-3）。

表 5-3　饥饿和重症急病时的葡萄糖代谢

生化反应	餐后状态	饥饿延长	应激反应
糖异生	↓	↑	↑ ↑ ↑
糖酵解	↑	↓	↑ ↑ ↑
葡萄糖氧化	↑ ↑ ↑	↓	↓
葡萄糖循环	↑	↓	↑ ↑ ↑

（二）蛋白质和氨基酸

　　由周围组织释放到血液中的氨基酸主要来自肌肉。它们和甘油是肝脏内"二次"葡萄糖生成的主要前体物质，因为乳酸循环（Cori 循环）不能生成净蛋白质。败血症时的蛋白质分解代谢的量是比较大的，每日为 160 ～ 240 g。这相当于每日损失 700 ～ 1000 g 肌肉组织，即当蛋白质分解代谢以这种速度持续进行，且患者也没有接受营养治疗时，肌肉组织会迅速丢失，不利于呼吸机的停用和病情恢复。

此外，某些特殊氨基酸如支链氨基酸部分降解在肌肉、骨头、皮肤等外周组织。肌肉蛋白质分解产生的大部分支链氨基酸都被不可逆地分解生成谷氨酰胺及丙氨酸的碳链和氨基氮。这也解释了为什么某种意义上肌肉蛋白质降解产生的氨基酸在肝脏、免疫系统和伤口处的再利用效率很低，仍然会出现全身水平的负氮平衡（见表 5-4）。

表 5-4　饥饿和重症疾病时的蛋白质代谢

生化反应	餐后状态	饥饿延长	应激反应
蛋白质水解	↓	↓	↑↑↑
蛋白质合成	↑	↓	↑↑
氨基酸氧化	↑	↓	↑↑↑

肌肉蛋白质释放产生的氨基酸还用于合成急性期蛋白、白蛋白、纤维蛋白原、辅因子等。在亢进阶段给予营养支持可以通过促进蛋白质合成以减少肌肉分解代谢，但是也不可能完全抑制肌肉分解。只有在疾病恢复期或者合成代谢期，摄入足够的营养并进行体育活动，才能够出现净肌肉蛋白质蓄积。

（三）脂质

肝脏内乳酸盐和氨基酸糖异生增加所需要的能量是由脂肪氧化提供的，这也可能是肝脏细胞主要的能量物质。因为葡萄糖只能被部分氧化，而糖异生所需要的能量 80% ～ 90% 都来自脂肪氧化。

体内贮存的脂质量很大，尽管作为对重症疾病代谢反应的一部分脂肪分解代谢的速率也加快，但释放的脂肪酸还是能超过机体的能量需要。脂肪组织释放的脂肪酸在肝脏和周围组织如骨骼肌和心肌中只能被部分氧化，剩余的脂肪酸会被再次酯化成甘油三酯。这会导致肝脏和肌肉组织发生脂肪浸润，尤其是当成人患者每分钟持续摄入超过 4 ～ 5 mg/kg 氧化能量的大量葡萄糖时。如果患者有糖尿病、肥胖、败血症或慢性炎症性疾病时这种情况更容易发生（见表 5-5）。

表 5-5　饥饿和重症急病时的脂肪代谢

生化反应	餐后状态	饥饿延长	应激反应
脂肪组织的脂肪分解	↓↓	↑↑↑	↑↑
脂肪氧化	↑	↑↑↑	↑
生酮作用	↓↓	↑↑↑	↑
脂肪酸－三羧酸循环	－	↓	↑↑

　　急性疾病合并饥饿时由于细胞因子抑制酮体生成以及胰岛素水平增高，肝脏的生酮作用没有被完全抑制。此外，肝脏释放到血液的血浆脂蛋白很可能不但是能量物质的交通工具，而且也能调节炎症和免疫反应。

　　对应激的代谢反应受胰高血糖素、儿茶酚胺和肾上腺皮质激素等分解代谢激素、胰岛素抵抗以及细胞因子、类花生酸、氧自由基，以及其他局部介质的调节。其特点是提供急性期反应蛋白以防止出血和细菌入侵。这对患者短期存活是必需的，但是如果持续存在或者加重的话则会引起破坏作用。

　　只有通过减少感染、炎症和降低温度才能有效逆转应激反应。营养支持能够通过减少负的能量和蛋白质平衡起到补偿作用，但是也只在恢复阶段营养支持能够逆转负蛋白质平衡。一些特殊物质可以有助于缓解某些代谢改变并改善预后。

　　（四）食物过敏或食物不耐受

　　有些人食用虾、蟹等海产品会出现腹泻、哮喘、荨麻疹等过敏反应。目前对于食物过敏尚无确切的定义，但一般地说，食物过敏是指机体在摄入某一种食物后，由于免疫机制调节异常所引发的不良反应，并且引起靶器官的功能改变。

　　有些人会对某种食物不耐受。食物不耐受是特定食物或食物成分对人体的副作用，这些副作用包括免疫机制的超敏反应和酶缺乏、药理作用以及其他一些未定义的作用。最常见的不耐受食物是含乳糖的牛奶，其他还有牛肉、鸡肉、鳕鱼、玉米、螃蟹、鸡蛋、蘑菇、猪肉、大米、虾、大豆、西红柿和小麦等。

三、疾病因素

（一）神经系统疾病

14％～80％的脑卒中急性期患者存在不同程度的吞咽障碍。帕金森病患者中吞咽障碍的发病率为35％～82％。重症肌无力可表现为上睑下垂、咀嚼肌无力、吞咽困难、进食障碍、呼吸困难。阿尔茨海默病、肌萎缩侧索硬化、进行性核上性麻痹、肝豆状核变性及肯尼迪病等均可出现进食障碍。

（二）消化系统疾病

1. 进食障碍

（1）非机械性进食障碍。指由胃肠动力损伤所致的进食障碍，但无器质性消化道狭窄，如胃动力损伤（胃瘫）的患者。胃瘫是胃癌根治术和胰十二指肠切除术后并发的胃动力紊乱综合征，国外文献报道其发生率为5％～24％，国内为0.47％～3.6％。多发生于术后，停止胃肠减压，进食流质饮食或由流质饮食改为半流质饮食后，出现腹胀、恶心、呕吐及顽固性呃逆等症状。进食后吐出大量胃内容物，呕吐后症状暂时缓解。胃瘫一旦发生，常持续数周甚至更长时间。由于胃瘫后需要严格禁食、禁水，持续胃肠减压抽出大量液体加之手术创伤，使患者易出现营养不良、电解质紊乱、微量元素缺乏、脱水等。

（2）机械性梗阻引起的进食障碍。机械性因素引起消化道狭窄或不通，导致进食障碍。食管癌、幽门梗阻以及机械性肠梗阻是引起机械性梗阻的常见疾病。食管癌是我国高发的恶性肿瘤，死亡率居我国恶性肿瘤第4位。食管是摄入饮食、获取营养的主要通道，食管肿瘤引起吞咽哽噎、吞咽疼痛，进行性进食障碍为其典型的临床表现，常伴有胸骨后隐痛、不适。机械性肠梗阻常见的原因包括：①肠外因素，如腹腔肿瘤的压迫、疝气嵌顿等；②肠壁因素，如肠套叠、肠扭转等；③肠腔内因素，如异物、肿瘤、粪块等。

（3）放射性口咽黏膜损伤所致的进食障碍。头颈部恶性肿瘤因其部位的特殊性，放射治疗可导致不可避免的放射野内口腔、口咽、下咽、食管等急性黏膜损伤，主要表现为口咽黏膜充血、水肿、糜烂、溃疡、疼痛等，可导致患者厌食、畏惧进食，从而引起进食障碍。

（4）精神性疾病所致的进食障碍。精神性疾病所致的进食障碍以反常的摄食行为和心理紊乱为特征，并伴有生理功能紊乱，包括神经性厌食症（anorexia nervosa，AN）、神经性贪食症（bulimia nervosa，BN）和神经性呕吐。

（5）躯体疾病所致的进食障碍。躯体疾病所致的进食障碍除原发疾病所致的临床症状外，通常伴有不同程度的营养不良。尤其是消化道恶性肿瘤患者营养不良的发生率高，如喉癌、胃癌、食道癌等。其原因除肿瘤疾病本身导致的进食障碍、厌食、早饱、基础代谢率提高以及葡萄糖、蛋白质、脂肪代谢紊乱等外，还有治疗相关因素所导致的放疗性食管炎，化疗所致的厌食、呕吐，以及水电解质紊乱、酸碱失衡等。

（6）其他进食障碍。包括下颌骨骨折导致咀嚼功能受限引起进食障碍；消化道灼伤，如百草枯中毒导致胃肠黏膜灼伤，一般服毒 2～3 天后逐渐出现口腔、舌体、咽喉及食管等部位黏膜充血、水肿、溃疡，从而导致吞咽困难和进食障碍。

2. 饥饿

（1）禁食。机体摄取食物是一个间断的过程，但是能量的消耗却是一个持续的过程。因此人们需要利用体内贮存的碳水化合物、脂肪和蛋白质，通过减少能量消耗和蛋白质储存对短期或长期饥饿做出良好的适应。在摄入食物之后，这些被消耗掉的能量被重新补充、储存。机体对禁食的反应受能量贮存、饥饿的持续时间，以及其他应激性因素的影响。长期部分或完全停止能量摄入会导致消耗性消瘦。尽管曾有报道，一些非常肥胖的个体禁食 249 日和 382 日仍然能够存活，但是对于那些机体成分正常的个体，持续饥饿超过 3 个月，体重将丢失 40%。当女性 BMI 低于 10、男性低于 11 时，则很少能够存活。

（2）短期饥饿。当机体发生小于 72 小时的短期饥饿时，体内胰岛素分泌减少，而胰高血糖素和儿茶酚胺分泌增加，导致糖原和脂肪分解。脂肪组织中的甘油三酯水解会释放游离脂肪酸和甘油进入血液循环，然后再被转运到各个器官作为能量来源，如骨骼肌、心肌、肾脏和肝脏。大脑和红细胞所需要的葡萄糖首先通过糖原分解满足，然后是来自糖异生。机体代谢速率开始是加快的，但 2 天后开始降低。大脑也快速适应酮体的利用从而满足机体能量需要，肝脏中的酮体来自脂肪酸水解。

（3）长期饥饿。当饥饿时间超过 72 小时时，胰岛素水平进一步降低，糖原水平下降，机体所必需的葡萄糖均来自糖异生。由于脂肪酸不能被转化成葡萄糖，因此在肝脏和肾脏中进行的糖异生过程需要肌肉不断提供氨基酸前体、脂肪组织的甘油，以及肌肉无氧糖酵解提供的乳酸盐，即葡萄糖乳酸盐循环，也就是 Cori 循环。在氨基酸的糖异生过程中，碳链进入葡萄糖异生途径，而氨基被转化成尿素排出，导致负氮平衡，每日丢失的蛋白质累积达 50 g。随后这一过程减慢，蛋白质通过两种途径开始在体内贮存。首先是通过代谢速率降低 10% ~ 15%，其次是随着大脑逐渐适应利用酮体作为能量来源，占机体总能量消耗的 20%，使得对葡萄糖的需要量减少。

（4）应激性饥饿。应激性饥饿是指个体不单单只发生饥饿，而且还存在对创伤、败血症和重症疾病的代谢反应。在这种情况下，机体对单纯性饥饿的正常适应性反应，如保持机体蛋白质，在创伤时神经内分泌和细胞因子的影响下无法起作用。代谢速率加快而不是减慢，酮症的产生比单纯性饥饿时少，肌肉蛋白质分解速率加快以满足糖异生的需要。蛋白质也分解产生谷氨酰胺以满足机体应答所需，分解产生氨基酸以满足急性期蛋白合成与免疫细胞及组织修复的需要。应激性饥饿状态下胰岛素抵抗显著，导致碳水化合物氧化转变为脂肪氧化，使用于肌肉蛋白合成的氨基酸转移出来。乳酸和丙氨酸的糖异生反应增加，也就是 Cori 循环活力增加，而葡萄糖氧化减少。应激 / 炎症越严重，细胞应答和蛋白从血管流失到组织间隙的程度就越大。水钠潴留进一步减少循环血量，导致出现水肿和低蛋白血症的恶性营养不良，即 kwashiorkor 症。单纯性饥饿和应激性饥饿的生物反应差异见表 5-6。

表 5-6 单纯性饥饿和应激性饥饿的生物反应差异

生物反应	单纯性饥饿（> 72 小时）	应激性饥饿
代谢速率	↓	↑
蛋白质分解（相对）	↓	↑
蛋白质合成（相对）	↓	↑
蛋白质转化	↓	↑
氮平衡	↓	↓↓
糖异生	↓	↑
酮症	↑↑	—
葡萄糖转化	↓	↑
血糖	↓	↑
水钠潴留	—	↑↑↑
血浆白蛋白	—	↓↓

3. 创伤

机体对创伤的反应，一方面提供机体存活所需要的营养物质，另一方面，也可以导致功能障碍和组织丢失。本身就存在营养不良的患者，如果出现急性疾病，通常机体用于抵抗疾病的营养储备较少，预后较差，从而具有较高的并发症、恢复延迟的发生率以及死亡率。已经证实，如果患者在感染反应时不能释放大量内源性氮，则其发病率和死亡率要高于那些外周组织，特别是肌肉组织能够发生代谢反应的患者。存在营养不良的患者因为体内参与代谢的氨基酸量低，所以氮生成低。

如果择期手术的患者存在营养不良，最好进行 10 天的营养支持治疗，以改善机体的生理功能及减少手术风险。

在慢性疾病状态下，如炎症性肠病，此时不仅存在蛋白质 - 能量营养不良，而且常有一种或多种矿物质和微量营养素缺乏。

机体应激过程中营养物质可能会影响机体的一些生理功能（见表 5-7），而且营养良好的患者和重度营养不良的患者对急性疾病的反应也不同（见表 5-8）。

179

表 5-7　应激过程中营养物质对机体生理功能的影响

营养物质	急性疾病时可能受影响的功能
参与葡萄糖异生的氨基酸	葡萄糖生成的前体物质
谷氨酰胺	细胞再生 免疫功能 肠道通透性 谷胱甘肽合成
精氨酸	杀灭细菌 免疫刺激
半胱氨酸	谷胱甘肽合成
镁	ATP 产生和利用 Ca 内稳态
磷	ATP 产生和利用 血红蛋白释放氧 脑功能
钾	膜转运 钠内稳态
脂肪酸	能量来源 膜合成 合成类花生酸类物质
维生素	辅酶 抗氧化
核苷酸	再生过程 免疫系统
微量物质	再生过程 抗氧化防御
锌	免疫反应 创伤愈合
钙	骨密度和强度 肌肉兴奋性

表 5-8　营养良好和重度营养不良患者对急性疾病的不同反应

对急性疾病的反应	营养状况	
	营养良好	重度营养不良
蛋白质分解代谢	能满足需要	不能满足需要
肌肉力量	足够	不够
脓毒并发症	低	常发生
褥疮	很少见	常发生
伤口愈合	正常	延迟
住院时间	正常	延长
机能恢复的可能性	正常	受损

4. 慢性缺氧

慢性缺氧主要的代谢改变包括因甘油三酯再酯化降低引起脂肪储存减少，葡萄糖的有氧分解和再循环利用增加，以及由于蛋白质合成速率降低引起的蛋白质含量减少。

几项研究已经显示慢性阻塞性肺疾病会引起体重减少和肌肉丢失。这种营养不良很显然与疾病的严重程度和患者的预后有关，因为肌肉丢失会引起肌肉功能降低和呼吸肌功能受损，这些都会影响患者的临床预后。

缺氧患者是否存在高代谢目前还存在争议。除了存在厌食症状以外，患者发生营养不良可能也与代谢速率提高有关。此外，由于生热作用引起的餐后能量消耗有时也会加速缺氧，这反过来又会减少食物摄入。动物实验研究已经发现缺氧会影响在禁食早期阶段的代谢适应性，这就提示延长禁食对慢性阻塞性肺疾病患者存在有害作用。因此采取少量但是持续的进食对这类患者有益。

尽管无氧 ATP 合成在局部可以持续一定时间，但是全身水平的能量代谢还是需氧的。机体通过增加氧气运输、减少消耗 ATP 的代谢过程，以及提高氧化－磷酸化效率对慢性缺氧做出代谢适应性改变。

5. 慢性炎症和恶病质

慢性炎症是许多慢性疾病的主要病理生理机制，这一观点越来越被广泛认可。如果不予控制，慢性炎症将不断损伤机体细胞并导致机体细胞严重丢失，最终引起恶病质。恶病质是指当体内出现细胞因子介导的持续而隐匿的炎症性疾病状态时机体细胞丢失和体内脂肪储存量的下降。欧洲肠外肠内营养学会近期很强调炎症对恶病质的关键作用，将恶病质描述为一种与代谢紊乱有关的全身性的促炎症过程，这些代谢紊乱包括胰岛素抵抗、脂肪分解增加、脂肪氧化增加、蛋白质转换增加、肌肉和脂肪组织丢失。在早期阶段，患者可能并不会呈现真正包括伴随肌肉和脂肪组织丢失的衰弱状态的恶病质表现。在某些轻度慢性炎症阶段，例如风湿性关节炎患者，体内可能仍有相当数量的脂肪质量。通常来说，机体细胞丢失会伴随着内脏蛋白减少和细胞外容积增大，所以在营养不良发展到非常严重之前，患者总体重变化可能并不大。即便如此，大量机体蛋白质和细胞丢失仍可以通过更敏感的人体成分测量方式如核磁共振或机体总氮测定被检测到。恶病质通常与引起轻度到中度持续性的炎性反应的慢性疾病状态有关，如心脏、肺、肝脏或肾脏等单器官衰竭综合征，胃癌或胰腺癌等恶性肿瘤晚期，艾滋病晚期和风湿性关节炎晚期等。

全身性炎症反应引发细胞因子介导的激素分泌和器官功能的改变。急性或慢性炎症与代谢紊乱有关，最终导致机体细胞丢失，是恶病质的标志之一。这些代谢紊乱包括胰岛素抵抗、脂肪分解增加、脂肪氧化增加、蛋白质转换增加。全身性炎症反应同样也严重影响肌肉。促炎细胞因子在肌肉蛋白质动力学的调控中发挥关键作用，包括促进肌肉蛋白分解、减少蛋白质合成、引发细胞凋亡以及影响肌肉收缩和功能。

营养摄入不足可能起因于伴有炎症反应的厌食，可进一步促进瘦体组织和脂肪组织的丢失。全身性炎症反应改变了所有宏量营养素的转换，由此增加了静息能量消耗。在恶病质晚期，静息能量消耗可能会降低，但如果以每千克瘦体组织计仍可保持增加。由于慢性炎症状态下净蛋白质丢失以及 1.5 g/ 每千克理想体重 / 每日的高蛋白饮食被证明能促进氮平衡，因此此类患者膳食蛋白质需要量高于健康成年人的蛋白质推荐量。这可能是蛋白质合成增加的结果。然而肌肉质量丢失的减少尚未明确。肌肉蛋白质降解所产生的氨基酸一部分被转换成为丙氨酸和谷氨酰胺。这些以及其他氨基酸被释放进入血液循环，随后被其他器官吸收。尤其是谷氨酰胺被免疫系统细胞消耗，例如肝脏和脾脏。其他肌肉蛋白质净分解（net breakdown）产生的氨基酸主要用来合成急性期蛋白质，如 CRP、白蛋白、纤维蛋白原、免疫球蛋白、补体系统蛋白以及其他慢性炎症相关蛋白。

据报道，在不同的疾病状态下白蛋白的合成会增多或减少，但是由于蛋白质和体液的血管通透性增高，血浆白蛋白水平总是下降，这也引起分布白蛋白的细胞外液体间隙膨胀，这个现象一定程度上解释了血浆白蛋白浓度降低的原因。同样，据报道，肌肉蛋白质的合成也可能减少或保持原有水平，甚至轻微增加，但这一水平总是低于肌肉蛋白质分解水平。由此造成的肌肉质量丢失连同炎症反应共同导致肌肉无力和功能下降。持续的炎症将导致器官系统功能障碍，包括免疫系统及伤口愈合功能受损。且营养不良会加重功能障碍。

同时，有证据表明，炎性反应对肿瘤相关的恶病质的发展也有促进作用。在肿瘤和宿主相互作用过程中产生的促炎细胞因子可导致体重下降、代谢亢进以及许多晚期恶性肿瘤患者出现的厌食症状。体重下降和全身炎症与机体对治疗不起反应以及药物副反应有关。诊断时 CRP 水平较高的胰腺癌患者的中位生存期（median survival time）明显降低。在接受了大肠癌根治性切除手术的患者中，术前 CRP 水平升高与癌症特异性生存时间（cancer-specific survival time）减少相关。

6. 肥胖

肥胖也是一种慢性炎症的状态。脂肪细胞并不仅仅是脂肪储存仓库，同时也会产生促炎的脂肪因子、其他细胞因子、纤溶酶原激活物抑制物（plasminogen activator inhibitor 1，PAI-1）以及游离脂肪酸。现已发现，血液循环和脂肪组织中 IL-6、肿瘤坏死因子、瘦素与 CRP 水平成正相关。肥胖也和炎症并发疾病有关，其中包括代谢综合征、心血管疾病、糖尿病、高血压、血脂异常以及损伤性关节疾病。也有可能是细胞因子介导的炎性反应促使肌少症性肥胖（sarcopenic obesity）即瘦体组织和细胞量减少的肥胖的发生。脂肪组织产生的重要活性因子包括以下 7 种。

（1）瘦素。瘦素是首个被发现的主要由脂肪组织（脂肪细胞）产生的激素。瘦素主要作用于中枢神经系统，尤其是下丘脑，影响食物摄取。它可以通过调节能量代谢来影响生殖和造血功能。血清瘦素水平一般反映体脂含量，肥胖者比瘦者具有更高的血清瘦素水平。然而肥胖者升高的血清瘦素并不会减少食物摄入，体重增加可能是由于中枢神经系统对瘦素的敏感性降低。

（2）抵抗素和肿瘤坏死因子 -α。它们主要由免疫活性细胞产生，脂肪细胞也可以产生。通过干扰胰岛素受体后信号通路导致胰岛素抵抗，这两种物质在肥胖者体内生成增加，它们与肥胖症、糖尿病和其他代谢综合征成分有关。

（3）血管紧张素原。脂肪组织和其他组织都可分泌血管紧张素原，影响脂肪细胞分化以及胰岛素敏感性。它也可以被释放进入循环系统，导致肥胖症患者经常出现血压升高。

（4）PAI-1。它是肥胖患者脂肪组织分泌的一种纤溶酶原激活物抑制剂，它在体内浓度升高会损害血纤维蛋白溶解作用。

（5）致炎细胞因子。如IL-6，它也是脂肪组织分泌的，可能导致肥胖患者形成动脉粥样硬化和凝血。

（6）雌激素。它由脂肪组织将活性较低的前体物转化而成。由于体脂含量增加，肥胖患者产生雌激素较多，这可能与一些肿瘤和不孕症的发生有关。

（7）脂肪酸结合蛋白4。脂肪酸结合蛋白控制细胞内脂肪酸的运输，它们被释放进入循环系统来调节胰岛素敏感性。肥胖和胰岛素抵抗通常会导致脂肪酸结合蛋白4水平升高。

除了以上这些物质，脂肪组织还能产生促酰化蛋白、视黄醇结合蛋白以及金属硫蛋白（一种与应激反应有关的金属蛋白），可能在肥胖和心血管疾病中起作用。近年来有报道脂肪组织直接分泌急性期CRP。

脂肪组织在葡萄糖正常代谢过程中起重要作用，至少一定程度上降低餐后血糖波动，避免由此引起的糖尿病及其他代谢性疾病。这在转基因动物实验模型中已得到验证，缺乏白色脂肪组织的转基因动物发生胰岛素抵抗。

四、药物因素

药物进入人体后，可不同程度地影响营养素的摄入、吸收、代谢与排泄，使营养价值发生改变；而食物及营养素也可对药物吸收、分布、代谢和排泄产生一定的影响，使药物的药效和不良反应增强或减弱。这种药物与营养素在体内彼此发生药物代谢动力学和药物效应动力学变化的作用，或药物引起营养状况变差的现象，称为药物－营养素相互作用（drug-nutrient interactions）。目前国内对这方面的研究还不是很多，但国外已有很多医师、营养师和药师关注此问题，对患者所用的药物与食物、患者的营养状况进行密切观察监测，及时避免食物与药物之间的相互不利影响，并进行正确药食配伍的健康教育，指导患者安全合理地用药，以期达到有效防治疾病的目的。

药物对营养的影响包括以下几个方面。

（一）抑制食欲

大多数药物有降低食欲的副作用，其中以苯丙胺类药物最明显。此类药物可刺激中枢神经系统的饱中枢。药物在胃内膨胀亦可抑制食欲，如服用容积性果胶和羧甲基纤维素，可在胃内吸收大量水分而膨胀，使胃产生饱胀感而抑制食欲。

（二）改变味觉

药物能引起味觉异常、味觉迟钝或遗留不适的余味。如 D- 青霉胺、灰黄霉素、安妥明及 5- 氟尿嘧啶等药物均可减弱或改变味觉进而影响食欲。

（三）消化道反应

有些药物有恶心、呕吐等消化道副反应，因而影响摄食。能引起消化道黏膜损害的药物，亦能引起恶心、呕吐、食欲减退，如长期服用洋地黄、抗癌化疗药物等。

（四）抑制中枢神经系统功能

服用中等剂量到大剂量的镇静剂能降低人的意识水平，从而使食欲下降。而小剂量镇静剂能消除人们的焦虑状态，从而使食欲增加。

（五）增加食欲

有些药物对食欲有促进作用，如胰岛素、类固醇激素、磺酰脲、盐酸赛庚啶等，曾被用于营养状况差、体质虚弱患者的康复治疗；镇静药物如安定、氯丙嗪、碳酸银，抗抑郁药如阿米替林及单胺氧化酶抑制剂类抗抑郁药，也可显著刺激食欲，增加体重。

（六）影响营养素的吸收

如长期服用苯妥英钠，能抑制叶酸和维生素 C 的吸收；消胆胺能减少胆固醇的吸收，同时也影响到脂溶性维生素、铁、叶酸和维生素 B_{12} 的吸收；四环素和钙、铁或镁离子结合形成复合物，从而干扰这些矿物质的吸收。

（七）影响营养素的排泄

药物可改变肠腔内环境，阻止某些营养素的吸收。如抗酸剂可改变胃内 pH 值，若频繁使用可减少膳食中铁的吸收。因为在酸性环境中高价铁才能转变为可吸收的亚铁形式，在碱性环境中则吸收受阻；脂溶性维生素可溶于矿物油类缓泻剂而随粪便排出，不能被正常吸收；异烟肼使维生素 B_6 排泄增加。有些药物可杀灭肠内正常菌群。肠内正常菌群是 B 族维生素的重要来源，而许多抗生素能杀灭合成 B 族维生素的肠道正常菌群，致使这些维生素的合成减少；磺胺类药物会使 B 族维生素和维生素 K 在肠内的生物合成发生障碍。

五、社会因素

（一）认知因素

在进食障碍多发的国家，社会价值观念崇尚的是"以瘦为美"，女性往往通过对苗条身材的追求来获得社会的认可和赞许。大众传媒也对进食障碍的发病起到一定作用，影视、报纸、杂志上的女性身材几乎都是以苗条为主，瘦即是美，在这种意识形态的影响下，女性为追求理想体形，极易走入节食的误区。

（二）职业需求

需要控制体重的职业，比如舞蹈、体操、花样滑冰及摔跤运动员，如果一味地强调控制体重、减少饮食，就有可能发生进食障碍。近年来，大众对国内外运动员发生进食障碍的认识和重视程度不断提高。

（三）家庭影响

家庭功能失调也会促进进食障碍的形成。家庭沟通方式、家庭成员关系、父母婚姻和谐度、父母管教子女的态度和方式、父母本身的人格特征以及父母的进食行为和对自己身材的看法，都会影响子女进食。如果父母过度干涉、过度保护子女或对子女管教特别严格，对子女期望值过高，会导致子女对自己的要求也过高，会影响其进食与营养吸收，甚至发生进食障碍。进食障碍患者的家庭成员之间多是敌对、干预的关系，患者的情感需求常常被忽视，患者多属于不安全依恋类型。

（四）个体因素

遗传因素和神经递质 5- 羟色胺也是进食障碍的影响因素。美国精神病学家、遗传学家 Kenneth S. Kendler 等人研究发现同卵双生子的进食障碍要明显高于异卵双生子，有进食障碍家族史的人进食障碍发病风险是常人的 11 倍，这些研究结果都明显反映出遗传在该病中的显著作用。在相同的社会文化环境和家庭情况下，并不是所有人都会成为进食障碍患者。这是因为人有个体差异，一部分人身上有患进食障碍的"易感素质"，因此研究进食障碍的病因必须考虑个体因素。

（五）情绪特点

有的人把控制进食行为作为应对紧张、焦虑的一种方式。神经性厌食症患者通过限制进食、获得苗条身材来达到情绪满足；神经性贪食症患者通过大量进食来达到情感宣泄，但大量进食仅能暂缓焦虑，之后会对自己的暴食行为产生罪恶感和抑郁等消极情绪。焦虑、抑郁、烦躁会抑制胃肠道蠕动及消化液分泌，导致进食过少、厌食、偏食等。愉快轻松的心理状态会促进食欲。

（六）经济因素

经济状况良好，能够满足人对饮食的需求，但有可能发生营养过剩或营养不均衡等问题；经济状况较差，可能发生营养不良等问题。

（七）饮食习惯

饮食习惯受民族、地域、宗教信仰、社会背景、生活方式等因素的影响。例如，嗜咸、甜、多油等食物或偏食可造成某些营养素的摄取量过多或过少，对健康不利。不同民族及宗教的人可能有不同的饮食禁忌，也可能引起某些营养素的缺乏。不良的生活方式如经常食用快餐、速食食品等会对健康造成影响。

（八）饮食环境

饮食环境整洁，空气新鲜，食具洁净，食物色、香、味俱全等可促进食欲，反之则会影响食欲。

（九）营养知识

掌握一定的营养知识有助于人们摄入均衡的饮食和营养素。许多住院患者营养知识缺乏，在饮食选择上有误区，可能导致营养不良。

六、食物的加工与烹饪

烹饪过程中，可因加工生产方法不当，使原料中营养素的存在部位、化学结构发生一定的变化，这些变化会对营养素在人体中的消化、吸收、利用产生一定的影响。如维生素 C、维生素 B 可因高温而被破坏；水溶性维生素和矿物质，也可因在加工生产过程中溶于水而损失。就一般的加工生产方法来说，食物中维生素最易损失，各种矿物质次之，蛋白质、脂肪和碳水化合物在通常情况下损失较少。合理烹饪，采用科学的烹饪方法，是烹饪营养研究的内容之一。食物的加工与烹饪过程中营养素会发生流失和破坏。

（一）流失

流失是指食品失去某些成分，从而破坏了其完整性的过程。在某些物理因素，如日光、盐渍、淘洗等作用下，使营养物质通过蒸发、渗出或溶解于水中而被抛弃、损失，致使营养素丢失。

1.蒸发

蒸发主要是通过日晒或热空气的作用，使食品中的水分蒸发、脂肪外溢而干枯。在此过程中，维生素 C 损失较大，食物的鲜味也受到一定的影响。

2.渗出

渗出是指食物的完整性受到损伤，或人工加入食盐，改变了食物内部的渗透性，使其水分渗出，某些营养物质也随之外溢，从而使营养素如脂肪、维生素等不同程度地发生损失。

3. 溶解

溶解是指食物在初次加工、调配烹制过程中，不恰当的切洗、搓洗，或长时间炖煮等，使水溶性的蛋白质、无机质和维生素溶解于水中，这些物质可随淘洗水或汤汁被抛弃，因而造成营养素的丢失。

（二）破坏

食物中营养素的破坏，是指因受物理、化学或生物因素的作用，使营养物质分解、氧化腐败、霉变等，失去了食物原有的特性。其破坏的原因主要是食物保管不善或加工方法不当等，致使霉变、腐烂、生芽等；蛋品的胚胎发育，烹调时的高温、加碱、煮沸时间过长以及菜肴烹制好后搁置时间过长等，都可使营养素受到破坏。

1. 高温作用

食物在高温环境加工生产时，如油炸、油煎、熏烤或长时间炖煮等，食物受热面积大、时间较长，可以使某些营养素受到破坏。例如油炸时油温较高，所以对一切营养素都有不同程度的损失，蛋白质可因高温炸焦而严重变性，脂肪也因油炸受破坏，使营养价值变低。对于蔬菜来说，油炸要比煮沸损失的维生素多一些，炸熟的肉会损失一些维生素。油炸食物，维生素 B_1 损失 60%，维生素 B_2 损失 40%，维生素 B_3 损失 50%，维生素 C 几乎损失 100%。

2. 化学因素

化学因素主要为食物搭配不当，如将含鞣酸、草酸多的食物与含蛋白质、钙类高的食物一起烹制或同食，则可形成鞣酸蛋白、草酸钙等不被人体吸收的物质，降低了食物的营养价值。含草酸多的食物包括：100 g 菠菜里有 606 mg 草酸；100 g 空心菜里有 691 mg 草酸；100 g 苋菜里含有 1142 mg 草酸；100 g 木耳菜含 1150 mg 草酸。另外，竹笋、洋葱、茭白、还有茶、坚果、巧克力、草莓、麦麸等也都含有草酸。含鞣酸多的食物包括：

石榴、葡萄、柿子、橘子、山楂、李子、梨等水果，还有山核桃、绿豆、茶叶等。生产加工过程中，不恰当地使用食碱，可使食物中的 B 族维生素和维生素 C 受到破坏。动物类脂肪在光、热的作用下氧化酸败，失去其食用价值，同时还能使脂溶性维生素受到破坏。

3. 生物因素

生物因素主要是指食物自身生物酶作用和微生物的污染。如蛋类的胚胎发育、蔬菜的呼吸作用和发芽，以及食物的霉变、腐败变质等，都可造成食物食用价值的改变。

参考文献

[1] 蔡东联. 实用营养学 [M]. 北京：人民卫生出版社，2005.

[2] 葛可佑. 中国营养师培训教材 [M]. 北京：人民卫生出版社，2005.

[3] 顾景范，杜寿玢，郭长江. 现代临床营养学 [M]. 北京：科学出版社，2009.

[4] 张爱珍. 医学营养学 [M]. 北京：人民卫生出版社，2009.

[5] 索博特卡. 临床基础营养（第 4 版）[M]. 蔡威，译. 上海：上海交通大学出版社，2013.

[6] Larsbrink J，Rogers T E，Hemsworth G R，et al. A discrete genetic locus confers xyloglucan metabolism in select human gut Bacteroidetes [J]. Nature，2014，506（7489）：498-502.

[7] 王希成. 生物化学（第 4 版）[M]. 北京：清华大学出版社，2015.

[8] 杨方秀，汪玉馨，陆益红，等. 消化道癌脂类、氨基酸类及糖类代谢的分析及机制 [J]. 世界华人消化杂志，2016，24（5）：722-730.

[9] 周芸. 临床营养学（第 4 版）[M]. 北京：人民卫生出版社，2017.

[10] 桑亚新，李秀婷. 食品微生物学 [M]. 北京：中国轻工业出版社，2017.

[11] 姜余梅. 生物化学实验指导 [M]. 北京：中国轻工业出版社，2017：55-68.

[12] 何继德，高仁元，孔程，等. 肠道微生态促进肠道营养素吸收分子机制及临床意义 [J]. 肠外与肠内营养，2019，26（3）：129-133.

[13] 张泽生. 食品营养学（第三版）[M]. 北京：中国轻工业出版社，2020.

[14] 中国营养学会中国居民膳食指南科学报告工作组.《中国居民膳食指南科学研究报告（2021）》简本 [J]. 营养学报，2021，43（2）：102.

[15] 窦露，刘畅，杨致昊，等. 动物肌肉组织蛋白质代谢调控的研究进展 [J]. 动物营养学报，2022，34（1）：39-50.

第六章　食物与营养

本章介绍

　　概述了动物性食物、植物性食物、油脂类食物、蛋类及蛋制品食物、乳类及乳制品食物以及特殊食品的常见种类及营养特点；讲解了各类食物常见的知识误区；介绍了食品营养标签的定义、基本要求和内容。

学习目标

　　1. 熟记各类食物的概念和种类。

　　2. 了解常见食物的营养成分和营养价值。

　　3. 应用营养知识指导人们均衡饮食，促进人体健康。

　　食物是人们获得能量和各种营养成分的基本来源，是人类赖以生存和繁衍的物质基础。食物中的碳水化合物、蛋白质、脂肪、维生素、矿物质及水构成人体成分，提供人体各种代谢和生理活动所需的能量和各种活性物质。合理的饮食能提供充足的营养，改善人们的健康状况，预防疾病的发生。

第一节　动物性食物

一、动物性食物的概念

　　动物性食物即来源于动物的食物。包括畜禽肉、水产品、蛋类及蛋制品、乳类及乳制品等，主要为人体提供蛋白质、脂肪、矿物质、维生素 A 和 B 族维生素。不同类型的动物性食物之间的营养价值相差较大，只是在给人体提供蛋白质方面十分接近。本节的动物性食物只介绍肉类及水产品，蛋类及蛋制品、乳类及乳制品分别见本章第四节和第五节。

二、动物性食物的种类

（一）肉类

肉类是人类膳食的重要构成部分，是蛋白质、矿物质和维生素的重要来源之一，对于人类营养及生存具有重要意义。按照肉类的来源可分为畜肉和禽肉。

1. 畜肉。包括猪肉、牛肉、羊肉、兔肉、驴肉、鹿肉等常见哺乳动物的肉，在做熟前颜色一般呈红色，俗称"红肉"。肉类食物中含有丰富的脂肪、蛋白质、矿物质和维生素，碳水化合物较植物性食物少，不含植物纤维。

2. 禽肉。包括鸡肉、鸭肉、鹅肉、鸽子肉、鹌鹑肉和麻雀肉等，做熟前一般颜色较浅，俗称"白肉"。与畜肉相比，脂肪含量相对较低，是减肥人群的常用食材。

（二）水产动物

水产动物包括各种鱼类、虾、蟹、牡蛎、蛤蜊等，其中以鱼类为最多，分为淡水鱼和海水鱼。鱼类营养成分因鱼的种类、年龄、大小、肥瘦程度、捕捞季节、生产地区以及取样部位的不同而有所差异。总的来说，鱼肉的固形物中蛋白质为主要成分；脂肪含量较低，但其中不饱和脂肪酸较多；鱼肉还含有维生素、矿物质等成分，特别是海产咸水鱼含有一定量的碘盐和钾盐等。

三、动物性食物的营养成分

从营养的角度看，动物性食物含有丰富的蛋白质、脂肪、碳水化合物、矿物质和维生素。肉的组分变化取决于肥肉与瘦肉的相对数量，也因动物种类、年龄及所取部位等不同而呈显著差异。动物性食物在营养上主要具有如下特点。

（一）畜肉

1. 蛋白质。畜肉类的蛋白质主要存在于肌肉中，骨骼肌中除去水分（约含 75%）之外，基本上就是蛋白质，其含量达 20% 左右，其他成分（包括脂肪、碳水化合物、矿物质等）约占 5 %。在各种畜肉中，猪肉蛋白质含量较低，在 15 % 左右；牛肉较高，在 20 % 左右；羊肉蛋白质含量介于猪肉和牛肉之间。畜肉类含有人体 8 种必需氨基酸，而且含量都比较充足，比例也接近人体的需要，属于优质蛋白质，具有很高的生物价值。

肉类的结缔组织主要由胶原蛋白和弹性蛋白组成，胶原蛋白含有大量的甘氨酸、脯氨酸、羟脯氨酸，缺乏色氨酸、酪氨酸、蛋氨酸，属于不完全蛋白质，营养价值较低。

2. 脂肪。畜肉脂肪含量平均为 10 % ～ 30 %，脂肪含量因牲畜肥瘦程度及部位不同有较大差异。如肥猪肉脂肪达 90 %，猪里脊肉为 7.9 %，猪前蹄为 31.5 %，猪五花肉为 35.3 %，牛五花肉为 5.4 %，牛瘦肉为 2.3 %。畜肉的脂肪组成以饱和脂肪酸为主，主要成分是甘油三酯，熔点较高，多数是硬脂酸、软脂酸、油酸及少量其他脂肪酸。羊肉中的脂肪酸含有辛酸、壬酸等饱和脂肪酸，一般认为羊肉的特殊膻味与这些低级饱和脂肪酸有关。

红肉中胆固醇的含量随着哺乳动物的肥瘦和器官不同有很大的差别，如瘦猪肉为 77 mg/100 g，肥猪肉为 107 mg/100 g；瘦牛肉为 63 mg/100 g，肥牛肉为 194 mg/100 g。内脏的胆固醇含量比较高，如猪心为 158 mg/100 g，猪肝为 368 mg/100 g，猪肾为 405 mg/100 g。脑中的胆固醇含量最高，如猪脑达 3100 mg/100 g。

3. 碳水化合物。肉类碳水化合物的含量很低，约 0.3 % ～ 0.9 %。在各种肉类中，碳水化合物主要是以糖原的形式存在于肌肉和肝脏，其含量与动物的营养及健壮情况有关。瘦猪肉的含量为 1 % ～ 2 %，瘦牛肉为 2 % ～ 6 %，羊肉为 0.5 % ～ 0.8 %，兔肉为 0.2 % 左右。畜肉在贮存过程中，由于酶的分解作用，糖原含量会逐渐下降。

4. 矿物质。畜肉矿物质含量丰富，是磷、铁、锌、铜、硒、锰等的重要来源。其中钠和磷含量较高，钾含量低于植物性食物，钙含量也很低。畜肉矿物质的消化吸收率高于植物性食物，肉类是铁和磷的良好来源，并含有一些铜，钙在肉中的含量比较低，为 7 ～ 11 mg/100 g。铁在肉类中主要以血红素铁的形式存在，消化吸收率较高，不易受食物中的其他成分干扰，生物利用率高，是膳食铁的良好来源。

5. 维生素。畜肉可提供多种维生素，其中以 B 族维生素和维生素 A 为主，畜肉及其内脏所含的 B 族维生素比较多，尤其是肝脏，是多种维生素的丰富来源，特别是富含维生素 A 和维生素 B_2。如 100g 羊肝中约含维生素 A 29900 IU，维生素 B_1 0.42 mg，维生素 B_2 3.57 mg，维生素 B_3 18.9 mg，维生素 C 17 mg。维生素 A 的含量以牛肝和羊肝最高，维生素 B_2 则以猪肝含量最丰富。

（二）禽肉

1. 蛋白质。鸡肉蛋白质的含量在 20% ～ 25% 之间，鸭肉为 13% ～ 17%，鹅肉为 11% 左右。氨基酸组成与人体需要接近，是优质蛋白质。

2. 脂肪。与畜肉相比，禽肉脂肪含量相对较少，必需脂肪酸含量高，脂肪熔点较低，在 33 ～ 44℃ 之间，所含亚油酸占脂肪酸总量的 20%，油酸占脂肪酸总量的 30%。鸡肉脂肪含量约为 2%，水禽类为 7% ～ 11%。鸡肉中胆固醇的含量为 117 mg/100 g，普通鸭肉为 80 mg/100 g，填鸭为 101 mg/100 g。

3. 碳水化合物。各种禽肉碳水化合物的含量都不足 1%，北京鸡为 0.7%，北京鸭为 0.5%，江苏鸡和江苏鸭仅为 0.1%。

4. 矿物质。禽肉含钾、钠、镁、磷、铁、锰、锌、铜、硒、硫、氯等多种矿物质，含量在 1% 左右，其内脏的含量稍高，为 1.1% ～ 1.5%。禽肉中铁、锌、硒等的含量均高于猪、牛、羊肉，且硒含量明显高于畜肉。肝脏和血液中铁的含量十分丰富，高达 10 ～ 30 mg/100 g，是膳食铁的最佳来源。

5. 维生素。禽肉中维生素分布的特点与畜肉类似，脂溶性维生素较少，水溶性维生素（除维生素 C 以外），尤其是 B 族维生素含量丰富，与畜肉相当。禽肉中维生素 B_3 含量丰富，高于一般肉类。禽肉中含有一定量的维生素 E，约为 90 ～ 400 μg/100 mg，由于维生素 E 具有一定的抗氧化及抗衰老作用，因此禽肉对中老年人的健康有益。禽肉内脏中各种维生素含量均较高，尤其是肝脏，明显高于畜肉，此外，肝脏还是维生素 D 和维生素 E 的良好来源。

（三）水产动物

1. 蛋白质。水产动物种类极多，蛋白质含量相差较大，但大多数在 15％～22％ 之间，蛋白质含量与氨基酸组成与畜禽肉相近。鱼肉结缔组织含量较少，肌纤维细短，间质蛋白质少，水分含量较多，故组织软而细嫩，较畜禽肉更易被人体消化吸收。鱼类蛋白质含有人体 8 种必需氨基酸，而且含量都比较充足，比例也接近人体的需要，属于优质蛋白质，赖氨酸和亮氨酸含量丰富，色氨酸偏低，生物学价值仅次于鸡蛋。此外，鱼肌肉中含有牛磺酸，是一种能够促进胎儿和婴儿大脑和眼睛发育的有益物质，适合婴幼儿和儿童食用。

2. 脂肪。鱼类脂肪含量比畜禽肉低，平均为 15％ 左右，鱼脂肪在肌肉中含量很少，主要分布在皮下和内脏周围。鱼脂肪主要由不饱和脂肪酸组成，占 80％，熔点较低，通常呈液态，人体的消化吸收率为 95％ 左右，海水鱼中不饱和脂肪酸的含量高达 70％～80％，用它来防治动脉粥样硬化和冠心病能收到一定的效果。

鱼肉胆固醇含量不高，一般为 50～70 mg/100 g。不同水产动物胆固醇的含量相差较大，如鲤鱼为 83 mg/100 g，水发鱿鱼为 265 mg/100 g，但鱼子、虾、蟹含量较高，如鲳鱼子胆固醇含量高达 1070 mg/100 g，虾皮为 608 mg/100 g，虾籽为 900 mg/100 g，蟹黄为 500 mg/100 g，贝类胆固醇含量也较高。

3. 碳水化合物。各种水产动物碳水化合物含量相差较大，低的不足 0.1％，如海蟹、比目鱼等；高的超过 7％，如福建的鲳鱼。

4. 矿物质。鱼类矿物质含量丰富，钙、硒含量等明显高于畜禽肉，是人体钙的良好来源，微量元素的生物利用率也较高。海水鱼钙、碘含量比淡水鱼高，此外，贝类也富含多种矿物质，如牡蛎是含锌、铜较高的海产品。因水产类往往体内蓄积重金属，故应适量食用，特别是金枪鱼、鲨鱼（姥鲨、噬人鲨、鲸鲨三种鲨鱼属于国家二级保护动物，不可食用）。

5. 维生素。鱼类维生素 A、维生素 D、维生素 E 含量均高于畜肉，有

的含较高的维生素 B_2，但维生素 C 含量很低。海鱼肝和鱼油富含维生素 A 和维生素 D，常作为生产药用鱼肝油的重要来源。同时，鱼类也是 B 族维生素的良好来源，如每 100 g 鳝鱼、海蟹和河蟹中维生素 B_2 的含量分别达到 0.95 mg、0.5 mg 和 0.7 mg。

四、常见动物性食物的营养价值

（一）畜肉

1. 猪肉。含有丰富的优质蛋白质，能提供血红素（有机铁）和促进铁吸收的半胱氨酸，能改善缺铁性贫血；但由于猪肉中胆固醇含量偏高，故肥胖人群及血脂较高者不宜多食。

2. 牛肉。富含肌氨酸、肉毒碱、丙氨酸、维生素 B_6、维生素 B_{12} 以及丰富的钾、锌、镁和必需氨基酸，这些营养物质可以促进新陈代谢，增加肌肉力量，修复机体损伤，从而起到强身健体的作用。中医学认为，牛肉能补中益气、滋养脾胃，寒冬吃牛肉，有暖胃作用，为冬季补益佳品。

3. 羊肉。质地细嫩，容易消化，高蛋白、低脂肪、含磷脂多，较猪肉和牛肉的脂肪含量少，胆固醇含量低，是冬季防寒温补的美味之一。中医学认为，羊肉性温味甘，既可食补，又可食疗，有益气补虚、温中暖下、补肾壮阳、生肌健力、抵御风寒的功效。

（二）禽肉

1. 乌鸡肉。乌鸡的营养价值高于普通鸡类，吃起来口感非常细嫩，有相当高的滋补药用价值，有滋阴、补肾、养血、益肝、退热、补虚等作用，能调节人体免疫功能。《本草纲目》认为，乌鸡有补虚劳赢弱、益产妇的功效。中医学认为，乌鸡虽然营养价值高，但不宜多吃，否则会生痰助火、生热动风，故肥胖及患严重皮肤病者宜少食或忌食，严重感冒者也不宜食用。

2. 鸭肉。鸭肉所含蛋白质略低于鸡肉，脂肪含量高于鸡肉，维生素 A 和维生素 B_2 的含量比鸡肉多，铁、锌、铜的含量也多于鸡肉。中医学认为，体内有热的人适宜吃鸭肉，体质虚弱、食欲不振、发热、大便干燥和水肿的人吃鸭肉更为有益。

3. 鹅肉。鹅肉蛋白质含量略低于鸡肉，脂肪含量高于鸡肉一倍多，含有多种维生素。中医学认为，鹅肉性平味甘，具有益气补虚、和胃止渴、止咳化痰等作用。经常口渴、乏力、气短、食欲不振者，可常喝鹅汤，吃鹅肉。鹅肉可辅助治疗和预防咳嗽，适合在冬季进补。

（三）水产动物

1. 鲫鱼。有益气健脾、利水消肿、清热解毒、通络下乳等功效。鲫鱼油有利于心血管功能，还可降低血液黏稠度，促进血液循环。

2. 墨鱼。有滋肝肾、补气血、清胃去热等功能，是女性的理想保健食品，有养血、明目、通经、安胎、利产、止血、催乳等功能。

3. 黄鳝。含有丰富的卵磷脂、DHA 和 EPA，具有较高的保健作用和药用价值。中医学认为，黄鳝有补虚损、祛风湿、强筋骨等功能，所含的鳝鱼素能调节血糖，是糖尿病患者的理想食物。

4. 海参。含水分 77.1%、蛋白质 18.1%、碳水化合物 0.9%、脂肪 0.2%、矿物质 3.7%，并含有维生素 B_1、维生素 B_2、维生素 B_3 等。海参胆固醇含量极低，脂肪含量相对少，属于典型的高蛋白、低脂肪、低胆固醇的滋补珍品，对高血压、高血脂、高血糖和冠心病患者尤为适宜。此外，海参还含有皂苷、酸性黏多糖、海胆紫酮、牛磺酸等多种活性成分，其中皂苷和酸性黏多糖具有一定的抗肿瘤作用，可用于肿瘤患者的辅助治疗。

5. 鲍鱼。肉质细嫩，味道鲜美，营养价值极为丰富，鲜鲍鱼含水分 77.5%、蛋白质 12.6%、脂肪 0.8%、碳水化合物 6.6%、矿物质 2.5%，并含有多种维生素。鲍鱼属于低胆固醇食物，维生素 E 含量丰富，可预防心血管疾病。此外，从鲍鱼肉中提取的鲍灵素能抑制癌细胞生长，有显著的抗癌效果，还可以促进淋巴细胞增生，是目前已知的增强人体免疫力效果最显著的水产品之一。

五、常见知识误区

（一）胆固醇摄入越少越好

胆固醇摄入过量，可引起血脂水平升高，会增加患动脉硬化和心脏病等心血管疾病的风险，因此，应该适当控制胆固醇的摄入量，但绝不是越少越好。因为胆固醇也是人体必需的营养成分，在体内作为维生素 D、性激素和胆汁的原料，同时，神经组织中存在较多的胆固醇，摄入过低不利于健康。也有研究显示，胆固醇水平过低可能影响人的心理健康，造成性格改变，也可能导致患某些恶性肿瘤的危险性增加。

（二）瘦肉不含脂肪

一般来说，动物性食品中都有脂肪，但同样是瘦肉，脂肪含量差别较大，猪瘦肉中的脂肪含量是各种肉中最高的，达 25%～30%，猪里脊肉脂肪含量为 7.9%，牛里脊肉中脂肪含量为 0.9%，鸡胸肉的脂肪含量是 5.0%。

第二节　植物性食物

一、植物性食物的概念

植物性食物是指以植物的种子、果实或组织部分为原料，直接或加工后为人类提供能量或物质来源的食物，主要包括谷物、薯类、豆类及豆制品、蔬菜、水果、坚果等。植物性食物除了能提供人体所需的蛋白质、碳水化合物、脂类三大营养素外，大多数维生素、矿物质和膳食纤维也靠植物性食物提供。

二、植物性食物的种类

（一）谷物

谷物一般指禾本科植物的种子，种类很多，我国食用的谷类主要有小麦和稻米，其次被称作杂粮的包括玉米、小米、燕麦、高粱、大麦、薏米、荞麦等，在我国占据绝对的"主食"地位。谷类食品在我国人民膳食构成中占有突出重要地位，一向被称作主食。谷类经过加工烹饪可制成品种繁多的主食制品，又是酿造业及畜禽业的重要原料和饲料。

（二）薯类

薯类包括红薯、马铃薯（土豆）、芋头、山药等，常常用作主食，但同时也可以作为蔬菜食用。含有丰富的膳食纤维和淀粉，还有较多的矿物质和 B 族维生素，兼有谷类和蔬菜的双重好处。《中国居民膳食指南》推荐每天摄入薯类 50 ～ 100 g，作为主食取代一部分米面。

（三）豆类及豆制品

豆类可分为大豆和其他豆类，大豆按照颜色可分为黄豆、青豆、黑豆、褐豆和双色豆五种，其他豆类包括蚕豆、豌豆、绿豆、小豆等，豆制品包括豆腐、豆浆、豆干等。豆类及豆制品富含蛋白质、脂肪、淀粉（碳水）、矿物质，是食素者重要的优质蛋白质来源。

（四）蔬菜

蔬菜根据结构和使用部分可分为叶菜类、根茎类、瓜茄类、鲜豆类和菌藻类。叶菜类主要包括白菜、菠菜、油菜、韭菜等；根茎类主要包括（胡）萝卜、藕、山药、土豆、葱、蒜、笋等；鲜豆类主要包括毛豆、豇豆、四季豆、豌豆等；菌藻类主要包括食用菌（各种蘑菇、银耳、木耳等）和藻类食物（海带、紫菜等）。蔬菜富含维生素、矿物质和膳食纤维，各类蔬菜所含营养成分差异较大。蔬菜所含维生素和矿物质易溶于水，所以建议不要把蔬菜泡在水里太久和煮太久，急火快炒非常适合蔬菜的烹饪制作。

（五）水果

水果是水分、碳水化合物、维生素和矿物质的良好来源，碳水化合物是其主要成分，包括葡萄糖、果糖、蔗糖、淀粉、膳食纤维、低聚糖和多聚糖类。因为常见水果类含简单碳水化合物较多，所以不建议作为碳水主要来源，虽然富含维生素和矿物质，也不建议完全作为蔬菜的替代。

（六）坚果

坚果可分为木本坚果和草本坚果，木本坚果包括核桃、榛子、杏仁、松子、腰果、栗子等，草本坚果包括花生、葵花籽、西瓜子、南瓜子、莲子等。坚果富含脂肪和淀粉，属于高热量食物。

三、植物性食物的营养成分

（一）谷类

1.碳水化合物。谷类食物包含人体所需大部分的营养素，以碳水化合物为主，大部分谷类食物的碳水含量在 70％ 以上，比例最高的一般为大米，其次是小麦，玉米的碳水比较低。谷类食物的碳水主要形式是淀粉，占 40％ ～ 70％，多集中于胚乳的细胞内。淀粉是人类最理想、最经济的能量来源，不同谷物中淀粉的颗粒、类型根据谷物的品种不同而不同。米淀粉颗粒最小（3 ～ 8 μm），平均为 5 μm，而玉米淀粉颗粒最大可达 26 μm。不同形状和大小的淀粉颗粒在受淀粉酶水解时的速度和程度都不相同。一般来说，淀粉颗粒越大，酶解的速度就越快。淀粉颗粒的大小与淀粉在糊化时的性质也有一定的相关性。

稻米中还有一定量的单糖，主要是葡萄糖，此外还有少量的果糖、蔗糖、麦芽糖和棉籽糖等。普通小麦籽粒中含有 2.8％ 左右的糖，包括葡萄糖、果糖、半乳糖、蔗糖、麦芽糖和棉籽糖等。正常小麦籽粒中游离态的麦芽糖含量很少，而在小麦发芽过程中，小麦籽粒内的淀粉受淀粉酶的水解作用，产生大量的麦芽糖。因此，可以通过测定小麦粒中麦芽糖的含量判断小麦发芽损伤的程度。小麦胚芽的含糖量高达 24％，主要是蔗糖和棉籽糖，其中蔗糖居多，占 60％。由于小麦胚芽内含糖量较高，而且糖又具有吸湿性，加工时如将胚芽磨入面粉，不利于面粉的保存。

谷物胚乳中纤维素的含量一般仅为 0.3％ 或更少。燕麦中半纤维素水平高于大多数谷物，β－葡聚糖的含量是 4％ ～ 6％。谷类食物含的纤维素、半纤维素在膳食中具有重要的功能，特别是糙米比精白米含量要高得多。由于加工形式的不同（大米去壳、小麦磨粉等），膳食纤维和微量元素的含量变化比较大。许多动物和人体临床试验研究结果已经证实，燕麦麸皮中的可溶性半纤维素主要为 β – 葡聚糖，具有降低人体血清胆固醇的功能。稻米胚乳中半纤维素的含量很低，其成分是一种由阿拉伯糖、木糖、半乳糖、蛋白质和大量的糖醛酸构成的混合物。

2. 蛋白质。谷类中蛋白质含量一般为 7% ～ 15%，其中燕麦和青稞分别可达 15% 和 13%。谷类是我国居民传统主食，所以目前仍是我国居民膳食蛋白质的主要来源。谷类蛋白质所含的必需氨基酸中，赖氨酸的含量较低，尤其是小米和小麦中赖氨酸最少。谷类蛋白质一般都不同程度地以赖氨酸为第一限制氨基酸，苏氨酸为第二限制氨基酸（玉米为色氨酸），因此，谷类食物蛋白质的生物学价值不如动物性食物蛋白质，也就是说谷类蛋白质并非优质蛋白质，生物学价值一般在 50 ～ 60。小米、玉米和高粱的蛋白质还因含有过高的亮氨酸而影响氨基酸的平衡。为了提高谷类食物蛋白质的生物学价值，可以采取以下几种办法：①用最缺少的氨基酸进行强化，比如玉米蛋白质中缺乏赖氨酸和色氨酸，就可以额外摄入赖氨酸和色氨酸；②食物互补作用，比如马铃薯的蛋白质中赖氨酸很丰富，玉米的蛋白质中缺乏赖氨酸和色氨酸，而小米和马铃薯的蛋白质中色氨酸较多，把多种粮食混合食用，可以起到蛋白质的互补作用，提高谷类蛋白质的营养价值。

3. 脂肪。谷类中脂肪含量一般都不高，大部分在 0.4% ～ 7.2%，稻米类最低，小麦胚粉和莜麦较高，主要集中于谷胚和谷皮部分，以甘油三酯为主，还有少量的植物固醇和卵磷脂，主要存在于糊粉层和胚芽，在谷物加工过程中，容易丢失。小麦、玉米胚芽含大量油脂，不饱和脂肪酸占 80% 以上，其中亚油酸约为 60%，是名副其实的优质脂肪。小麦胚芽脂肪含量可达 10.1%，而玉米胚芽中脂肪含量可达 17%，常用来加工玉米胚芽油。

4. 维生素。谷物都含有某些维生素，是很好的维生素来源。不同品种的谷物含有的维生素种类和数量也不同。但谷物籽粒中维生素含量很少，且绝大部分在籽粒的胚和糊粉层里面，易在加工中丢失。B 族维生素和维生素 E 是谷物籽粒中最重要的维生素。

谷物胚芽中富含维生素 E，小麦胚芽中含量最高，玉米胚芽次之。小麦胚芽中维生素 E 的含量为 30 ～ 50 mg/100 g，是植物原料中含量最高的，且以 α－生育酚为主要成分，后者在体内的生理活性最高。因此，小麦胚芽成为研究开发天然维生素 E 的主要原料。由于维生素 E 是脂溶性的，在胚芽脱脂后所获得的胚芽油中保留有大部分的天然维生素 E，从小麦胚芽油中提取、浓缩和精制维生素 E 是目前研究开发的主要途径之一。

谷类为膳食中维生素 B 的重要来源，以维生素 B_1 和维生素 B_3 居多，维生素 B_2 含量最少。谷类的维生素 B_3 有一部分为结合型存在，不易被人体利用，特别是玉米中主要为结合型烟酸，只有经过恰当的烹调加工使其变为游离型维生素 B_3，才能被人体吸收利用。维生素主要存在于糊粉层和谷皮中，因此加工越精细，维生素损失就越多。谷类一般不含维生素 C、维生素 D、维生素 A，只有黄玉米和小米中含有少量的胡萝卜素，荞麦中含有少量维生素 C。

5. 矿物质。谷类矿物质含量一般在 1.5 ％ ～ 3 ％，主要存在于糊粉层和谷皮中。谷物籽粒中的矿物质元素组成随谷物种类、品种、种植区域、气候条件、施肥状况等不同而不同；在籽粒中的分布也不均衡，以糊粉层中的含量最高，内胚乳中的含量最低。在谷类全部灰分中，50 ％ ～ 60 ％为磷，多以植酸钙、镁盐的形式存在，出粉率高的面粉含植酸量较多，将对食物中钙、铁、铜、硒、锌等元素的吸收有不良的影响。特别是幼儿，维生素 D 不足比较多见，植酸过多对钙吸收的影响可能表现得更为明显。

（二）薯类

1. 碳水化合物。薯类含有较多淀粉，碳水化合物平均占 20 ％，能量因而也较高，易产生饱腹感。红薯中膳食纤维不是最多的（2 ％左右），但是最好的，可以促进肠胃蠕动，预防便秘以及保持酸碱平衡。山药黏液中的甘露聚糖可以改善糖代谢，提高胰岛素敏感性。

2. 脂肪和蛋白质。薯类蛋白质含量较低，约 1 ％ ～ 2 ％，但其蛋白质的氨基酸构成合理，生物利用价值较高。脂肪含量低于谷类食品，约0.2 ％ ～ 0.5 ％。

3. 维生素和矿物质。薯类属于蔬菜类，维生素和矿物质含量与其他蔬菜差不多，但明显高于谷类，含有除维生素 B_1 之外的各种 B 族维生素和维生素 C，富含矿物质，以钾含量最高，其次是磷、钙、镁和硫等。红薯所含的维生素虽不如叶菜多，但以水溶性的为主，维生素 C 12 mg/100 g。挑选时，尽量选颜色深的，所含的类胡萝卜素等营养物质更丰富。紫薯含有丰富的维生素 A、维生素 B_2、胡萝卜素、维生素 C、花青素等营养物质。马铃薯是补充维生素 C 的能手，且不容易在烹调过程中损失。芋头富含多种矿物质，特别是氟的含量较高，能很好地保护牙齿。

4. 其他物质。芋头含有一种黏蛋白，被人体吸收后有助于产生免疫球蛋白，可提高机体的抵抗力。此外，芋头为碱性食品，能中和体内积存的酸性物质。山药最富营养的部分是其黏液，黏蛋白可降低血液胆固醇，预防心血管系统的脂质沉积，有利于防止心脑血管疾病。

（三）豆类及豆制品

1. 蛋白质。豆类是蛋白质含量较高的植物性食物，约为 20％ ～ 40％，大豆类最高，普遍在 30％ 以上，其他豆类一般含量为 20％ ～ 25％。而豆制品中豆浆、豆腐脑的蛋白质含量只有 2％ 左右，豆干、素鸡之类含量在 16％ ～ 20％ 之间。豆类蛋白质含有人体所需各种必需氨基酸，特别是富含谷类蛋白质中所缺乏的赖氨酸，属于优质蛋白质，但是大豆蛋白缺少含硫氨基酸，限制了机体对大豆蛋白的有效利用，总体利用率相对动物性食物蛋白较低。

2. 脂肪。大豆脂肪含量在 15％ 以上，可榨油，大豆油在世界范围内正成为主要的食用油，其他豆类脂肪含量在 1％ 左右。豆制品中豆浆、烤麸脂肪含量最低，豆腐、豆干较高，因为含有较高油脂，所以口感滑润、细腻，有香气。豆类脂肪以不饱和脂肪酸为主，且以亚油酸含量最为丰富，是优质脂肪，同时还含有较多的磷脂，是高血压、动脉粥样化等心血管疾病患者良好的脂肪来源选择。

3. 碳水化合物。大豆中的碳水化合物含量较低，成熟的大豆中含淀粉很少，仅为 0.4% ～ 0.9%，可以忽略不计。此外，大豆的碳水化合物中约有一半是人体不能消化吸收的水苏糖和棉籽糖，因此，在计算大豆营养价值时，碳水化合物应折半计算。水苏糖和棉籽糖是生产浓缩和分离大豆蛋白时的副产品，人体内缺乏水苏糖和棉籽糖的水解酶，因此无法消化吸收，在大肠内可活化肠道内双歧杆菌并促进其生长繁殖，同时，水苏糖和棉籽糖在肠道微生物作用下产气，这也是豆类容易导致胀气的原因之一。

4. 矿物质和维生素。豆类矿物质含量为 2% ～ 4%，大豆比其他豆类矿物质含量略高。大豆中钙的含量较高，每 100 g 含钙量约为 200 mg，其他如磷、钾、镁、铁等含量也较高，但是大豆中含有的植酸影响了钙、镁的吸收。相较于谷类，大豆中的维生素 E、维生素 B_1 和维生素 B_2 较高，但除了脂溶性的维生素 E 外，大部分维生素在加工中遭到破坏。

5. 有益健康的其他物质。（1）大豆异黄酮。存在于大豆种子中，含量甚微，仅为 0.1% ～ 0.2%，自然界中仅存在于大豆、葛根等少数植物中，具有类雌激素作用，也成为植物雌激素，能够弥补中年女性雌激素分泌不足的缺陷，缓解因雌激素不足引起的多种症状，有降血脂、改善更年期妇女骨质疏松、预防肿瘤等功能。（2）大豆皂苷。具有多种有益于人体健康的生物学效应。（3）大豆甾醇。能够阻碍胆固醇的吸收，降低血清胆固醇。此外，还有大豆膳食纤维、大豆低聚糖、大豆磷脂等，大豆的保健功能也因这些物质而凸显。

6. 蛋白酶抑制剂。存在于大豆、棉籽、花生、油菜籽等植物中，能抑制胰蛋白酶、糜蛋白酶、胃蛋白酶等物质的统称。大豆中含有抗胰蛋白酶因子，能抑制蛋白酶的消化作用，经过加热煮熟后这种因子被破坏，消化吸收率随之提高，所以豆类和豆制品食物建议加热做熟后食用。

（四）蔬菜

1. 碳水化合物。蔬菜中碳水化合物含量差距较大，一般含量在 4% 左右，如葱、蒜，根茎类可达 20% 以上，如土豆（已被列入"主食"行列），主要是果糖、葡萄糖、蔗糖等，还富含纤维素、半纤维素和果胶。含单糖和低聚糖较多的蔬菜有胡萝卜、番茄、南瓜等。根茎类蔬菜大多含淀粉较多，如马铃薯、芋头、藕等。菇类、木耳等含有活性多糖，具有保健功能。叶菜类膳食纤维含量约 1.5%，根茎类膳食纤维比叶菜类低。

2. 蛋白质。大多蔬菜蛋白质含量都很低，一般为 1%～2%，且赖氨酸、甲硫氨酸含量偏低。鲜豆蛋白质含量在 2%～4%（豆越新鲜蛋白质含量越高）。香菇蛋白质含量可达 20%，且必需氨基酸含量较高，生物学价值高。

3. 脂肪。蔬菜类脂肪除毛豆外含量极低，一般不超过 1%。藻类食物富含不饱和脂肪酸，作为保健食品特别受青睐。

4. 维生素。蔬菜中含有除维生素 D（香菇例外）和维生素 B_{12} 之外的几乎所有维生素，尤其是新鲜蔬菜，是维生素 B_2、叶酸、维生素 C 和胡萝卜素的重要来源。叶酸以绿叶菜中含量较多。维生素 C 一般在蔬菜代谢旺盛的叶、花、茎内含量丰富。一般深绿色的蔬菜维生素 C、维生素 K 含量较浅色蔬菜高。胡萝卜素在绿色、黄色和红色蔬菜中含量较多。辣椒含极丰富的维生素 C 和胡萝卜素。一般瓜茄类维生素 C 含量低，但苦瓜中含量高。

5. 矿物质。蔬菜中含有丰富的钾、钙、磷、镁、铜、锰、硒等多种矿物质。其中以钾含量最高，钙、镁含量也丰富。叶菜类所含矿物质种类较多，是日常饮食矿物质的主要来源。这些碱性矿物质元素对维持体内酸碱平衡起重要作用。在各种蔬菜中，一般以菌藻类矿物质含量最丰富，铁、锌、硒甚至可以高出其他食物十几倍；其次为叶菜类含矿物质较多，尤其深色、绿色叶菜中铁、钙、镁含量丰富，如雪里蕻、苋菜、菠菜等。但一些蔬菜中由于存在草酸，导致钙、铁等矿物质元素吸收率不高。菌藻类中铁、锌、硒的含量相当丰富，海产植物还含有丰富的碘。

（五）水果

1. 水分。一般新鲜水果的含水量为 70%～90%，其中游离在果皮组织的细胞间隙和液泡中的水分占总量的 70%～80%。

2. 碳水化合物。水果含碳水化合物较蔬菜高，占 5%～30%，主要以双糖和单糖的形式存在，蔗糖和还原糖含量为 5%～20%，水果干品的糖含量可高达 50％ 以上。水果中的甜味来源主要是葡萄糖、果糖和蔗糖，甜味顺序为：果糖＞蔗糖＞葡萄糖。这几种糖的比例和含量则因水果种类、品种和成熟度的不同而异，因此，水果的甜度也不同。苹果和梨以果糖为主，葡萄、草莓以葡萄糖和果糖为主，柑橘类主要含蔗糖，以淀粉多糖为主的有香蕉、苹果、西洋梨等。一般来说，如果总的含糖量差不多，那么果糖含量越高就越甜，即使水果总含糖量不高，但是如果果糖含量高，口感也会较甜，所以不能单凭味觉来估算含糖量。

水果中含有较丰富的膳食纤维，在水果表皮层含量最多，主要是纤维素、半纤维素和果胶，其中较为重要的是果胶，果胶起到细胞间黏着的作用，与水果的口感有密切的关系。果胶在山楂、柑橘、苹果等中含量较多。含糖量高的水果有枣、椰（肉）、香蕉等鲜果，含糖量低的有草莓、柠檬、杨梅、桃等。

3.维生素。水果中含有除维生素 D 和维生素 B_{12} 之外的几乎各种维生素，但 B 族维生素含量普遍较低。新鲜水果中含维生素 C 和胡萝卜素较多，香蕉中含叶酸和维生素 B_6 较为丰富。在各类水果中，柑橘类是维生素 C 的良好来源，草莓、山楂、鲜枣、酸枣、猕猴桃和龙眼等也是某些季节中维生素 C 的优良来源。热带水果多含有较为丰富的维生素 C，苹果、梨、桃等温带水果中维生素 C 含量不高。黄色和橙色的水果可提供类胡萝卜素，包括芒果、黄桃、黄杏、柿子和黄肉甜瓜等。

4. 矿物质。水果中矿物质含量在 0.4％ 左右，主要矿物质包括钾、镁、钙等，钠含量较低，水果是人体钾的重要来源，其中一些水果含有较为丰富的镁和铁，如草莓、大枣和山楂的铁含量较高，而且因富含维生素 C 和有机酸，使铁的生物利用率提高。

5. 有机酸。水果的有机酸含量为 0.2％ ～ 0.3％，以苹果酸、柠檬酸和酒石酸为主。有机酸因水果种类、品种和成熟度不同而异。柠檬酸酸味圆润滋美，而苹果酸酸味后味更长。各种天然有机酸的不同配比是形成水果特定风味的重要因素，酸度是采收加工的主要指标之一。有机酸能刺激人体消化腺的分泌，促进食欲，有利于食物的消化。同时，有机酸可使食物保持一定酸度，对维生素 C 的稳定性具有保护作用。此外，水果中还含有一些类胡萝卜素、黄酮类物质和芳香物质等有益健康的活性物质。

（六）坚果

1. 蛋白质。富含油脂的坚果蛋白质含量多在 12％ ～ 25％，瓜子类的蛋白质含量更高，如炒西瓜子为 33.2％，南瓜子为 36.0％以上。坚果类蛋白质氨基酸组成各有特点，如澳洲坚果不含色氨酸，花生、榛子和杏仁缺乏含硫氨基酸，核桃缺乏蛋氨酸和赖氨酸。巴西坚果则富含蛋氨酸，葵花籽含硫氨基酸丰富但赖氨酸稍低，芝麻赖氨酸含量不足。

2. 脂肪。坚果脂肪含量大部分在 40％以上，松子、杏仁、榛子和葵花籽等可达 50％以上，而栗子、银杏、莲子等淀粉类坚果却以碳水化合物为主，多达 70％左右，故大多数坚果类食品所含能量很高，不宜多食。坚果脂肪以不饱和脂肪酸为主，是优质脂肪。由于坚果富含膳食纤维和蛋白质，其中所含的脂肪进入血流的速度比动物性食品要缓慢，对血脂的影响比动物性食品或橄榄油等富含不饱和脂肪酸的食品更缓慢和有效。

3. 碳水化合物。坚果中可消化的碳水化合物含量较少，多在 15％以下，如花生为 5.2％，榛子为 4.9％。坚果类含膳食纤维较高，如花生膳食纤维含量达 6.3％，榛子为 9.6％，中国杏仁更高达 19.2％。除了纤维素、半纤维素等成分，坚果中还包括少量不能为人体吸收的低聚糖和多糖类物质，因此，含油坚果类是可与豆类媲美的低血糖指数食品。

4. 维生素。坚果类是维生素 E 和 B 族维生素的良好来源，杏仁中的维生素 B_2 含量特别高，是维生素 B_2 的极好来源。很多坚果含少量胡萝卜素，一些坚果中含有相当数量的维生素 C，如榛子、杏仁，可作为膳食中维生素 C 的补充来源。

5. 矿物质。坚果中富含钙、铁、钾、镁、锌、硒、铜等矿物质，有重要的营养价值。含钾量较高，而钠的含量普遍偏低。镁、锌、铜、硒的含量也在植物类食物中名列前茅。一些坚果含有较丰富的钙，如美国杏仁和榛子。芝麻是补充微量元素的传统食品，其中钾、锌、镁、铜、锰等元素含量均高，黑芝麻更高于白芝麻。南瓜子仁也是植物性食物中矿物质的最佳来源之一。巴西坚果富含硒，而开心果富含碘。

四、常见植物性食物的营养价值

（一）谷物

1. 面粉。面粉营养价值的高低取决于其加工程度。普通面粉加工精度较低，保留了较多的胚芽和麸皮，因此，各种营养素的含量较高。精面粉加工精度高，胚芽和麸皮保留很少，维生素和矿物质损失很多。但精面粉色白，含脂肪少，易保存，口感好，消化吸收率比普通面粉高。

2. 大米。大米蛋白含有较高的赖氨酸，营养价值较高，具有低过敏性；大米淀粉容易消化吸收以及抗腹泻等，是构成婴幼儿营养米粉的主体，很适合作为婴儿食品。

（二）薯类

1. 红薯。日本国立癌症预防研究所对有明显抗癌效果的植物性食物进行了排名，其中熟红薯、生红薯被排在第一位和第二位。美国生物学家施瓦茨从红薯中分离出一种叫脱氢表雄酮（dehydroepiandrosterone，DHEA）的活性物质，被证实有明显的抗癌效果。

2. 马铃薯。马铃薯兼有谷物和蔬菜的特性，提供的营养更加均衡全面。马铃薯是生长在地下的蔬菜，富含矿物质，维生素 C 含量也丰富。由于马铃薯种植范围广、产量高、营养合理，能很好地解决粮食危机。

（三）豆类及豆制品

1. 大豆。大豆含有较多的特殊活性成分，如大豆皂苷、大豆异黄酮及大豆低聚糖等，对人类健康具有特殊功效。大豆皂苷具有降低胆固醇和甘油三酯含量、抑制肿瘤细胞生长、抗病毒、抗氧化、提高免疫力等作用。大豆异黄酮具有降血脂、抗动脉硬化、抗肿瘤、抗骨质疏松、保护心脑血管等作用。大豆低聚糖能抑制病原菌，改善肠道功能，防止腹泻、便秘，并起到保护肝脏、降低血脂、增强免疫力等作用。

2. 其他豆类。绿豆具有抗菌、利尿、排毒等功效。赤豆含有一定量的皂苷，可刺激肠道，有良好的利尿作用，还能解酒、解毒，对心脏病、肾病、水肿均有一定的疗效，对润肠通便、预防结石、健美减肥也有一定的作用。蚕豆含有丰富的磷脂，有健脑作用，蚕豆种皮的粗纤维有降低胆固醇、促进肠蠕动的作用，但蚕豆中含有有毒的 β－氰基丙氨酸和 L-3，4－二羟基苯丙氨酸，前者是一种神经毒素，后者能导致急性溶血性贫血，因此，蚕豆不宜生吃，要充分煮熟后食用。

（四）蔬菜

1. 洋葱。具有抗冠心病、抗动脉硬化、降低血脂黏度等作用。

2. 南瓜、苦瓜。能促进胰岛素的分泌，具有降血糖作用。

3. 黄瓜。能抑制糖类转化为脂肪，具有减肥作用。

4. 番茄。番茄中的番茄红素能预防乳腺癌、肺癌、前列腺癌和子宫癌等。

5. 生姜。姜酚能抑制细胞癌化，具有抗癌作用。

6. 菠菜。具有抗氧化成分，能抗衰老，缓解老年人记忆力减退。

7. 白萝卜。具有促进消化、增强食欲、加快胃肠蠕动和止咳化痰的作用。

8. 西蓝花。营养丰富，经常食用有爽喉、开音、润肺功效，还具有保护关节的作用，所含的萝卜硫素能预防癌细胞生长。

（五）水果

1. 苹果。西方有句谚语：An apple a day, keeps the doctor away（每天一个苹果，可以让你远离医生）。苹果属于典型的高钾、低钠食品，是高血压患者的理想食疗食品。苹果中含丰富的果胶，有助于减少人体对胆固醇和有害重金属的吸收。苹果中的绿原酸、儿茶素、原花色素、槲皮素等具有较好的抗氧化作用，对降低患心血管疾病和癌症的风险有积极意义。

常吃苹果还可以润肤、益气、利尿、消肿。据报道，苹果还可促进人体产生干扰素，提高人体免疫力。

2. 草莓。具有去火、清热、明目养肝、促进消化、润肠通便等功能，是老少皆宜的保健食品。草莓中所含有的鞣花酸能保护人体组织不受致癌物质的伤害，能一定程度上抑制癌细胞的生长。

3. 柚子。具有健胃、润肺、补血、清肠、利便、降脂、降糖、促进伤口愈合等功效。柚子富含钾，几乎不含钠，是心脑血管病及肾脏病患者最佳的食疗水果之一。柚子含有丰富的果胶，能降低血液中的胆固醇。柚子中的生理活性物质柚皮苷可降低血液黏滞度，减少血栓的形成。鲜柚含有的类似胰岛素的成分能降低血糖，是糖尿病患者的首选水果。柚子对呼吸系统疾病，尤其是感冒等有很好的预防和治疗功能。

（六）坚果

坚果类食物蛋白质的必需氨基酸种类大多比较齐全、结构合理。开心果的赖氨酸含量高，葵花籽富含甲硫氨酸和胱氨酸。此外，坚果的脂肪含量多数在 50% 左右，脂肪酸大部分为不饱和脂肪酸，且单不饱和脂肪酸所占比例较高，对人体营养价值较高。富含矿物质，如钙、铁、锌和硒，同时也是维生素 E 和 B 族维生素的良好来源。

五、常见知识误区

（一）米、面越白越好

稻米和小麦研磨程度越高，所产生的大米和面粉就越白，吃起来口感更好。但是，从营养学的角度来说，大米、面粉不是越白越好。谷物精制程度越高，营养素如纤维素、半纤维素、矿物质和 B 族维生素损失就越多。面粉中如果添加一些增白剂，会使 B 族维生素损失更多。

（二）吃主食容易长胖

主食，即餐桌上的主要食物，是人体所需能量的主要来源，如米饭、面制品、玉米、土豆、红薯等。很多人认为吃主食如米饭、面制品会导致人长胖。这是不正确的。其实，造成肥胖的真正原因是能量过剩。因此，无论是碳水化合物还是蛋白质和脂肪，摄入过多，都会变成脂肪在体内储存，所以进食富含碳水化合物的食物，不是造成能量过剩使人发胖的唯一原因。

（三）水果应削皮吃，蔬菜应去掉外层叶片

农药残留在蔬菜表层，可通过洗涤和加热烹调的方式除去大部分，但是过度削皮和择菜，如大量丢弃外层叶片，会造成营养素损失，因为蔬菜外部绿色叶片和水果果皮和近果皮的果肉营养价值更高，靠皮的外层部分营养素浓度高于中心部分。

（四）蔬菜生吃更健康

不少蔬菜生吃确实更健康，比如生菜，因为那样能最好地保留其中的营养成分。但生吃并不适合所有的蔬菜，如生土豆、豆角和茄子含有有毒的物质，务必烹饪煮熟后才能吃；胡萝卜含有丰富的维生素 A，但人体只有在吃胡萝卜的同时摄入脂肪，才能从中获取足够的维生素 A。

（五）鲜榨果汁营养价值更高

鲜榨的过程会使水果中的营养成分有不同程度的损失，与新鲜水果相比，鲜榨果汁中的成分如维生素 C、膳食纤维等会有一定量的损失。如榨菠萝汁时，去掉果渣后会损失 90％ 以上的纤维。同时，由于果蔬中存在维生素 C 氧化酶、酚氧化酶等很多氧化酶类，在榨汁过程中维生素 C 就会大量损失，有保健作用的多酚类物质也会被迅速破坏。此外，果汁中含糖量很高，对减肥人群及糖尿病患者不太适宜，不建议食用。

（六）豆制品吃得越多越好

豆制品因其富含优质蛋白质、不含动物胆固醇，受到营养学家的一致好评。但过量摄入大豆及豆制品会因抑制铁的吸收而导致缺铁性贫血。此外，豆类食物中嘌呤含量比较高，痛风患者，尤其是发作期时，应控制摄入。所以，豆制品也不宜过量食用，适量就好。

第三节　油脂类食物

一、油脂类食物的概念

油脂类食物是人类能量的一大能源，各种植物的种子如花生、大豆、芝麻、葵花籽、菜籽、椰子、橄榄等都可作为植物性油脂的原料，动物性油脂则通常包括猪油、牛油、羊油、鱼油等。

二、常见油脂的营养价值

各种常见油脂的特点、营养价值和作用如下。

（一）动物性油脂

1. 猪油

我国食用最多的动物油脂就是猪油，按分布部位不同，可分为猪杂油和猪板油。猪油以饱和脂肪酸为主，多不饱和脂肪酸含量较低，但油酸含量可达到 40% 以上。另外，猪油中胆固醇含量较高，高达 100 mg/100 g，精制猪油的含量可减半。猪油中的饱和脂肪酸能促进人体对胆固醇的吸收，因此应控制食用量。

2. 鱼油

鱼油为海洋动物油，包括了海洋哺乳动物来源的油脂和真正的鱼类脂肪。鱼油最大的特点是富含 EPA 和 DHA 两大类的多不饱和脂肪酸，具有调节血脂的作用。然而，多不饱和脂肪酸容易氧化变质，变质鱼油反而有害，鱼油维生素 E 含量也较高，达 300 mg/kg。

（二）植物性油脂

1. 花生油

花生油是将花生仁用机器搅碎、去皮进行压榨和溶解萃取的油，在作为食用油之前还要进行提炼，花生在萃取之前要经过烘烤。花生油具有独特的花生气味和风味，一般较少含有非甘油三酯成分。花生油的油酸和亚油酸含量均在 40％ 左右，饱和脂肪酸占了其余的 20％，亚麻酸含量不足1％，富含维生素 E，氧化稳定性良好。花生油的熔点为 5℃，高于其他植物油，因此，在寒冷的冬天或冰箱里，花生油常呈半固态。花生油可以降低血小板聚集程度、降胆固醇，能保护心脑血管，防治心脑血管疾病，防止皮肤皲裂，改善记忆力，延缓脑功能衰退。

2. 豆油

豆油是从大豆中提炼出来的食用油，是中国常用食用油之一，也是世界上产量最多的油脂。亚油酸含量为 50％ ～ 55％，亚麻酸含量为7％ ～ 9％，两者比例适中，利于健康。由于多不饱和脂肪酸含量高，且有脂肪氧化酶存在，豆油容易氧化，虽然维生素 E 含量也较高，但在加工过程中大部分被除去，因此通常需要进行氢化结合处理来移除一些脂肪酸，从而增加油的香味，提升稳定性。豆油能保护血管壁，防止血栓形成；能降低胆固醇，有助于预防动脉硬化和冠心病；有助于防止皮肤皲裂老化。

3. 菜籽油

菜籽油的脂肪酸组成变化较大，几乎没有固定范围，受产地、气候、土壤等多因素影响。一般国内菜籽油的脂肪酸分布为：油酸 10％ ～ 35％，亚油酸 10％ ～ 20％，亚麻酸 5％ ～ 15％，芥酸 25％ ～ 50％。菜籽油吸收率高，对软化血管、延缓衰老有益，对神经、血管以及大脑的发育有积极作用，胆固醇含量很低，有益于心脑血管。

4. 玉米油

玉米油的脂肪酸组成中饱和脂肪酸为 15％，亚油酸含量达 55％ 以上，油酸为 25％ 左右，亚麻酸含量极少。玉米油富含维生素 E，因此，具有较好的稳定性。

5. 葵花籽油

亚油酸含量高，超过 60％，亚麻酸为 5％，油酸为 19％。由于富含维生素 E（100 mg/100 g），且含有绿原酸成分（水解后生成咖啡酸，具有抗氧化作用），抗氧化稳定性很好。

6. 芝麻油

芝麻的含油量普遍在 45% ～ 55% 之间，芝麻油油酸含量比较高，达 40% 左右，亚油酸 46% 左右，但亚麻酸很少。虽然维生素 E 含量不高，但却有很好的氧化稳定性，这与其中所含的 1% 左右的芝麻酚、芝麻酚林、芝麻素等天然抗氧化剂有关。芝麻油可抗氧化，可以保肝护心、延缓衰老，还具有一定的抗癌作用；能够软化血管，保持血管弹性；还可润肠，预防便秘。

7. 茶油

不饱和脂肪酸高达 90%，其中 79% 为油酸，是最接近橄榄油的植物油，另外含有 10% 的亚油酸，1% 的亚麻酸。

8. 橄榄油

橄榄油的脂肪酸组成为饱和脂肪酸 10%、油酸 83%、亚油酸 7%，不含亚麻酸。油酸可以降低甘油三酯、低密度脂蛋白胆固醇，但不降低高密度脂蛋白胆固醇，同时油酸不具有多不饱和脂肪酸的潜在不良作用，如促进机体脂质过氧化、促进化学致癌作用和抑制机体的免疫功能等。因此，橄榄油是一种具有重要营养价值的食用油。能促进血液循环，预防心脑血管疾病；能改善消化系统功能；能延缓脑衰老；对内分泌系统和骨骼有好处；能防辐射和防癌。

三、常见知识误区

"植物油主要含不饱和脂肪酸，可以多吃。"在不少人眼里，动物油是有害的，而植物油是有益健康的，因而有了"植物油可以多吃"的误区。但是，无论动物油还是植物油都含有脂肪，而脂肪是高热量食物，长期过量摄入，一样会导致肥胖及动脉硬化。因此，食用植物油也应适量。

第四节 蛋类及蛋制品食物

蛋指的是鸟类、爬虫类和两栖动物所生的带有壳的卵，在受精之后可孵出小动物。蛋的营养丰富，富含蛋白质。常见的蛋包括鸡蛋、鸭蛋、鹅蛋、鹌鹑蛋等，它们在营养上具有共性，都是蛋白质、B族维生素的优质来源，也是脂肪、维生素A、维生素D和微量元素的较好来源。对于家庭食用而言，蛋类不仅能单独食用，且能与其他食物配合食用，同时也容易消化，具有显著的健康效益。

一、蛋的结构及营养价值

（一）蛋的结构

各种禽类蛋的结构都非常相似，包括蛋壳、蛋清、蛋黄及蛋系带。以鸡蛋为例，鸡蛋是由32％的蛋黄、57％的蛋清以及11％的蛋壳组成，其中蛋黄和蛋清中的蛋白质都是优质蛋白。但是蛋清以卵清蛋白为主，蛋黄除了含有丰富的卵黄磷蛋白外，还富含丰富的脂肪、维生素和微量元素，特别是铁、磷，以及维生素A、维生素D、维生素E和B族维生素。

1. 蛋壳

蛋壳比较坚硬，主要成分是碳酸钙，占比为96％，其余为碳酸镁和蛋白质，虽然蛋壳含有钙，但一般很难溶出，即使被人体摄入也很难被消化吸收。考虑到蛋清和蛋黄中的含钙量也并不高，一般不把蛋作为钙的良好来源。

2. 蛋清

蛋清包括两部分，外层为中等黏度的稀蛋清，内层为包围在蛋黄周围的角质冻样的稠蛋清。蛋清的成分比较简单，大约是由16％左右的蛋白质和90％的水分组成，几乎不含脂肪和胆固醇，但同样也没有维生素A、维生素D这些脂溶性维生素。

3. 蛋黄

蛋黄含有丰富的蛋白质、脂肪、钙、卵磷脂和铁质等营养成分。其中卵磷脂被肠胃吸收之后，可促进血管中胆固醇的排除，有预防动脉粥样化的功用。且卵磷脂经消化吸收之后，可生成胆碱，这种物质与脑部的神经传达作用有关，可促进学习、记忆的能力，达到预防老年痴呆的功效。胆碱还可预防肝脏积存过量脂肪，避免形成脂肪肝及改善肝脏功能。而蛋黄所含的铁质，利用率最高，是最补血的天然食品。

4. 蛋系带

蛋黄左右有两条白色的索状物，就是蛋系带，也是优质蛋白质的来源。它还含有一种燕窝也有的成分，叫唾液酸，具有抗氧化作用，可与侵入人体的病毒结合，进而消灭病毒，防止感染，并且有预防癌变的作用。

（二）蛋的营养价值

同肉类和蔬菜一样，蛋是人们常吃的副食品之一，营养价值较高，方便易得。蛋中的营养素含量总体上基本稳定，各种蛋的营养成分有共同之处，蛋清和蛋黄含有禽类生长发育所需要的全部营养素。下面以鸡蛋为例。

1. 蛋白质

全鸡蛋蛋白质的含量为 12% 左右，一颗中等大小的鸡蛋可以提供蛋白质 6 ~ 7 g，鸡蛋的生物价达到 94，消化吸收率非常高，而蛋清和蛋黄比值大约是 2 : 1，提供蛋白质的量大约是 1 : 1。

2. 脂肪

鸡蛋蛋黄中的脂肪含量为 28% ~ 33%，98% 的脂肪存在于蛋黄中，这些脂肪中，大约含有 30% 的磷脂。鸡蛋的胆固醇含量也比较高（585 mg/100 g）。因此健康人群一周可以吃 3 ~ 6 个鸡蛋，而有高胆固醇血症的人或者有心血管疾病的高危人群，则要适量调整为每周 1 个左右。

3. 碳水化合物

鸡蛋中的碳水化合物含量极低，约 1%。以两种状态存在：一部分与蛋白质相结合，含量为 0.5%。另一部分以游离的形式存在，含量约 0.4%。后者中，98% 为葡萄糖，其余 2% 为微量的果糖、甘露糖、阿拉伯糖、木糖和核糖。

4. 矿物质

矿物质主要存在于蛋黄部分，蛋清部分含量较低。鸡蛋中铁含量较高，但是多为结合型，吸收率比较低，长时间水煮后蛋黄表皮呈现的灰绿色物质，其实就是蛋黄中铁与硫元素作用形成的硫化铁。

5. 维生素

维生素主要存在于蛋黄中，尤以维生素 A、维生素 B_2、叶黄素为多，此外还有维生素 D、维生素 B_1、维生素 B_{12} 等。

二、蛋制品的分类及营养价值

（一）蛋制品的分类

1. 再制蛋类

再制蛋类指由鲜蛋经过盐、碱、糟、卤、炸制后，未改变蛋形的蛋制品，主要包括松花蛋、咸蛋、糟蛋、卤蛋以及各种熟制蛋等。

2. 干蛋类

干蛋类以鲜鸡蛋或者其他禽蛋为原料，取其全蛋、蛋白或蛋黄部分，经加工处理（可发酵）、喷粉干燥工艺制成的蛋制品，如巴氏杀菌鸡全蛋粉、鸡蛋黄粉、鸡蛋白片等。

3. 冰蛋类

冰蛋类是指以鲜鸡蛋或其他禽蛋为原料，取其全蛋、蛋白或蛋黄部分，经加工处理、冷冻工艺制成的蛋制品，如巴氏杀菌冻鸡全蛋、冻鸡蛋黄、冰鸡蛋白等。

4. 其他类

其他类以禽蛋或上述蛋制品为主要原料，经一定加工工艺制成的其他蛋制品，如蛋黄酱、色拉酱等。

（二）蛋制品的营养价值

新鲜蛋类经特殊加工制成风味特异的蛋制品，宏量营养素与新鲜蛋相似，但不同加工方法对一些微量营养素的含量产生影响，如皮蛋在加工过程中加碱加盐，使矿物质含量增加，但对 B 族维生素造成较大损失，且会增加铅的含量，对维生素 A、维生素 D 的含量影响不大。

1. 再制蛋类

再制蛋类以皮蛋为例，又名"松花蛋"，是通过一些腌制手段将普通的鸭蛋制作成独具味道的松花蛋，其营养价值较高。在碱、酶及微生物的作用下，蛋内一部分蛋白质分解成简单蛋白质及氨基酸，使皮蛋中氨基酸含量增加，简单蛋白质及氨基酸均易于被人体消化吸收，提高了皮蛋的消化吸收率。同时蛋白质分解形成的硫化氢和氨对皮蛋特殊风味的形成有很大作用；某些氨基酸本身就是鲜味物质，因此，皮蛋的风味优良，可增进人的食欲。中医有相关报道，皮蛋对人也有一定补益和祛病效能，能开胃润喉，促进食欲，亦能"泻热、醒酒、去大肠火、治泻痢、能散能敛"。

2. 干蛋类

以鸡蛋干为例，每 100 g 鸡蛋干是由五个鸡蛋浓缩加工而成的，含有丰富的优质蛋白质，每 100 g 鸡蛋干约含 13 g 蛋白质。含有丰富的维生素 A、B_2、B_6、D、E 以及人体所需的微营养素，如钾、钠、镁、磷、铁等。

3. 冰蛋类

冰蛋是以均匀蛋液先经 –25 ～ –30 ℃急冻，再放于温度为 –18 ～ –20 ℃的冷库中，使中心温度达到 –15 ～ –18 ℃即成。在蛋不变质的前提下，其营养成分和被冷冻前几乎没有区别。

4. 其他类

以蛋黄酱为例，它呈现出淡黄的颜色，是一种黏稠态的调味料，原料的组成成分有食用植物油脂、食醋、果汁、蛋黄、蛋白、食盐、糖、香草料、化学调味料和酸味料等。蛋黄酱的主要成分是至少 70% 总重的植物油和蛋黄，油的种类很多，可以根据情况选择。蛋黄酱中的碳水化合物、蛋白质和脂肪等营养成分都十分丰富。在所有沙拉酱中，蛋黄酱的热量最高。因为蛋黄酱的原料中有一半以上是食用油，其次是蛋黄，再加上少许糖、食盐和醋，使得它的热量超过了其他沙拉酱。所以，蛋黄酱一般只用于食物的调味，不直接食用，也不会在食物中添加很多，免得食物热量过高。

三、常见知识误区

（一）土鸡蛋比饲料鸡蛋的营养价值更高

土鸡蛋和饲料鸡蛋的营养价值是一样的，农业农村部关于鸡蛋的标准只有无公害鸡蛋标准、绿色鸡蛋标准和有机鸡蛋标准，并无确切的土鸡蛋标准，并且鸡蛋的营养价值和鸡蛋壳的颜色是没有关系的。中国营养学会专家顾问委员会曾经专门对"土鸡蛋"和"普通鸡蛋"的 17 种氨基酸含量进行测定分析，发现两者没有明显的差异，蛋白质、脂肪、微生物等营养成分也几乎没有区别。

（二）鸡蛋生吃消化吸收率更高

鸡蛋各种吃法的消化率大致的排名是蒸鸡蛋＞煮鸡蛋＞炒鸡蛋＞荷包蛋＞炸鸡蛋＞生鸡蛋，蒸煮依然是最推荐的烹调方法，炒鸡蛋会吸收更多的油（吸油率大约是 35％），而高温煎炸则可能产生类似于苯并 [a] 芘和杂环胺类的致癌物。生鸡蛋中含有胰蛋白酶抑制剂和抗生物素蛋白，吸收率仅仅只有 30％～50％，另外还有沙门氏菌感染的风险。

（三）生吃鸡蛋更好

有很多人喜欢吃半生不熟的鸡蛋（单面煎蛋），觉得嫩嫩的，口感好，营养高。这样吃到底好不好？首先，生蛋清中含有抗胰蛋白酶因子，进入消化道之后会妨碍蛋白质消化吸收。其次，生蛋清中有抗生物素蛋白，与生物素（维生素 B_7）的亲和力极高，会影响食物中的生物素被机体吸收，长此下去，机体会出现生物素缺乏症状（如皮屑增多，易掉发，肤色暗沉，容易疲倦等）。最后，鸡蛋壳表面易存在沙门氏菌，在打开鸡蛋时容易污染蛋清，进而可能引起细菌性食物中毒。因此长期吃生鸡蛋会影响身体健康。而鸡蛋中的这些不利因子在加热熟透后都能被破坏掉，所以吃熟鸡蛋不存在这些问题。此外，熟鸡蛋蛋白质吸收率可达到 90％，而生鸡蛋蛋白质吸收率只有 50％ 左右。因此，强烈建议食用熟鸡蛋。

第五节　乳类及乳制品食物

乳类和乳制品是营养价值非常高的食品之一，是其他食物难以代替的。所有哺乳动物生命的最初几个月都需要依靠吸吮乳汁获得生长发育所必需的养分。乳的种类非常多，因为只要是哺乳动物就有乳，常被人们食用的有牛乳、羊乳。另外，较为罕见的有猪乳、水牛乳、骆驼乳、牦牛乳等。因为牛乳产量大，且容易获得，故目前所称的乳多为牛乳。牛乳所含的营养素非常丰富，各种营养素包括糖类（尤其是乳糖）、脂肪、蛋白质等都有。

一、乳的分类及营养价值

（一）乳的分类

乳是由哺乳动物乳腺分泌的一种不透明胶体溶液，其颜色多为白色或淡黄色，具有较高的营养价值。乳中营养成分众多，主要包含蛋白质、乳糖、脂肪、氨基酸、维生素、矿物质等，可以促进机体生长发育以及增强免疫力。目前，牛乳产业仍在全世界乳产业中占主导地位，此外，水牛乳、牦牛乳、山羊乳、绵羊乳、驴乳、骆驼乳等乳产业也在蓬勃发展。乳类营养全面、营养素齐全、组成比例适宜，易于消化吸收，是哺乳动物哺育其幼仔最理想的天然食物。

（二）乳类的营养价值

1. 蛋白质

按照国家标准，纯牛奶的蛋白质含量大约为 2.9%，其中酪蛋白大约占 80%，乳清蛋白占 20%。

2. 脂肪

乳类的脂肪大部分以脂肪球的形式存在，对人体来说特别好消化，由于牛是反刍动物，乳类脂肪含有适量的反式脂肪酸。

3. 碳水化合物

乳类的碳水化合物大部分为乳糖，含量大约为 5%，乳糖不耐受的朋友可以选择酸奶或者舒化奶。

4. 维生素、矿物质

乳类中的维生素 A、维生素 B_2、钙的含量非常高，尤其是钙可以达到 $108\,mg/100\,g$，一杯 $300\,mL$ 的牛奶能满足成年人每天钙需要量的 40%。

二、乳制品的分类及营养价值

（一）乳制品的分类

乳是哺乳动物乳腺分泌的液体，以乳为主要原料生产的各种产品被称为乳制品，牛奶是最主要的原料。以乳汁制成的乳制品种类繁多，在饮食当中也起着非常重要的作用。乳制品的形态多种多样，按照我国食品工业标准体系，可划分为液体乳制品、乳粉、乳脂、炼乳、干酪、冰淇淋和其他乳制品等七大类。日常生活中常见的酸奶类产品被划分为液体乳制品，婴儿配方奶被列入乳粉当中。

（二）乳制品的营养价值

1. 液体乳制品

液体乳制品是从健康乳牛或乳羊的乳房中挤出或吸取的乳汁，经加工制成的液态产品。包括全脂乳、脱脂乳、调制乳和发酵乳四类。

（1）按脱脂的程度，液体乳制品可分为全脂产品和脱脂产品。按杀菌的程度，没有经过调配的液体乳制品可以分为生鲜乳、消毒乳和灭菌乳。消毒处理对牛奶营养价值的影响不大，其中蛋白质、乳糖、矿物质等营养成分基本与原料乳相同，仅 B 族维生素有少量的损失，但保持率仍在 90%以上。

（2）液体乳制品中含有一类相对特殊的种类，即调味乳，它是以乳为原料，添加调味料、糖和食品营养强化剂等辅料，经加工制成的液体乳制品，如巧克力奶、早餐奶、可可奶、果汁奶等。调味乳标准要求蛋白质含量不低于 2.3%，全脂型产品脂肪含量不低于 2.5%，低脂型产品脂肪含量为 $0.8\% \sim 1.6\%$，全脱脂型产品脂肪含量不高于 0.4%，糖与其他风味成分的添加量允许范围在 10% 左右。这类产品碳水化合物含量通常在 12% ～ 14%，高于未经调制的液体乳。

（3）发酵乳是以乳为原料，添加或不添加调味料，接种发酵剂后，经特定工艺制成的液态或凝乳状酸味乳制品。这类产品为细腻的胶冻状或黏稠液体。其分类方法有很多种，按成品组织状态，分为凝固型酸奶和搅拌型酸奶；按成品脂肪含量，分为全脂酸奶、部分脱脂酸奶和脱脂酸奶；按成品口味，又分为天然酸奶、加糖酸奶、调味酸奶和果料酸奶。

2. 乳粉

乳粉是以鲜奶为原料，添加或不添加食品添加剂辅料，脱脂或不脱脂，经过浓缩和喷雾干燥后，去除乳中几乎全部自由水分制成的粉状产品。原料乳中的蛋白质、矿物质、脂肪等主要营养成分损失不大，维生素 B_1、维生素 B_2 可有 10% ～ 30% 的损失，维生素 C 破坏较大。

3. 乳脂

乳脂是以乳为原料，分离出脂肪成分，经过杀菌、脱水等加工处理，有的产品还需要发酵，制成的产品包括黏稠状的稀奶油和固态的奶油以及无水奶油。

乳脂类产品脂肪含量高，是能量的良好来源。稀奶油中含有较多的水分，包括蛋白质、B 族维生素、钙等。奶油和无水奶油其他营养成分含量较低，制作过程中去除了绝大部分的 B 族维生素，但浓缩后的乳脂是维生素 A 和维生素 D 的良好来源。

4. 炼乳

炼乳是以乳为原料，去除水分之后，经装罐抑菌制成的浓缩产品，质地黏稠。按是否添加其他成分，可分为淡炼乳和调制炼乳两类。

5. 干酪

干酪也称为奶酪，联合国粮食及农业组织（Food and Agriculture Organization of the United Nations，FAO）和 WHO 制定的国际通用干酪定义为以牛乳、奶油、部分脱脂乳、酪乳或这些产品的混合物为原料，经凝乳并分离乳清制得的新鲜或发酵成熟的乳制品。

6. 冰淇淋

冰淇淋为冷冻乳制品，以乳与乳制品为原料，加入蛋或蛋制品、甜味剂、香精、稳定剂、乳化剂及食用色素等，混合后经巴氏消毒杀菌，均质、冷却、老化、凝炼而制成的产品，也被划分为冷冻饮品。

7. 其他乳制品

包括乳饮料、乳酸饮料、乳酸菌饮料等，严格来说不属于乳制品范畴，其主要原料为牛乳和水。含乳饮料的配料除了牛乳外，一般还含有水、甜味剂、酸味剂、果味剂、防腐剂等，含量最高的水往往排在第一位。而牛奶或纯酸牛奶则是将牛乳放在第一位。所以含乳饮料≠牛奶。含乳饮料含有不低于30％的乳或乳制品，但含糖量高，长期饮用非但不能补充营养，还会增加人体负担。因而乳制品的营养价值要高于含乳饮料。乳饮料、乳酸饮料和乳酸菌饮料均为蛋白质含量≥1％的含乳饮料，蛋白质含量仅为牛奶的1/2，其中配料为水、糖或甜味剂、果汁、有机酸、香精等。乳酸饮料中不含活乳酸菌，但含有一定量的乳酸，从而产生酸味。乳酸菌饮料中含有活的乳酸菌，为发酵乳加水或其他成分制作而成。

三、常见知识误区

（一）减脂一定要选脱脂奶

减脂不一定非要选脱脂奶。相比全脂奶而言，低脂和脱脂奶的能量更低，但是也会有部分脂溶性维生素的损失，所以如果每日的能量摄入并不是特别严格，喝不超过300g的全脂奶并不会增加多少能量的负担。

（二）牛奶灭菌温度越高越好

牛奶通常可分为消毒奶和灭菌奶。消毒奶经过巴氏消毒（75℃,15秒；或62℃，30分钟）可杀灭致病性微生物、杂菌等，但不能有效杀灭芽孢，所以其保质期短（一般2～15天),并且需要冷藏运输保存（0℃～4℃),营养成分变化不大。灭菌奶使用超高温瞬时灭菌法（135℃，2秒）、无菌罐装、保持灭菌（110℃以上，15～40分钟），能有效杀死奶中的微生物，达到"商业无菌"的标准，并可在室温下保存6个月，便于销售运输，但灭菌乳营养成分会有一定损失，乳糖在高温下会焦化。因此，在冷藏的条件下，巴氏消毒奶中残存的芽孢被有效地抑制，不会对人体产生危害，同时营养成分损失小。

第六节　特殊食品

特殊食品是指因食品的特有成分或配方，适合特殊消费群体食用，并须强化监督管理措施的，或者仅因其可能存在一定潜在的卫生安全风险，须加强卫生监督管理的一类食品的总称，主要包括特殊营养食品、保健食品、新资源食品、辐照食品和转基因食品等。

特殊营养食品是指通过改变食品天然营养素的成分和含量的比例，以适应某些特殊人群的营养需要。特殊营养食品包括婴幼儿食品、营养强化食品、调整营养素食品（例如低糖食品、低钠食品等）。特殊营养食品不需通过动物或人体试验，不需证实有明显的生理功效，也不能宣称其有任何保健作用。

《中华人民共和国食品安全法》第七十四条规定，国家对保健食品、特殊医学用途配方食品（food for special medical purpose，FSMP）和婴幼儿配方食品等特殊食品实行严格监督管理。这里对保健食品和特殊医学用途配方食品做主要阐述。

一、保健食品

（一）概述

保健食品，是指声称具有保健功能或者以补充维生素、矿物质等营养物质为目的的食品。保健食品适宜于特定人群食用，具有调节机体功能，不以治疗疾病为目的；在产品的宣传上，也不能出现有效率、成功率等相关的词语；对人体不产生任何急性、亚急性或慢性危害。近年来，我国老龄化趋势越发严峻，这种趋势促使保健食品的发展越来越好，保健食品的保健功能逐步被广大群众所接受。

（二）保健食品与一般食品、药品的区别

1. 保健食品与一般食品的区别

（1）保健食品具有普通食品的属性。保健食品具有营养价值，能满足食品色香味等感官要求，具有食用安全性。

（2）保健食品具有一定的功能性。保健食品具有调节人体功能的作用，如调节免疫功能，延缓衰老功能，改善记忆功能，抗疲劳功能等。

（3）保健食品适于特定人群食用。保健食品由于具有某种功能作用，因而只对该项功能失调的人群才有保健作用，而该项功能良好的人使用这种保健食品不仅无效，甚至会产生不良作用。

2. 保健食品与药品的区别

药品是治疗疾病的物质，允许存在一定程度的毒副作用。保健食品的本质仍然是食品，虽有调节人体某种机能的作用，但它不是人类赖以治疗疾病的物质。对于生理机能正常，想要维护健康或预防某种疾病的人来说，保健食品是一种营养补充剂，必须达到现代毒理学上的基本无毒或无毒水平。对于生理机能异常的人来说，保健食品可以调节某种生理机能、强化免疫系统。

（三）保健食品的功能及分类

国家卫生健康委员会先后公布了保健食品具有调节免疫功能、延缓衰老、改善记忆、促进生长发育、抗疲劳、减肥、耐缺氧、抗辐射、抗突变、调节血脂、调节血糖、改善胃肠功能、对化学损伤有保护作用、改善睡眠、改善营养性贫血、促进泌乳、美容、改善视力、促进排铅、清咽润喉、调节血压、改善骨质疏松等27项保健功能。按照功能，我们将保健食品分成3类。

1. 营养型保健食品

营养型保健食品以增进健康和各项体能为主要目的，可供健康人群或亚健康人群食用。这类保健食品一般含有较全面的营养素，或较一般食品更易于消化吸收，如氨基酸补充剂、维生素补充剂、微量元素补充剂、钙补充剂等营养素补充剂。

2. 专用保健食品

以特殊生理需要或特殊工种需要的人群为食用对象的保健食品，称为专用保健食品。此类保健食品一是根据各种不同生理阶段的健康人群的生理特点和营养需求设计的专用保健食品，包括中老年抗衰老食品、婴儿保健食品、儿童益智食品、孕妇保健食品等；二是根据特殊工作条件的人群，如高温、低温、高原等环境下及接触有毒有害物质的工作人群以及运动员的生理特点和营养需要设计的专用保健食品。

3. 防病保健食品

以防病抗病为目的的保健食品，称为防病保健食品。它根据特殊疾病患者的特殊生理状况，强调预防疾病和促进康复两方面的调节功能。患者在药物治疗的同时，服用此类保健食品可以达到预防并发症、促进康复的目的。

（四）保健食品的标志

保健食品的标志为天蓝色图案，下有"保健食品"字样，俗称"蓝帽子标志"。国家市场监督管理总局和国家卫生健康委员会规定在影视、报刊、印刷品、店堂、户外广告等可视广告中，保健食品标志所占面积不得小于全部广告面积的 1/36。其中报刊、印刷品广告中的保健食品标志，直径不得 < 1 cm。

二、特殊医学用途配方食品

（一）概述

特殊医学用途配方食品是指为了满足进食受限、消化吸收障碍、代谢紊乱或特定疾病状态人群对营养素或膳食的特殊需要，专门加工配制而成的配方食品。该类产品必须在医师或临床营养师指导下单独食用或与其他食品配合食用。

特殊医学用途配方食品不是药品，不能替代药物的治疗作用，产品也不得声称对疾病的预防和治疗功能。研究和临床实践表明，特殊医学用途配方食品在增强临床治疗效果、促进患者康复、缩短患者住院时间、改善患者生活质量方面具有重要的临床意义。

根据《特殊医学用途配方食品注册管理办法》，特殊医学用途配方食品包括适用于 0 月龄至 12 月龄的特殊医学用途婴儿配方食品和适用于 1 岁以上人群的特殊医学用途配方食品。本部分内容主要针对适用于 1 岁以上人群的特殊医学用途配方食品。

（二）特殊医学用途配方食品的分类

《特殊医学用途配方食品通则》（GB 29922–2013）将该类产品分为三类，即全营养配方食品、特定全营养配方食品和非全营养配方食品。

1. 全营养配方食品

（1）定义：全营养配方食品是指可作为单一营养来源满足目标人群营养需求的特殊医学用途配方食品。

（2）适用人群：用于需要加强营养补充和（或）营养支持的人群。这类人群对特定营养素的需求没有特殊要求，如体弱、长期营养不良、偏食、长期卧床患者、老年人等长期营养素摄入不足的人群。

（3）营养成分：全营养配方食品的设计目的是单独食用时即可满足目标人群的全部营养需求。因此该类产品中应包含人体所需的全部必需营养素，包括能量、蛋白质、脂肪、碳水化合物及各种维生素、矿物质等，且对各营养素的含量有严格要求。

适用于 1～10 岁人群的全营养配方食品每 100 mL（液态产品或可冲调为液体的产品在即食状态下）或每 100 g（直接食用的非液态产品）所含有的能量应不低于 250 kJ（60 kcal）。蛋白质的含量应不低于 0.5 g/100 kJ（2 g/100 kcal），其中优质蛋白质所占比例不少于 50%。亚油酸供能比应不低于 2.5%，α–亚麻酸供能比应不低于 0.4%。

适用于 10 岁以上人群的全营养配方食品每 100 mL（液态产品或可冲调为液体的产品在即食状态下）或每 100 g（直接食用的非液态产品）所

含有的能量应不低于 295 kJ（70 kcal）。蛋白质的含量应不低于 0.7 g/100 kJ（3 g/100 kcal），其中优质蛋白质所占比例不少于 50%。亚油酸供能比应不低于 2.0%；α-亚麻酸供能比应不低于 0.5%。

（4）常见类型：根据氮的来源可分为氨基酸/短肽型和整蛋白型全营养配方食品。

氨基酸/短肽型全营养配方食品：氮的来源是氨基酸和多肽类，此类制剂不含残渣或残渣极少，稍加消化即可完全吸收，并可使粪便数量显著减少，但因含有氨基酸，其味道、口感不佳，渗透压一般为 400～700 mOsm/L。适用于肠功能严重障碍、不能耐受整蛋白制剂的患者。如胰腺炎、炎性肠道疾病、肠瘘及短肠综合征、化学性及放射性肠炎、胆囊纤维化、艾滋病、大面积烧伤、严重创伤、脓毒血症、大手术后的恢复期及营养不良患者的术前准备或肠道准备等。

整蛋白型全营养配方食品：氮的来源是整蛋白或蛋白质游离物，渗透压接近等渗，约 300 mOsm/L，能量密度为 0.5～2 kcal/mL。口感较好，可用于有一定胃肠道功能或胃肠功能较好，但不能自主进食或意识不清的患者。是临床上应用最广泛的全营养配方食品。此类产品较多，如安素、能全素等。

2. 特定全营养配方食品

（1）定义：特定全营养配方食品是指可作为单一营养来源能够满足目标人群在特定疾病或医学状况下营养需求的特殊医学用途配方食品。

（2）适用人群：由于特定疾病或医学状况而产生的对能量营养素有特殊要求的，且无并发症或其他疾病的患者群。对于某一特定疾病（如糖尿病）伴随其他疾病或有并发症的患者，应由医师或临床营养医（技）师决定是否可以选用此类食品。

（3）营养成分：特定全营养配方食品在全营养配方食品的基础上，依据特定疾病的病理生理变化而对能量和部分营养素进行适当调整，以满足目标人群的营养需求。例如适用于 10 岁以上糖尿病患者使用的特定全营养配方食品,其能量和营养成分在 10 岁以上全营养配方食品规定的基础上,依据糖尿病患者对某些营养素的特殊要求进行调整，如限制碳水化合物和饱和脂肪酸的供能比，添加膳食纤维，并且要求配方为低糖配方，为糖尿病患者提供全面、均衡营养的同时不引起血糖的过度波动。

（4）常见类型

糖尿病全营养配方食品：碳水化合物由支链淀粉、果糖和膳食纤维等成分组成，其含量低于普通配方，占总能量的55%～60%，能减慢葡萄糖的释放和吸收速度，减少对胰岛素的依赖。

呼吸系统疾病全营养配方食品：脂肪供能比为30%左右，如果添加n-3脂肪酸（以 EPA 和 DHA 计），其在配方中的供能比应为1%～6%。该配方食品可用于肺部疾患的高代谢状态。

肾病全营养配方食品：含有8种必需氨基酸还有肾功能受损时必需的组氨酸，可使机体重新利用体内分解的血尿素氮（blood urea nitrogen，BUN）以合成非必需氨基酸，这样既可减轻氮质血症，又有助于合成体蛋白，因而能节省蛋白质。针对非透析依赖性慢性肾脏病（chronic kidney disease，CKD）患者的产品配方中蛋白质含量不高于 $0.65\,g/100\,kJ$（$27\,g/100\,kcal$），针对透析治疗患者的产品配方中蛋白质含量不低于 $0.8\,g/100\,kJ$（$3.3\,g/100\,kcal$）。除此之外，钠、钾、钙、镁、磷等的含量都在全营养配方食品的基础上进行了适当调整。

肿瘤全营养配方食品：针对肿瘤患者的全营养配方食品，应适当提高蛋白质含量和脂肪的供能比，保证基础氮平衡。添加具有免疫调节作用的营养素，如n-3脂肪酸、精氨酸、谷氨酰胺、核苷酸、亮氨酸等有助于改善肿瘤患者的免疫功能低下，可适量提高维生素 E、维生素 C、硒等抗氧化营养素的含量。

肝病全营养配方食品：支链氨基酸（亮氨酸、异亮氨酸、缬氨酸）的含量占氨基酸总量的35%～40%，而芳香族氨基酸（色氨酸、酪氨酸、苯丙氨酸）的含量低，有助于防治肝性脑病（hepatic encephalopathy，HE），改善肝性脑病症状和提供必需氨基酸。

难治性癫痫全营养配方食品：难治性癫痫配方即生酮饮食配方，经典的生酮饮食配方是以高脂肪、低碳水化合物为基础，添加蛋白质、多种维生素和矿物质，按一定比例配制而成。配方中脂肪与碳水化合物和蛋白质的比例为 4 ∶ 1（质量比），即脂肪 ∶（碳水化合物 + 蛋白质）= 4 ∶ 1，能量供应 90% 来自脂肪，10% 来自碳水化合物和蛋白质。对于部分对 4 ∶ 1 经典配方耐受不是很好的患者，可以适当减少配方中脂肪所占比例，将脂肪与碳水化合物和蛋白质的比例调整为 3 ∶ 1，以帮助其适应。此配方不可长期使用，应根据病情及时调整，并同时进行相关指标的监测。

3. 非全营养配方食品

（1）定义：非全营养配方食品是指可满足目标人群部分营养需求的特殊医学用途配方食品，不适用于作为单一营养来源满足目标人群的全部营养需求。该类产品应在医师或临床营养师的指导下，按照患者个体的特殊医学状况要求与其他食品配合食用。其他食品包括日常普通食品，也包括其他类的特殊医学用途配方食品。

（2）适用人群：适用于对某种物质代谢障碍、有特殊要求或对食品形态有要求的人群，如苯丙酮尿症患者适合使用限制苯丙氨酸的配方。

（3）分类：非全营养配方食品按照其产品组成特征，可分为营养素组件、电解质配方、增稠组件、流质配方、氨基酸代谢障碍配方等。

（三）特殊医学用途配方食品的发展现状

1. 国外的发展情况

在世界范围内，健康领域正在发生着新的变化，即从在疾病到来时采取治疗手段逐渐转移至治未病阶段。在营养食品领域也是一样，为患者提供经过科学论证的营养配方，与药品共同辅助疾病治疗，能加快人体机能的恢复，这一创新在医疗体系中扮演着越来越重要的角色。特殊医学用途配方食品的应用在改善患者营养状况、促进患者康复、缩短患者住院时间、节省医疗费等方面发挥了巨大作用，不少国家已经将这类产品列入医保报销的范围。

许多发达国家和地区早在 20 世纪 80 年代就广泛使用特殊医学用途配方食品，并制定了管理措施和（或）相应标准，如欧盟、美国、澳洲、日本等。

2. 国内的发展现状

2013 年前，由于缺乏特殊医学用途配方食品国家标准，国内企业没有生产依据。国内特殊医学用途配方食品市场被外国食品占据，长期以来依赖进口，处于量少价高的局面。

为满足国内市场对特殊医学用途配方食品的需求，大力在我国发展特殊医学用途配方食品，建立与国际接轨的相关配套的国家标准体系，国家卫生和计划生育委员会 2013 年第 11 号公告公布了《特殊医学用途配方食品通则》（GB 29922–2013）和《特殊医学用途配方食品良好生产规范》（GB 29923–2013）两项国家标准。连同我国 2010 年颁布的《特殊医学用途婴儿配方食品通则》（GB 25596–2010），我国食品安全标准体系中已经有了 3 个关于特殊医学用途配方食品方面的标准。

如今，国内越来越多的医生、营养学家和患者开始重视特殊医学用途配方食品的临床应用。

我国有特殊营养需求的人群数量庞大，包括正常生理状况下具有特殊营养需求的人群，如孕产妇、老年人；病理状况下具有特殊营养需求的人群，如糖尿病、肾病、肿瘤等各种疾病患者和手术患者等损伤人群。随着我国慢性疾病患者数量日益增多，营养需求特殊，需求结构发生重大变化，特殊医学用途配方食品具有广阔的市场空间。提高产品效能、患者满意度、企业利润率，降低个人、家庭、医疗机构乃至政府的负担是特殊医学用途配方食品市场形成一定规模后的必经之路。随着以需求为导向的政策、制度不断完善，特殊医学用途配方食品为当下多学科融合迈向产学研用协同发展提供了一种可行的模式。

第七节　食品营养标签

一、食品营养标签的定义

食品营养标签是指预包装食品标签上向消费者提供食品营养成分信息和特性的说明，是帮助消费者判断和选择食品的重要途径。

近年来，慢性病（如冠心病、高血压、糖尿病、肥胖等）患者数量在全球范围内急剧增高，发病人群也呈年轻化趋势。WHO 指出 2016 年大约有 4100 万人死于非传染性疾病，占总死亡人数的 71 %。而导致慢性非传染性疾病的主要因素有高血压、胆固醇浓度高、超重或肥胖等，大多与营养成分摄入不当有关。为了帮助公众做出健康的食物选择，WHO 提供的策略之一是使用食品营养标签。食品营养标签提供了重要的营养信息，有利于消费者对相似的食物进行比较，便于快速地做出健康选择，并且具有良好的成本效益。

二、食品营养标签的基本要求

1. 食品营养标签的所有内容应符合国家法律、法规的规定，并符合相应食品安全标准的规定。

2. 营养标签包括营养成分表、营养声称和营养成分功能声称。食品企业在标签上标示食品营养成分、营养声称、营养成分功能声称时，应首先标示能量和蛋白质、脂肪、碳水化合物、钠 4 种核心营养素及其含量。除上述成分外，食品营养标签上还可以标示饱和脂肪（酸）、胆固醇、糖、膳食纤维、维生素和矿物质。

3. 食品企业对能量和 4 种核心营养素，即蛋白质、脂肪、碳水化合物、钠的标示，应当比其他营养成分的标示更为醒目。

4. 营养标签中营养成分标示应当以每 100 g（mL）和 / 或每份食品中的含量数值标示，并同时标示所含营养成分占营养素参考值（nutrient

reference values，NRV）的百分比。

5.营养成分的定义、测定方法、标示方法和顺序、数值的允许误差等应当符合《食品营养成分标示准则》的规定。

6.NRV 的具体数值应符合《中国食品标签营养素参考值》。

7.营养标签的标示应当真实、客观，不得虚假，不得夸大产品的营养作用。任何产品标签标示和宣传等不得对营养声称方式和用语进行删改和添加，也不得明示或暗示治疗疾病的作用。

三、食品营养标签的内容

食品营养标签包括营养成分表、营养声称和营养成分功能声称。

（一）营养成分表

营养成分表是标有食品营养成分名称和含量的表格，表格中可以标示的营养成分包括能量、营养素、水分和膳食纤维等。通常在食物包装的背面或侧面以表格形式标示，包括 3 项内容，即营养成分的名称、含量以及占 NRV 的百分比。

1.营养成分的名称

营养成分的名称位于营养成分表的第一列。营养成分表中强制标示的内容包括能量和 4 种核心营养成分：蛋白质、脂肪、碳水化合物、钠，简称"4+1"。4 种核心营养素与人体健康密切相关，摄入过少可造成营养不良，影响生长发育和身体健康，但若长期摄入过量，则易引起肥胖、高血压等慢性疾病。

营养成分的名称和顺序标示如下：能量、蛋白质、脂肪（饱和脂肪酸、不饱和脂肪酸和反式脂肪酸）、胆固醇、碳水化合物（糖）、膳食纤维（可溶性膳食纤维、不溶性膳食纤维）、钠、钙、维生素 A、其他维生素（维生素 D、维生素 E、维生素 K、B 族维生素、维生素 C 等）、其他矿物质（磷、钾、镁、铁、锌、碘、硒、铜、氟、铬、锰和钼），当缺少某一营养成分时，依序上移。

2. 营养成分的含量

营养成分的含量位于营养成分表的第二列，标示使用每 100g（mL）食品和 / 或每份食用量作为单位，营养成分的含量用具体数值表示，同时标示该营养成分含量占 NRV 的百分比。

3. NRV

NRV 位于营养成分表的第三列，表示每 100g（mL）食品中，所含的营养素占人体一天所需营养素的百分比。通过计算预包装食品中所含的营养素量占 NRV 的比值，可以了解该营养素能够满足每天需要的程度，以利于膳食搭配，促进膳食平衡。

（二）营养声称

营养声称包括含量声称和比较声称，是指对食物营养特性的描述和说明。

1. 含量声称

含量声称是指描述食物中能量或营养含量水平的声称。声称用语包括"含有""高""低"或"无"等。如当固体食品的蛋白质含量 ≥ 20% NRV，液体食品 ≥ 10% NRV 时，即 ≥ 12g/100g（固体）或 ≥ 6g/100mL（液体）时，均可以声称"高蛋白质"或"富含蛋白质"。"低糖"食品要求每 100g 或 100mL 的食品中糖含量 < 5g。"脱脂"乳制品是指 100mL 液态奶和酸奶的脂肪含量 ≤ 0.5g，或 100g 奶粉的脂肪含量 ≤ 1.5g，这时可以标示"脱脂"。

2. 比较声称

比较声称是指与消费者熟知的同类食品的营养成分含量或能量值进行比较后的声称。声称用语包括"增加"和"减少"等。使用比较声称的条件是其能量值或营养成分含量差异必须 ≥ 25%。

（三）营养成分功能声称

营养成分功能声称是指标识出的某营养成分可以维持人体正常生长、发育和正常生理功能等作用的声称。

营养成分功能声称的要求有以下几项：

1. 被声称的营养成分的功能作用有公认的科学依据，并具有 NRV。

2.产品中被声称的营养成分含量应当符合《食品营养声称和营养成分功能声称准则》的要求和条件。

3.应使用《食品营养声称和营养成分功能声称准则》的相关营养成分功能声称标准用语。

4.任何产品标签标示和宣传等不得对营养成分功能声称方式和用语进行删改和添加，也不得明示或暗示治疗疾病的作用。

5.营养成分功能声称中所涉及的营养成分，仅指具有 NRV 的成分。只有当食品的能量或营养成分"含量显著"时，才能进行营养成分功能声称。例如：只有当食品中的钙含量满足"高钙""钙来源"或"增加钙"等要求后，才能标示"钙有助于骨骼和牙齿的发育"等功能声称用语。

四、我国食品营养标签管理中存在的问题

（一）随意更改食品生产日期

在食品生产出来之后，需要以标签的形式将食品的生产日期标注出来，方便顾客能够在食品安全的期限内食用。一些食品生产企业考虑到食品的生产成本，随意更改食品的生产日期，将临近过期或已经过期的食品投入市场，给我国人民的饮食安全造成较大威胁。

（二）夸大食品的营养成分

近几年，食品生产商面临着较为严峻的挑战，为提高自身的市场竞争力，他们常常在营销广告方面做文章，随意夸大食品的营养成分，甚至在食品营销广告中虚假宣传一些不符合实际情况的功效，进而误导了消费者。

（三）特殊保健品的标签不够详细

特殊保健品的主要功效是调节人体某种机能，目前大部分保健品的标签都不详细，未能详细标注这些产品的服用量及发挥作用的时间，消费者在无法充分了解这些信息的情况下，对特殊保健品的食用存在较多顾虑。

（四）进口食品标签管理不足

在经济全球化发展背景下，大量的进口食品涌入我国，而我国食品营

养标签翻译行业存在明显的人才匮乏，许多进口食品都是简单地将某部分的营养标签翻译出来，整个翻译过程容易出现错漏情况，尤其是产品的食用注意事项出现错漏情况，这对过敏体质消费者来说存在一定的食品安全隐患。

参考文献

[1] 刘健炜，练彬斌，范舒琴，等.蛋类与蛋制品的营养价值及其应用 [J].食品安全导刊，2015（18）：7-9.

[2] 齐玉梅.特殊医学用途配方食品临床应用指南 [M]：北京：中国医药科技出版社，2017.

[3] 任顺成.食品营养与卫生（第二版）[M].北京：中国轻工业出版社，2019.

[4] 沈秀华.食物营养学 [M].上海：上海交通大学出版社，2020.

[5] 任卫合，徐轶飞，罗龙龙，等.牦牛乳的研究进展 [J].食品研究与开发，2020，41（24）：219-224.

[6] 任发政.乳的营养与健康 [J].中国食品学报，2020，20（7）：1-9.

[7] 潘露，谢彩霞，黄伶智.食品营养标签发展概况及其研究进展 [J].护理学杂志，2020，35（21）：105-109.

[8] 尹志欣，贾琰，胡静.食品营养标签管理制度在我国的建立与发展 [J].食品安全导刊，2020（3）：40-40.

[9] 佚名.鸡蛋加工食用时要警惕沙门氏菌 [J].中国食品，2020（11）：153.

[10] 李英华，聂雪琼，李莉.预包装食品与营养成分表 [J].中国食品，2021（20）：30-31.

[11] 陈伟，李增宁，许红霞，等.特殊医学用途配方食品（FSMP）临床管理专家共识（2021版）[J].中国医疗管理科学，2021，11（4）：91-96.

[12] 周子琪，苟茂琼，胡雯，等.中国特殊医学用途配方食品行业现况及探索 [J].肿瘤代谢与营养电子杂志，2021，8（4）：439-444.

[13] 中国营养学会.中国居民膳食指南（2022）[M].北京：人民卫生出版社，2022.

[14] 魏黎阳，张九凯，陈颖.不同哺乳动物乳的营养成分及生物活性研究进展 [J].食品科学，2023，44（5）：365-374.

第七章 水肿患者的膳食需求

本章介绍

　　本章节概述了膳食营养素参考摄入量的概念和内容；介绍了膳食模式的发展历史和常见膳食模式的特点；讲解了水肿相关疾病的临床营养指南的推荐意见；阐述了不同类型水肿患者的合理营养与饮食计划。

学习目标

　　1. 熟记常见膳食模式的特点。

　　2. 了解膳食模式发展历史。

　　3. 应用水肿相关疾病的临床营养指南的推荐意见改善水肿患者营养。

第一节　膳食营养素参考摄入量

一、概念

（一）膳食营养素参考摄入量

　　膳食营养素参考摄入量（dietary reference intake，DRI）是根据营养学研究成果和不同国家居民的营养状况，由国家级学术团体制定的不同人群营养素摄入量的参考值。DRI 制定的根本目的是指导居民合理摄取食物，获得人体必需的营养，同时预防营养素摄入过量或不足对健康的危害。

（二）营养素供给量

　　营养素供给量（recommended dietary allowance，RDA）指为满足机体营养需要，每日必须由膳食提供的各种营养素量是在需要量的基础上考虑了人群的安全性、饮食习惯、食物生产和社会条件等因素而制定的适宜数值，一般是平均需要量加两个标准差（standard deviation，SD，又称标准偏差、均方），可满足 97.5％ 人群的需要。

二、膳食营养素参考摄入量的内容

DRI 是在 RDA 基础上发展起来的一组每日平均膳食营养素摄入量的参考值，包括 4 项内容：平均需要量、推荐摄入量、适宜摄入量和可耐受最高摄入量。

（一）平均需要量

平均需要量是某一特定性别、年龄及生理状况群体中对某营养素需要量的平均值。摄入量达到平均需要量水平时可以满足群体中半数个体对该营养素的需要，而不能满足另外半数个体的需要。平均需要量是推荐摄入量的基础，如果个体摄入量呈常态分布，一个人群的推荐摄入量 = 平均需要量 +2× 标准差。针对人群，平均需要量可以用于评估群体中摄入不足的发生率。针对个体，可以检查其摄入不足的可能性。

（二）推荐摄入量

推荐摄入量相当于传统使用的 RDA，它可以满足某一特定群体中绝大多数（97％～98％）个体的需要。长期摄入推荐摄入量水平，可以维持组织中有适当的储备。推荐摄入量是健康个体的膳食营养素摄入量目标，个体摄入量低于推荐摄入量时并不一定表明该个体未达到适宜营养状态。如果某个体的平均摄入量达到或超过了推荐摄入量，可以认为该个体没有摄入不足的危险。

（三）适宜摄入量

适宜摄入量是通过观察或实验获得的健康人群某种营养素的摄入量。适宜摄入量应能满足目标人群中几乎所有个体的需要。适宜摄入量的准确性远不如推荐摄入量，可能显著高于推荐摄入量。适宜摄入量主要用作个体的营养素摄入目标，同时用作限制过多摄入的标准。当健康个体摄入量达到适宜摄入量时，出现营养缺乏的危险性很小，如长期摄入超过适宜摄入量，则有可能产生毒副作用。

（四）可耐受最高摄入量

可耐受最高摄入量是平均每日可以摄入该营养素的最高量。这个量对一般人群中的几乎所有个体不至于损害健康。可耐受最高摄入量的主要用途是检查个体摄入量过高的可能，避免发生中毒。当摄入量超过可耐受最高摄入量时，发生毒副作用的危险性会增加。在大多数情况下，可耐受最高摄入量包括膳食、强化食物和添加剂等各种来源的营养素之和。

2013 年版《中国居民膳食营养素参考摄入量》的内容包含了 39 种营养素、8 种其他膳食成分的参考摄入量；其适用范围涉及婴儿、儿童、少年、成人、孕妇、乳母等不同年龄、性别和生理状况的人群。其中提出了 1300 多个参考摄入量数值。DRI 的基本用途是对个体和公众进行膳食营养评价、指导和管理。加强 DRI 的推广应用，不仅有助于提高淋巴水肿医务工作者的专业水平，使淋巴水肿患者的营养健康状况得到更快改善，而且对进一步发现和深入研究淋巴水肿患者的膳食营养问题也具有非常重要的意义。

第二节　膳食模式

一、膳食模式的发展历史

随着社会、经济的发展，人类的疾病谱发生了很大的变化。传染病得到了有效的控制，不再是人类健康的主要威胁。取而代之的是慢性病，且心血管疾病、糖尿病和肿瘤已成为人类死亡的主要"杀手"。根据 WHO 的数据，80％ 以上的死亡源于慢性病。这类疾病特别是心血管疾病、糖尿病、肥胖以及部分肿瘤与不合理膳食密切相关，被称为营养性疾病。这类疾病的病因、发病机制复杂，虽然流行病研究发现部分单个营养素与这类疾病相关，但是单个营养素干预对慢性病影响的结果往往不一致。在这种背景下，较多的研究转向观察单一食物对慢性病的影响。近年来，大量的研究发现部分食物在某些疾病防治方面可以发挥一定的作用，如适量摄入咖啡、全谷类食物可降低心血管疾病风险，但是食物体系中不同食物对慢性病的影响尚不清楚。

从 20 世纪 60 年代后，人们开始关注整体膳食与慢性病的关联，进而提出膳食模式（dietary pattern）的概念。以整体膳食成分组合而不是以单一食物和营养物质的方式对膳食评估的描述称为膳食模式。膳食模式一般是基于不同国家、地区、民族或不同饮食习惯的人群提出的。因此，膳食模式有很强的地域特色，受该地区地理环境、文化、伦理及宗教的影响。不同国家、地区和社区人群的膳食模式不尽相同。

自 20 世纪 60 年代起，西方开始关注整体膳食与慢性病的关系研究，开展了根据地区膳食特点、生活习惯、膳食组成与慢性病关联的观察性研究。人们总结了不同的膳食模式与健康的关系，包括：素食模式、高脂膳食模式、低脂膳食模式。20 世纪 80 年代膳食模式大致分为三种类型，即发达国家膳食模式、发展中国家膳食模式和日本的平衡膳食模式。以西方国家和美国为代表的发达国家，膳食以动物性食物为主，谷薯类消费少，精加工谷类、红肉和甜食摄入量较大，而膳食纤维摄入量少，容易发生超重肥胖和二型糖尿病等慢性病。发展中国家的膳食则以植物性食物为主，谷薯类摄入量高，畜禽鱼蛋奶消费量低，能量基本满足需要，但容易导致营养不良、贫血和感染等。而日本的膳食模式综合了东西方膳食的特点，动植物性食物消费量比较均衡，鱼贝类摄入量较大，营养素的摄入量基本符合营养要求，其膳食模式相对更为合理。

二、常见膳食模式的特点

常见的膳食模式包括以动物性食物为主的膳食模式、以植物性食物为主的膳食模式、动植物性食物平衡的膳食模式、地中海膳食模式、素食模式、终止高血压膳食（dietary approaches to stop hypertension，DASH）模式、低脂膳食模式等。以下是常见膳食模式的特点。

（一）以动物性食物为主的膳食模式

以动物性食物为主的膳食模式，又称西方膳食模式，是多数欧美发达国家和地区，如美国、西欧、北欧等典型的膳食模式，属于营养过剩型的膳食模式。西方膳食模式的结构特点是红肉、加工肉制品、黄油、油炸食品、高脂肪乳制品、甜食、精致谷物、土豆和高糖饮料摄入较多；粮谷类食物数量相对较少，动物性食物比例较大，具有"三高一低"的特点，即高能量、高脂肪（供能比＞40％）、高蛋白质（供能比＞25％）和低膳食纤维。西方膳食模式的优点是优质蛋白质在膳食结构中占的比例高；缺点是膳食提供的能量过剩，而能量过剩是多种慢性病发生的重要危险因素，容易造成肥胖、高脂血症、糖尿病、心血管疾病、肿瘤等慢性病的发生。

（二）以植物性食物为主的膳食模式

以植物性食物为主的膳食模式，多见于亚洲、非洲部分国家和地区，如印度、巴基斯坦和孟加拉国等，也称温饱模式。这类膳食模式的结构特点是富含蔬菜、水果、坚果和全谷物食品，较少摄入精加工谷类、高糖食品、红肉和加工肉制品，即主要以植物性食物为主，动物性食物为辅，可降低相关慢性病的发病风险。这类膳食模式的能量可基本满足人体需要，植物性食物提供的能量占总能量近90％，蛋白质、脂肪的摄入量较低，蛋白质来源中动物蛋白仅占总蛋白的10％～20％;某些矿物质和维生素不足，导致免疫力下降，感染性疾病风险增加。营养缺乏病是以植物性为主的膳食模式人群的主要营养问题。

（三）动植物性食物平衡的膳食模式

以动物性和植物性食物构成平衡的膳食结构，多以日本居民的典型膳食模式为代表，也称为日本模式或营养均衡型模式，膳食中的动物性食物与植物性食物的比例适当。日本传统膳食模式，以鱼虾等海产品、大米、蔬菜、豆类、绿茶摄入较多为特点，能量摄入也较为适中。日本传统膳食模式介于典型的东、西方膳食模式之间。既避免了东方膳食中"三低一高"（低能量、低蛋白、低脂肪、高碳水化合物），又避免了西方膳食中"三高一低"（高能量、高蛋白、高脂肪、低碳水化合物）饮食的弊端。过去 40 年，传统日本膳食模式也发生了改变，蔬菜、豆制品以及鱼的消费与传统日本膳食模式保持一致，但是水果、奶制品、鸡蛋和肉类的摄入量增加。这种膳食模式能量能够满足人体的需要，且不过剩。三大营养素的供给能量比例合适，膳食纤维比较丰富，有利于避免营养缺乏和营养过剩引起的疾病的发生，促进健康，这已经成为世界各国调整膳食结构的参考。

（四）地中海膳食模式

地中海饮食泛指希腊、西班牙、法国和意大利南部等处于地中海沿岸的南欧各国及地区以蔬菜、水果、鱼类、五谷杂粮、豆类和橄榄油为主的饮食模式。该膳食模式的特点是蔬菜、水果、全谷类、豆类和坚果摄入量较高；奶制品摄入适量，且多为奶酪和酸奶；红酒和鱼类等海产品摄入适量；肉类及肉制品摄入量较低；食物加工程度低而新鲜度高；橄榄油为主要食用油，也是主要的脂肪来源。营养特点是高膳食纤维、高维生素、高单不饱和脂肪酸和低饱和脂肪酸。地中海饮食对健康的益处被认为主要归因于大量食用橄榄油，而不像美式膳食中大量摄入动物性脂肪。橄榄油可以降低体内的胆固醇水平，降低血压和血糖水平，预防和治疗消化性溃疡，也有一定的防癌作用。另外，饮用红酒也是地中海饮食对健康有促进作用的因素之一，因为红酒含有强效的抗氧化物质类黄酮。地中海饮食可能只是地中海地区居民健康状况的影响因素之一，遗传因素、环境因素和进行身体活动的生活方式也是重要的影响因素。虽然在地中海饮食中的绿色蔬菜是钙和铁的良好来源，羊奶奶酪也是含钙丰富的食物，但仍有学者担心该膳食模式能否提供足够的各种营养素，尤其是钙和铁。大量调查研究发现，地中海饮食可以降低心血管疾病、二型糖尿病、代谢综合征、认知障碍（如阿尔茨海默病）和某些肿瘤的发病风险。该膳食模式已逐渐引起世界关注，被认为是一种健康的膳食模式，也被许多国家采用和推荐。

（五）素食模式

素食模式被定义为一种"不食用肉、家禽、鱼及其制品，食用或不食用奶制品和蛋类"的饮食模式。根据不同膳食组成，素食又可分为生素食、半素食、纯素食、蛋素食、奶素食、蛋奶素食、鱼素食和果素食等不同素食类型。每种素食类型各有特色，包含或排除一定的食物种类。

1. 生素食：仅含新鲜未煮过的水果、坚果、种子和蔬菜，将所有食物均保持在天然状态，即使加热也不超过 47 ℃。生素食主义者认为，烹调会导致食物中的酵素或营养被破坏。有些生素食主义者也称为活化生食主义者，在食用种子类食物前会将食物浸泡在水中，使其酵素活化。而有些生素食主义者，仅食用有机食物。

2. 半素食：是指摄入红肉和白肉的频率相对较低，如每月多于 1 次，但每周不超过 1 次。

3. 纯素食：是指排除一切动物性食物，包括动物分泌或产生的奶类、蛋类及蜂蜜，只靠植物性食物维持生命。

4. 蛋素食：是指素食含蛋类。

5. 奶素食：是指素食含乳制品。

6. 蛋奶素食：是指素食既含蛋类也含乳制品。

7. 鱼素食：是指可摄入鱼类，但不摄入其他肉制品。

8. 果素食：是指仅摄入水果、坚果、种子及其他不对植物产生伤害的植物性食物。

与含动物性食物的杂食膳食相比，素食膳食含有更多的膳食纤维、镁、叶酸、维生素 C、维生素 E、n-6 多不饱和脂肪酸、植物化学物和较低的胆固醇、饱和脂肪酸。由于素食血红蛋白铁少，易出现缺铁性贫血。此外，素食者也容易缺乏维生素 B_{12}、钙、锌、优质蛋白质等。应根据实际情况，选择荤素结合的饮食结构为宜，有利于降低慢性病风险。

（六）终止高血压膳食模式

终止高血压膳食是一种通过增加蔬菜、水果、鱼和低脂食物摄入，减少红肉、饱和脂肪酸和甜食摄入而进行高血压防治的膳食模式。该膳食模式的营养特点是高钾、高镁、高钙、高蛋白及高膳食纤维。终止高血压膳食模式最初是由美国 1994 年所启动的一项大型高血压防治计划所发展起来的一种饮食。该计划发现，饮食中如果能保证足够的蔬菜、水果、低脂（或脱脂）奶，以维持足够的钾、镁、钙等矿物质的摄入，并尽量减少膳食中的油脂，特别是富含饱和脂肪酸的动物性油脂的摄入，可有效降低血压。终止高血压膳食模式是第一次突出全面健康而非某一种营养素或单一食物对血压的影响的膳食模式。它将食物分为 8 类，分别是谷类及其制品、蔬菜、水果、低脂或脱脂奶制品、畜禽鱼类、大豆坚果类、油脂、甜食和添加糖。膳食中富含钙、镁、钾和膳食纤维，其中，前 5 类食物含量丰富，后 3 类食物含量低于美国典型饮食。此外，终止高血压膳食模式还适量增加蛋白质，减少饱和脂肪酸、总脂肪酸和胆固醇。目前，常以终止高血压膳食模式作为预防及控制高血压的膳食模式，在许多国家的高血压防治指南中，也将终止高血压膳食模式作为预防和控制高血压的一个重要生活方式干预措施。从营养学来说，终止高血压膳食模式富含大量全谷物、蔬菜和水果，植物化学物质摄入也较多，具有低脂肪、低胆固醇、低钠、高钾、高镁、高钙及高膳食纤维的特点。研究发现，终止高血压膳食模式不仅可以降低血压，还可以降低心血管疾病、癌症、胰岛素抵抗和血脂异常的发生风险。

（七）低脂膳食模式

低脂膳食是指膳食中脂肪提供的能量占总能量的比例（供能比）< 30％，且来自饱和脂肪酸的供能比< 10％。当脂肪供能比< 15％时称为极低脂膳食。低脂膳食是亚洲国家很早就习惯的一种膳食模式，能量供应主要来自碳水化合物。如 20 世纪 60 年代的日本，脂肪供能比仅为 15％，我国大部分地区居民的膳食中脂肪供能比也仅为 16％左右，而同期的欧洲和北美国家，脂肪供能比已超过 35％。20 世纪七八十年代，人们就认识到了膳食中过多饱和脂肪酸和胆固醇的摄入会增加心血管疾病风险。为控制高胆固醇血症，欧洲和美国的临床医师普遍会建议患者减少饱和脂肪酸和胆固醇的摄入。如当时美国推出的国家胆固醇教育计划一级膳

食建议：膳食中脂肪供能比低于 30%，饱和脂肪酸供能比低于 10%，每日胆固醇摄入量低于 300 mg。当一级膳食无效时，则采取二级膳食，即膳食中脂肪供能比低于 30%，饱和脂肪酸供能比低于 7%，每日胆固醇摄入量低于 200 mg。值得指出的是，2015 年，美国取消了对膳食胆固醇摄入的限制。有研究表明，降低膳食中脂肪的供能比后，每日摄入的总能量会下降，体重也会相应减轻。低脂膳食的组成非常复杂，它取决于代替脂肪供能的是碳水化合物还是蛋白质。若降低膳食中脂肪的供能比，转而增加碳水化合物尤其是精制糖（蔗糖、果糖）的摄入时，对心血管健康并非有利。

综上膳食模式和慢性病的研究，建议健康的膳食模式为：高蔬菜、水果、豆制品、鱼类/海产品、全谷物等；中等或低水平红肉类；同时避免过量摄入饱和脂肪酸、糖和盐/钠、酒精，并消除反式脂肪酸等。为了从膳食模式干预角度构筑适合我国的慢性病预防体系，建议在我国进一步开展对膳食模式与疾病关系的研究和探讨。中国健康膳食模式仍应坚持以粮谷类食物为主，适量增加全谷物和粗杂粮的比例；保证充足的蔬菜、水果摄入量；维持适量的动物性食物的摄入，优化动物性食物结构，增加低脂肉类和海产品的消费比例；增加奶类和大豆类的消费；控制油脂和盐的摄入量。

第三节　水肿患者临床营养指南

一、水肿相关临床营养实践指南

（一）成年人心力衰竭管理的循证实践指南

2018 年美国营养与饮食学会（American Society for Nutrition and Dietetics，AND）发布了《成年人心力衰竭管理的循证实践指南》，对心力衰竭患者的营养管理进行了规范和详细指导。本指南主要针对有症状的射血分数降低的心力衰竭患者，即美国心脏病学会基金会（American College of

Cardiology Foundation，ACCF）/美国心脏协会（American Heart Association，AHA）分期 B、C 和 D 期或纽约心脏协会（New York Heart Association，NYHA）心功能 I ～Ⅳ期的心力衰竭患者。需要指出的是，此指南不适用于射血分数保留的心力衰竭患者，也不针对患有糖尿病或 CKD 的心力衰竭患者。指南提出了使用营养护理过程（nutrition care process，NCP）作为实践建议。建议包括注册营养师（registered dietitian，RD）提供的医学营养治疗（medical nutrition therapy，MNT）指导和个性化营养护理。执行这些建议将有助于促进 RD 和其他卫生专业人员的循证营养实践决策，以利于减轻成人心力衰竭症状，减少 RD 的实践差异，提高患者生活质量。在 RD 的营养护理工作中，该指南列出以下方面作为优先的管理目标，主要包括：MNT、能量、蛋白质、钠和液体、体力活动、辅酶 Q 10、铁、n-3 脂肪酸、维生素 B_1 和维生素 D 的营养摄入和补充等。心力衰竭的营养管理是非药物干预治疗，其效果在于减少心力衰竭症状和体征，改善患者的生活质量，通过监测患者肾功能和生化结果维持最佳营养状态，以及进行质量控制，例如降低再住院率、缩短住院时间和降低死亡率等。

1. MNT 的有效性

（1）建议一：心力衰竭的 MNT。对于成人心力衰竭患者，RD 应该提供 MNT 来治疗心力衰竭及其并发症，如高血压、脂代谢紊乱、糖尿病和肥胖。每个心力衰竭患者都应该有一个清晰、详细、循证的护理计划，以确保实现指南指导的治疗目标，有效管理共病情况，及时与卫生保健小组保持随访，合理饮食，进行适当的身体活动。遵从心血管疾病的二级预防指南。研究报告表明，MNT 能显著减少患者钠摄入量，有助于患者维持体重。

（2）建议二：MNT 的频率和持续时间。对于成人心力衰竭患者，RD 应提供 30 ～ 60 分钟的首次 MNT 交流，并在 4 ～ 6 周后再次进行会面，并确定是否以及何时需要再次 MNT 会面交流。研究报告指出，这种频率和持续时间的 MNT 可使得患者钠摄入量显著减少，以及有助于维持血清钠水平和体重。

（3）建议三：MNT 在晚期心力衰竭患者（NYHA 心功能 IV 级或 AHA 分期 D 期）中的频率和持续时间。对于晚期心力衰竭患者，RD 应该提供初次的 MNT 交流以及每两周一次的进一步随访交流。研究报告指出，这种频率和持续时间的 MNT 可以提升患者运动耐量，在患者生活质量评估方面获得更高的物理评分，减少焦虑，以及维持体重。

2. NCP 的营养保健方案

（1）建议一：RD 需要对成人心力衰竭患者评估能量需求。RD 需要评估 NYHA 心功能分级、生化数据、医学检查和药物使用，以营养为主的体检结果，以及患者的饮食和营养相关历史等，并制定营养保健计划。

（2）建议二：测量成人心力衰竭患者的静息代谢率（resting metabolic rate，RMR）。如果间接热量测量法可用，RD 应测量静息代谢率，然后乘以身体活动系数，以估算患有心力衰竭的成年人的总能量需求。使用间接热量测量法测 RMR 比用预测方程估计 RMR 更准确。

（3）建议三：估算成人心力衰竭患者的 RMR。如果没有间接热量测量法，RD 应使用 22 kcal/kg 实际体重（对于正常营养的患者）至 24 kcal/kg 实际体重（对于营养不良的患者）来估计 RMR，然后乘以身体活动系数，估计心力衰竭患者的总能量需求。

（4）建议四：估算成人晚期心力衰竭患者的 RMR。如果没有间接热量测量法，RD 应使用 18 kcal/kg 实际体重来估算 RMR，然后乘以身体活动系数来估计晚期心力衰竭患者的总能量需求。

（5）建议五：使用 RMR 和活动系数估算成人心力衰竭患者的总能量需求。RD 应将 RMR（测量或估计）乘以下列身体活动系数之一，以估算成人心力衰竭患者的总能量需求：久坐不动的：1.0～< 1.4；低活动量的：1.4～< 1.6；活动的：1.6～< 1.9；非常活跃的：1.9～< 2.5。

（6）建议六：心力衰竭患者的个体化能量摄入。对于成人心力衰竭患者，RD 应该提供个体化能量摄入方案，满足总估计的能量需求和 RMR（测量或估计），然后乘以维持体重的身体活动系数，以防体重进一步增加或减少，以及预防分解代谢。

（7）建议七：肥胖心力衰竭患者的减重。对于同样患有心力衰竭的肥胖患者，一旦患者被认为是体重稳定和容量稳定的（即钠、液体和药物使用），RD可以考虑是否减重。通过健康的饮食干预或身体活动来有目的地减肥，以改善与健康相关的生活质量。

（8）建议八：心力衰竭患者的个体化蛋白质摄入。对于患有心力衰竭的成年人，RD应将蛋白质摄入量个体化，规定每天至少摄入蛋白质 1.1 g/kg 实际体重，以防分解代谢。研究报告指出，在正常营养或营养不良的心力衰竭患者中，每天摄取蛋白质 1.1～1.4 g/kg 实际体重会产生正氮平衡，而每天摄取蛋白质 1.0～1.1 g/kg 实际体重会导致负氮平衡。

（9）建议九：心力衰竭患者钠和液体摄入的个体化。对于成人心力衰竭患者，RD应将钠和液体的摄入量个体化，每天钠摄入量为 2～3 g，液体摄入量为 1～2 L。有研究报告表明，每天 2～3 g 的钠摄入量以及 1～2 L 的液体摄入量可以改善质量控制指标，如再住院率、住院天数、病死率等，改善肾功能和血尿素氮、肌酐、B 型利钠肽（BNP）和血清钠水平等临床实验室的检验结果，减轻呼吸急促、平躺时呼吸困难、腿和脚踝肿胀、乏力、缺乏食欲等症状以及体重。

（10）建议十：鼓励成人心力衰竭患者参与个体化的身体锻炼计划。除非在医学上有禁忌，否则RD应鼓励成人心力衰竭患者参与个体化的身体锻炼计划。对于能参加改善功能状态活动的心力衰竭患者来说，定期的体育锻炼是安全有效的。心脏康复可以用于临床稳定的心力衰竭患者，以提高运动能力及与健康相关的生活质量，降低病死率。

（11）建议十一：为成人心力衰竭患者进行自我护理教育。RD应该对成人心力衰竭患者进行自我护理教育，尤其是对于能量和蛋白质摄入量、钠和液体摄入量、身体活动、自我监测体重和症状等方面。但不限于基于心力衰竭分期和心功能级别以及其他并发症的适当饮食计划，成人心力衰竭患者应接受特定教育以促进心力衰竭的自我护理。

（12）建议十二：成人心力衰竭的协助护理。对于心力衰竭患者，RD应对其实施心力衰竭的MNT，并且作为跨学科医疗团队的一部分协助护理。每位心力衰竭患者都应该有一个明确、详细和循证的护理计划，以确保实现遵循指南治疗的目标，有效管理并发症，及时被医疗团队随访，合理饮食，进行适当的体育锻炼，以及遵从心血管疾病二级预防的指南。该护理计划应定期更新，并随时提供给每位患者的医疗团队的所有成员。

（13）建议十三：咨询跨学科医疗团队有关心力衰竭患者的维生素、矿物质和草药补充剂的应用问题。对于心力衰竭患者，RD应与跨学科医疗保健团队中的其他人商讨有关维生素、矿物质和草药补充剂的使用利弊。由于各种补充剂和常用药物之间存在许多相互作用，目前尚不清楚某些补充剂，如辅酶Q10、n-3脂肪酸、维生素D、铁和维生素B_1，是否适合心力衰竭患者。

（14）建议十四：监测和评估MNT对心力衰竭的有效性。RD应监测和评估心力衰竭患者的以下方面，以确定MNT的有效性：①NYHA心功能分级，用以描述症状的严重程度和运动耐受程度；②生化数据，医学检验和药物使用，特别注意BNP、肌酐、BUN、钠和钾水平；③以营养状况为主的体格检查，重点是监测体重、水肿、呼吸短促和恶病质；④个人史；⑤食物和营养相关的历史，重点是钠和液体的依从性、早期饱腹感、改变的味觉、饮食环境、健康食品的获取和在餐馆用餐的频率。

ACCF/AHA和欧洲心脏病学会（European Society of Cardiology，ESC）指南均建议心力衰竭患者应接受特定教育以促进心力衰竭自我护理。RD使用的NCP护理模型解决了不同行为改变的障碍。自我护理的目标是降低心力衰竭导致再次住院的风险并提高患者的生活质量。在适当的时候，由医生和（或）心力衰竭小组鼓励患者进行体育锻炼。关于监测和评估，RD应考虑NYHA心功能分级、生化数据、药物使用、医学检验、以营养状况为主的体格检查，特别是体重、水肿、呼吸困难和恶病质。监测以钠和液体依赖为重点的食物和营养相关的历史记录、蛋白质和卡路里的摄入、早期饱腹感、味觉改变、获得健康食品和在餐馆用餐的频率，以改善患者的预后、生活质量并降低再次住院率。

（二）慢性肝病患者的营养指南

营养不良是肝硬化的常见并发症，与肝功能衰竭的进展以及感染、肝性脑病和腹水等并发症的高发生率有关。营养不良、肥胖症和肌少型肥胖症均可导致肝硬化患者预后较差，并降低其生存率。因此，营养监测和干预对慢性肝病至关重要。以下是欧洲肝病学会（European Association for the Study of the Liver，EASL）发布的慢性肝病患者的营养指南的主要内容。

1. 肝硬化患者营养不良及肥胖的筛查与评价

（1）对所有肝硬化患者进行快速营养筛查，并对有营养不良风险的患者进行详细评估，以确认营养不良是否存在和严重程度。

（2）若 BMI < $18.5\,kg/m^2$ 或 Child-Pugh 肝功能分级标准为 C 级，则营养不良的风险很高。在任何情况下，需利用营养筛查工具评估营养不良的风险。

（3）在临床中使用最合适的工具评估肌肉功能，例如握力和（或）简易体能状况量表。由经过培训的人员，最好是具有管理肝病患者知识的营养师，作为肝病专家团队的一员来评估膳食摄入量。评估应包括：食物和营养液的质量和数量、液体饮食中的钠、白天用餐的次数和时间以及有无进食障碍。

2. 肝硬化患者的营养管理原则

（1）非肥胖个体每日最佳能量摄入量不应低于推荐的 35 kcal/kg，按实际体质量计算。

（2）每日最佳蛋白质摄入量不应低于推荐的 1.2 ～ 1.5 g/kg，按实际体质量计算。

（3）当失代偿期肝硬化患者通过进食不能获得足够的氮时，应考虑补充支链氨基酸和富含亮氨酸的氨基酸补充剂。

3. 肥胖肝硬化患者的营养途径与管理

（1）对于营养不良的肝硬化患者，如果口服食物甚至使用口服营养补充剂后不能获得足够的膳食摄入量时，建议进行一段时间的肠内营养。

（2）鼓励肝硬化患者尽可能避免运动减少，并逐渐增加身体活动以预防或改善肌肉减少症。

（3）实施营养和生活方式干预方案，使肥胖肝硬化患者体质量进行性减轻＞5％～10％，纠正水钠潴留时 BMI ＞ 30 kg/m²。

（4）可以采用量身定做的、适度低热量（每天 500～800 kcal）的饮食，包括足够的蛋白质摄入量，按理想体质量计算，每天应＞1.5 g/kg，以实现体质量减轻而不损害肥胖肝硬化患者的蛋白质储存。

4. 微量元素治疗

（1）在肝硬化患者中，推荐微量营养素和维生素治疗已确诊或疑诊的患者。

（2）需评估肝硬化患者的维生素 D 水平，因为肝硬化患者维生素 D 缺乏非常普遍且可能对临床预后产生不利影响。

（3）肝硬化患者维生素 D 水平＜20 ng/mL 时需补充维生素 D，以达到血清 1,25（OH）D ＞ 30 ng/mL。

（4）在钠限制下仍有腹水的肝硬化患者建议每天摄入 80 mmol 钠，相当于 2 g 钠盐，即相当于每天向饮食中添加 5 g 食盐。注意改善饮食适口性，这样不会导致热量摄入减少。

5. 肝性脑病的营养治疗选择

（1）肝性脑病患者应该评估营养状况和是否存在肌肉减少症。

（2）限制蛋白质的摄入对肝性脑病患者不利，应尽量避免。

（3）每日最佳蛋白质和能量摄入量不应低于肝硬化患者的一般推荐量。

（4）鼓励患者进食蔬菜、牛奶和蛋白质含量丰富的食物。

（5）应考虑补充支链氨基酸以改善神经精神状态，并达到推荐的氮摄入量。

（6）口服能耐受的患者应首选口服饮食，对于不能进食的Ⅲ～Ⅳ级肝性脑病患者，可通过鼻胃管（呼吸道受保护的患者）或肠外营养途径提供营养。

（三）CKD 营养临床实践指南

CKD 已在全球流行，营养管理是 CKD 治疗中重要的组成部分。关于肾脏疾病的营养管理和指导已经积累了大量的新证据。

1. 营养评估

（1）营养筛查。建议在 CKD3 ～ 5D 期或肾移植后的成年患者中，至少半年进行一次常规营养筛查，以识别有蛋白质能量消耗（protein-energy wasting，PEW）风险的患者。

（2）营养评估内容。建议 CKD3 ～ 5D 期或肾移植后的成年患者，至少在开始透析的 90 天内，每年或营养筛查及转诊时由 RD 或同等水平的人员进行全面的营养评估。评估内容包括但不限于食欲、饮食摄入量史、体质量和 BMI、生化数据、人体测量和与营养相关的体检结果等。在维持性血液透析和肾移植后的 CKD 患者中使用营养不良炎症评分（malnutrition inflammation score，MIS）评估营养状况。

（3）膳食调查。建议对于 CKD3 ～ 5D 期或肾移植后的成年患者，应评估饮食摄入量之外的因素，例如药物使用、知识、信念、态度、行为、获取食物的途径、抑郁、认知功能等，以便有效地计划营养干预策略。

建议对于 CKD3 ～ 5D 期或肾移植后的成年患者在透析和非透析期间（如果食用）使用 3 天食物记录作为评估膳食摄入量的首选方法。也可以采用 24 小时食物回顾、食物频率问卷和标准化蛋白分解率（normalized protein catabolic rate，nPCR）评估膳食能量和蛋白质摄入量。

2. 人体测量

常规的人体测量包括身高、体质量、人体成分和握力等。CKD 1 ～ 5 D 期或肾移植后临床稳定的患者应测量体质量和 BMI，并根据需要监测体质量 /BMI 和身体成分的变化。而 CKD 1 ～ 5 D 期或 CKD 5 D 期腹膜透析

（peritoneal dialysis，PD）患者中目前没有足够的证据推荐使用生物电阻抗法；建议 CKD 1～5D 期 PD 患者或肾移植后患者使用双能 X 射线骨密度仪（dual-energy X-ray absorptiometry，DXA）。建议 CKD 5D 期维持性血液透析（maintenance hemodialysis，MHD）患者，使用锥削指数（conicity index，CI）评估营养状况和作为死亡率的预测因子。对于 CKD 5D 期患者，建议使用肌酐动力学（creatinine kinetics，CK）估计肌肉质量，尽管肉类和 / 或肌酸补充剂的饮食摄入量过高或过低都会影响这一测量的准确性。建议对 CKD 1～5D 期或肾移植后成年患者，在没有水肿的情况下，使用皮褶厚度测量来评估体脂。在 CKD 5D 期的成年患者中，可以用腰围来评估腹型肥胖。当基线数据可供比较时，握力可作为患者蛋白质能量状态和功能状态的评价指标。

3. 实验室测量

血清蛋白、前清蛋白和 nPCR 等实验室测量指标是 CKD 患者营养状况评估的重要工具。CKD 5D 期的 MHD 患者中，血清蛋白水平可作为住院和死亡率的预测因子，血清蛋白水平低与死亡高风险相关。

4. MNT

建议 CKD 1～5D 期或肾移植后患者，应根据个人的需要、营养状况和合并疾病情况等为其量身定做 MNT 方案。CKD 3～5D 期或肾移植后患者，由 RD 或同等机构监测评估食欲、膳食摄入量、体质量变化、生化数据、人体测量和与营养相关的体检结果来评估 MNT 的有效性。

5. 蛋白质能量摄入

建议对于代谢稳定的 CKD 3～5D 期成年患者，限制蛋白质饮食以降低终末期肾病 / 死亡的风险，并提高生活质量；对于高血糖和 / 或低血糖风险者，可能需要考虑更高水平的膳食蛋白质摄入量来维持血糖控制。对于 CKD 合并糖尿病患者，每天蛋白质推荐摄入量低于 $0.8\,g/kg$。对于 CKD 1～5D 期或肾移植后患者，没有足够的证据推荐特定的蛋白质类型，比如植物蛋白与动物蛋白。

6. 能量

建议 CKD 1～5 D 期或肾移植后代谢稳定的成年患者,根据年龄、性别、体力活动水平、身体成分、体质量状况目标、CKD 分期、合并疾病或炎症情况,每天摄入 25～35 kcal/kg 能量,以维持正常的营养状态。

7. 营养补充剂

建议 CKD 3～5 D 期或肾移植后有 PEW 风险的成年患者,如果仅靠饮食咨询不能获得足够的能量和蛋白质来满足营养需求,建议至少进行为期 3 个月的 ONS 支持;CKD 1～5 D 期患者长期营养摄入不足,其蛋白质和能量需求不能通过饮食和 ONS 获得,可以试行肠内营养管饲;有 PEW 的患者中,建议对 CKD 1～5 D 期的患者进行全肠外营养,对 CKD 5 D 期 MHD 患者进行透析中肠外营养,以改善现有口服和肠道摄入不能满足营养需求的状况。

8. 微量营养素

建议 CKD 3～5 D 期或肾移植后的成年患者,进食量应符合推荐膳食摄入量,充分摄取所有维生素和矿物质;CKD 3～5 D 期或肾移植后的成年患者,由 RD 或同等水平的营养师与医生或医生助理,定期评估膳食维生素摄入量,并考虑为维生素摄入量不足的个体补充多种维生素;CKD 5 D 期患者如果持续一段时间进食量不足,可以考虑补充多种维生素和必要的微量元素来预防或治疗微量营养素缺乏。

9. 电解质

建议 CKD 3～4 D 期未服用活性维生素 D 类似物的患者,总元素钙包括膳食钙、钙补充剂和含钙磷结合剂,每天摄入量为 800～1000 mg,以维持中性钙平衡;CKD 5 D 期患者,可同时使用维生素 D 类似物和拟钙剂来调整钙摄入量,以避免高钙血症或钙超载。

建议 CKD 3～5 D 期患者通过调整膳食磷摄入量保持血清磷水平在参考范围内;CKD 1～5 D 期或肾移植后患者,限磷时应考虑磷的来源,如动物、蔬菜、添加剂的生物利用度。

CKD 3 ～ 5 D 期或肾移植后患者，应调整膳食钾摄入量，使血钾维持在参考范围。CKD 3 ～ 5 D 期或肾移植后高钾或低钾的患者，建议饮食或补充钾的摄入量应基于患者的个人需要。

建议 CKD 3 ～ 5 D 期、CKD 5 D 期或肾移植后患者，将钠摄入量限制在每天 100 mmol（＜ 2.3 g）以下，以降低血压和改善容量控制；对 CKD 3 ～ 5 D 期患者，限制在这一水平还可以与现有的药物干预协同减少尿蛋白；对 CKD 3 ～ 5 D 期患者，为实现更好的容量控制和体质量减少，限制膳食钠摄入量可为一种辅助的生活方式调整策略。

由护士或全科医生负责营养筛查，营养师或同等能力的肾内科专科医生负责营养评估，根据膳食摄入情况、疾病分期、是否透析、代谢状态、是否合并糖尿病、血电解质检查结果等情况制定营养方案，并根据随访情况进行调整。既能保证患者有充足的能量、适宜的蛋白质摄入，避免营养不良，又不增加肾脏负担。

关于因局部静脉、淋巴回流受阻或毛细血管通透性增高等所致的水肿，已有相关的临床治疗指南发布。如《乳腺癌术后上肢淋巴水肿诊治指南与规范（2021 年版）》《2017APTA 临床实践指南：继发于癌症的上象限淋巴水肿的诊断》（APTA，全称"American Physical Therapy Association"，美国物理治疗协会）。这些指南暂未阐明淋巴水肿营养筛查、营养支持等方面的内容。随着医学技术的进步和发展，相信不久的将来，局部静脉回流受阻和淋巴回流受阻等原因导致的肢体局部性水肿的相关临床营养指南也将陆续出台，以供广大学者参考与借鉴。

第四节　水肿患者的合理营养与饮食计划

对于水肿患者，饮食方面各营养素的占比将做适当调整，不同类型的水肿，饮食原则会有不同。如营养不良性水肿及肾源性水肿患者需要适量增加蛋白质的摄入；心源性水肿及肾源性水肿患者，可适当控制水的摄入；对于淋巴水肿患者而言，适当控制脂肪和碳水化合物的摄入是有必要的，尤其是肥胖的淋巴水肿患者，可以增加蛋白质和膳食纤维的摄入，以防止体内脂肪堆积，控制体重，减少水肿肢体的负担；对于深静脉血栓导致的水肿，可适当增加水分的摄入，以在一定程度上降低血液黏滞度。下面分别阐述不同类型水肿患者的合理营养与饮食计划。

一、淋巴水肿患者的营养与饮食计划

（一）体重超重或肥胖的淋巴水肿患者

长期以来，肥胖被认为是产生淋巴水肿的主要危险因素。肥胖或较大幅度的体质量波动会引起皮下脂肪改变与皮肤过度拉伸，最终破坏浅表的淋巴结构，导致淋巴引流不畅。大量的研究均表明了患者保持健康体重对预防和控制淋巴水肿的重要性。医护人员应让患者充分认识到肥胖对淋巴水肿的不利影响，鼓励其通过均衡膳食和规律的运动锻炼保持健康体重。

对于体重超重或肥胖的淋巴水肿患者，我们倡导科学减重。即要保证患者全面营养，又要减少高脂肪食物和钠的摄入，强调摄入足够的蔬菜、水果等高纤维、低脂肪的食物。在蔬菜类别上，推荐患者食用胡萝卜、冬瓜、菠菜、洋葱、苦瓜等，少食高热、辛辣、刺激性食物，如牛羊肉、蛋黄、辣椒、芥末等。

每天推荐摄入能量约 6000 ~ 6500 kJ，参考饮食处方：谷物类为全麦面包 2 片、米饭 350 g，蔬菜类 1250 g，水果类 1000 g，低脂或脱脂乳制品 500 ml，瘦肉、家禽、鱼 200 g，坚果类 100 g，植物油 40 g。三餐能量分配比例建议为 3 : 4 : 2，即可适当减少晚餐的能量摄入，晚餐以蔬菜、高纤维食物为主，以粗粮代替米饭。饮食计划可根据患者的饮食习惯、经济状况进行适当调整。也可结合中医食疗，如在食物中加入薏苡仁、冬瓜皮、赤小豆、茯苓等中药。必要时可请营养师会诊，根据患者实际情况制订个性化饮食计划。建议患者每周自我监测体重和营养门诊咨询。肥胖的乳腺癌术后继发性淋巴水肿患者，要避免摄入激素含量高的食物。

（二）体重正常的淋巴水肿患者

较体重超重或肥胖的淋巴水肿患者而言，体重正常的淋巴水肿患者，其能量和脂肪摄入的控制可适当放宽，以保持健康体重为标准。指导患者予食用低钠、低脂肪、高膳食纤维、高蛋白质、易消化的食物，帮助身体补充营养，减少高消耗和液体聚集，保障营养的合理摄取。

二、脂肪水肿患者的营养与饮食计划

1. 减重：限制能量，平衡膳食。摄入低能量、低脂、适量蛋白质饮食，限制热量摄入。如蔬菜、水果、全谷物、海产品、鸡蛋、豆类、坚果、低脂和脱脂乳制品、瘦肉等。

2. 在有限的脂肪摄入中，尽量保证必需脂肪酸的摄入，同时要使多不饱和脂肪酸、单不饱和脂肪酸和饱和脂肪酸的比例维持在 1 ：1 ：1。

3. 增加新鲜蔬菜和水果在膳食中的比重，避免进食油炸食物，避免过度加工食品，尽量采用蒸、煮、炖的烹调方法，少食咸、腌、烟熏食品和高盐食品。

4. 建议选用健脾助运、祛湿化痰的食物，湿热体质应少吃温热辛辣、助阳温补之品，宜选用清热祛湿的食物。

5. 戒烟戒酒，降低在外就餐及外卖点餐的频率。

三、静脉性水肿患者的营养与饮食计划

以下肢深静脉血栓导致的水肿为例：

1. 指导患者进食富含膳食纤维的饮食，保持大便通畅，避免用力排便引起腹内压增高，影响下肢血液回流。

2. 清淡饮食，避免辛辣、油腻食物的摄入，低盐饮食，每日食盐摄入量以 3 ～ 5 g 为宜。限制高脂肪、高胆固醇的食物，可选用豆油、菜油、红花油等植物油，少吃蛋类、肥肉等。

3. 静脉血栓多采用口服抗凝药物，而口服华法林的患者要适当减少维生素 K 含量高的食物的摄入，如减少吃菠菜、卷心菜、西芹、胡萝卜以及猪肝等，因为这些食物会减弱华法林的抗凝效果，应适当少吃。而有些食物会增加华法林的抗凝作用，如大蒜、鱼油、芒果等，也应尽量少吃，如果吃多了会造成出血倾向。

4. 对于口服华法林的患者，要定期监测凝血功能，及时调整抗凝药物的剂量，避免偏食或者过多地进食某种食物。

5. 戒烟戒酒，适当多饮水。

四、混合性水肿患者的营养与饮食计划

（一）营养不良性水肿

1. 概念

营养不良性水肿又称低蛋白血症，是一种营养缺乏的特殊表现，由于长时间的负氮平衡，以致血浆蛋白减少，胶体渗透压降低为其特征。

2. 水肿特点

营养不良性水肿的特点是水肿发生前常有消瘦、体重减轻等表现。皮下脂肪减少导致组织松弛，组织压降低，加重了水肿液的潴留。水肿常从足部开始逐渐蔓延至全身。

3. 饮食计划

（1）饮食应注意及时补充蛋白质，可依年龄、食欲与并发症的性质而决定其用量。如未合并胃肠道疾病，应迅速增加蛋白质的摄入量，于数日内蛋白质摄入量达到每天 2 ～ 4 g/kg。如兼患痢疾或腹泻，则应缓慢增加，使消化能力逐渐适应。对于严重的营养不良患者，切忌骤加大量蛋白质，以免引起消化不良。

（2）采用蛋白质食品，在婴儿时期常用牛乳、鸡蛋、豆制代乳粉；较大的儿童可加豆腐、肉类、肝类与血类；若遇腹泻，可给鱼粉、脱脂牛乳及蛋白乳等。饮食的总热量要高。

（3）在摄取大量蛋白质后2～3日至2～3周内，尿量显著增加，在这一过程中，注意限食盐，患者体重顿轻，水肿消失。待水肿消失，应及时恢复盐的摄入量，以免食欲减退而不能摄入足够的蛋白质。

（4）需各种维生素及铁质，使并发的营养缺乏症同时治愈，或防止其发生。纯粹属于饮食不足的病例，若用蛋白质饮食而仍不见好转，则应寻找原发性疾病。

（二）肾源性水肿

1. 概念

肾源性水肿是指由肾脏疾病引发的水肿，根据诱因，一般分为肾炎性水肿、肾病性水肿。

2. 水肿特点

（1）肾炎性水肿

水肿：最先出现于眼睑及颜面部，后向下延及全身，发展迅速，水肿软而移动性大，呈非凹陷性（按压后凹坑不明显或迅速恢复）。

血尿：可见尿液发红，呈洗肉水样。

蛋白尿：尿液中蛋白含量较肾病综合征少。

高血压：血压升高，患者自觉头痛、恶心、呕吐。

（2）肾病性水肿

水肿：多从足部开始，向上延及全身，发展缓慢，水肿呈对称性、凹陷性（按压后出现深坑，恢复较慢），比较坚实，移动度小。

蛋白尿：排尿时可见尿液中含有大量泡沫。

3. 肾源性水肿患者饮食原则

给予高热量、优质蛋白质、高钙、低磷、低盐、低钾、低脂饮食，注意控制水分摄入，补充适量水溶性维生素。

（1）摄取足够的蛋白质和热量。每周透析2次的患者，蛋白质的摄入量为每天 $1.0 \sim 1.2\,g/kg$，每周透析3次的患者，蛋白质的摄入量为每天 $1.2 \sim 1.5\,g/kg$。蛋白质的种类以富含人体必需氨基酸的动物蛋白为主，如牛奶、鸡蛋、瘦肉、鱼等。热量摄入充足可以防止组织蛋白质的分解，提高蛋白质的利用率。每日热量的供给 $125.6 \sim 146.5\,kJ/kg$（$30 \sim 35\,kcal/kg$）。如患者极度消瘦或过度肥胖时总热量应适当增减。每天饮食中糖类占 $60\% \sim 65\%$，脂肪占 $35\% \sim 40\%$。

（2）限制钠盐的摄入。血液透析患者应减少盐的摄入，钠盐的摄入量应控制在每天 $3 \sim 5\,g$。有严重高血压、水肿或血钠较高者，每日摄入量应限制在 $2\,g$ 以内。

（3）限制钾、磷的摄入。钾的摄入应根据尿量、血清钾而定。一般每日摄入量为 $2 \sim 2.5\,g$，慎用含钾高的食物，如蘑菇、海菜、豆类、莲子、卷心菜、榨菜以及香蕉、橘子等。磷的摄入最好限制在 $600 \sim 1200\,mg$，应避免食用含磷高的食物，如蛋黄、全麦面包、内脏类、干豆类、硬核果类、奶粉、乳醋、巧克力等。可以通过改变烹饪方法来减少食物中钾和磷含量，如绿叶蔬菜先浸泡 30 分钟，过沸水后再炒；土豆等根茎类蔬菜，可去皮切薄片，浸水后再煮；鱼肉等先水煮再进一步烹调，避免食用汤汁。

（4）维持水平衡。

（5）适当补充维生素。每次血液透析时水溶性维生素严重丢失，应注意补充，以 B 族维生素为主。

（三）心源性水肿

1. 概念

心源性水肿是由于心脏功能障碍引发的机体水肿，发生机制主要是有效循环血量减少，肾血流量减少。继发性醛固酮增多，可引起水钠潴留以及静脉淤血，毛细血管内静脉压增高，组织液回收减少。

各种原因引起的心脏功能障碍，导致心脏排血功能障碍，均会使静脉系统压力增高，及心排血量减少，继发体液潴留。各种原因所致的心脏病，当心力衰竭时即出现水肿。左心衰竭时主要引起肺水肿，而右心衰竭、心包填塞及三尖瓣病变等，引起体循环淤血，而导致周围性水肿。

2. 水肿特点

水肿逐渐形成，首先表现为尿量减少，肢体沉重，体重增加，然后逐渐出现下肢及全身性水肿。水肿先从身体的下垂部位开始，逐渐发展为全身性水肿。一般首先出现下肢可凹陷性水肿，以踝部最为明显。伴有右心衰竭和静脉压升高的其他症状和体征，如心悸、气喘、颈静脉怒张、肝大，甚至胸水、腹水等。

3. 治疗心源性水肿的原则

限制水、钠摄入量，强心，利尿，改善心功能。

4. 心源性水肿患者饮食原则

（1）选择"一高三低"（高纤维素、低胆固醇、低脂肪、低盐）的饮食结构。尽量少吃含饱和脂肪酸、反式脂肪酸的食物，如动物内脏、油炸食品、西式甜点等。

（2）严重的心力衰竭患者，饮水量限制在 1.5～2 L。

（3）保持健康体重，超重人群应减重。

（4）控制危险因素，尽量控制血压、血糖和胆固醇的水平。适当运动，不可剧烈运动，走路是一种很好的锻炼方式，有助于心功能改善。患者可选择适合自己的运动，或在医生指导下进行专业的运动康复。

参考文献

[1] 苏畅，张兵，王惠君，等.1989-2009 年中国九省区膳食营养素摄入状况及变化趋势（五）18-49 岁成年居民膳食脂肪与胆固醇摄入状况及变化趋势 [J]. 营养学报，2011，33（6）：546-550.

[2] 范轶欧，刘爱玲，何宇纳，等.中国成年居民营养素摄入状况的评价 [J]. 营养学报，2012，34（1）：15-19.

[3] 刘爱东，张兵，王惠君，等.1991-2009 年中国九省区膳食营养素摄入状况及变化趋势（六）18～49 岁成人膳食钙摄入量及变化趋势 [J]. 营养学报，2012，34（1）：10-14.

[4] 程义勇.《中国居民膳食营养素参考摄入量》的修订（一）总则 [J]. 营养学报，2012，34（5）：424-426.

[5] 程义勇.《中国居民膳食营养素参考摄入量》2013 修订版简介 [J]. 营养学报, 2014, 36（4）: 313-317.

[6] 佚名. 新版《中国居民膳食营养素参考摄入量》发布 [J]. 粮食科技与经济, 2014, 39（3）: 38.

[7] 姚滢秋. 中国营养学会发布《中国居民膳食营养素参考摄入量》2013 年修订版 [J]. 营养学报, 2014, 36（4）: 308.

[8] Siervo M, Lara J, Chowdhury S, et al.Effects of the dietary approach to stop hypertension（DASH）diet on cardiovascular risk factors : A systematic review and meta-analysis[J]. British Journal of Nutrition, 2015, 113（1）: 1-15.

[9] Guasch-Ferré M, Babio N, Martínez-González M Á, et al.Dietary fat intake and risk of cardiovascular disease and all-cause mortality in a population at high risk of cardiovascular disease[J]. American Journal of Clinical Nutrition, 2015, 102（6）: 1563-1573.

[10] 周国超, 杨大刚. 低蛋白血症的研究进展 [J]. 贵州医药, 2015, 39（3）: 279-281.

[11] 高秀兰. 食品营养与卫生 [M]. 重庆：重庆大学出版社, 2015.

[12] Milte C M, McNaughton S A. Dietary patterns and successful ageing : A systematic review[J]. European Journal of Nutrition, 2016, 55（2）: 423-450.

[13] Fabiani R, Minelli L, Bertarelli G, et al.A western dietary pattern increases prostate cancer risk : A systematic review and meta-analysis[J]. Nutrients, 2016, 8（10）: 626.

[14] 窦攀, 张涵, 杨慧霞. 结合《中国居民膳食营养素参考摄入量（2013 版）》和妊娠合并糖尿病相关指南解读妊娠期能量 [J]. 糖尿病天地（临床）, 2016, 10（7）: 310-312.

[15] Barak Y, Fridman D.Impact of mediterranean diet on cancer : Focused literature review[J]. Cancer Genomics Proteomics, 2017, 14（6）: 403-408.

[16] Di Daniele N, Noce A, Vidiri MF, et al.Impact of Mediterranean diet on metabolic syndrome, cancer and longevity[J]. Oncotarget, 2017, 8（5）: 8947-8979.

[17] Lee Y, Park K.Adherence to a vegetarian dietand diabetes risk : A systematic review and meta-analysis of observational studies[J]. Nutrients, 2017, 9（6）: 603.

[18] Archundia Herrera M C, Subhan F B, Chan C B.Dietary patterns and cardiovascular disease risk in people with type 2 diabetes[J]. Current Obesity Reports, 2017, 6（4）: 405-413.

[19] 李晓强, 张福先, 王深明. 深静脉血栓形成的诊断和治疗指南（第三版）[J]. 中国血管外科杂志（电子版）, 2017, 9（4）: 250-257.

[20]《中国学校卫生》编辑部. 中国居民膳食营养素参考摄入量行业标准发布 [J]. 中国学校卫生, 2017, 38（11）: 1717.

[21] Bamia C.Dietary patterns in association to cancer incidence and survival：Concept，current evidence，and suggestions for future research[J].European Journal of Clinical Nutrition，2018，72（6）：818-825.

[22] Kuehneman T，Gregory M，de Waal D，et al.Academy of nutrition and dietetics evidence-based practice guideline for the management of heart failure in adults[J].J Acad Nutr Diet，2018，118（12）：2331-2345.

[23] 国家卫生健康委员会.关于发布《中国居民膳食营养素参考摄入量 第2部分：常量元素》等5项推荐性卫生行业标准的通告[J].中国食品卫生杂志，2018，30（3）：311.

[24] Merli M，Berzigotti A，Zelber-Sagi S，et al.EASL clinical practice guidelines on nutrition in chronic liver disease[J].J Hepatol，2019，70（1）：172-193.

[25] Schmitz K H，Troxel A B，Dean L T，et al.Effect of home-based exercise and weight loss programs on breast cancer-related lymphedema outcomes among overweight breast cancer survivors：The WISER survivor randomized clinical trial[J].JAMA Oncology，2019，5（11）：1605-1613.

[26] 徐光磊，崔巧玲.个性化营养支持对压疮低蛋白血症的临床效果[J].实用临床护理学电子杂志，2019，4（30）：141+146.

[27] 杨月欣，葛可佑.中国营养科学全书（第2版）[M].北京：人民卫生出版社，2019.

[28] Ikizler T A，Burrowes J D，Byham-Gray L D B，et al.KDOQI clinical practice guideline for nutrition in CKD：2020 update[J].Am J Kidney Dis，2020，76（3 Suppl 1）：S1-S107.

[29] 谌贻璞，陈洪宇，刘宝利，等.肾性水肿的中西医结合诊断与治疗[J].中国中西医结合肾病杂志，2020，21（9）：4.

[30] 林燕，嵇克刚.心源性水肿的中西医治疗进展[J].中国医药科学，2020，10（10）：21-24.

[31] 章盂星，侯胜群，张晓菊，等.乳腺癌和妇科肿瘤患者淋巴水肿风险及预防干预的证据汇总[J].护理学杂志，2020，35（20）：18-22.

[32] Australasian Lymphology Association. Lymphoedema management[EB/OL].（2021-01-01）[2021-05-31].https://www.lymphoedema.org.au/about-lymphoedema/lymphoedema-management/.

[33] JBI. Breast cancer：Lymphedema management[EB/OL].（2021-03-09）[2021-05-31].http://ovidsp.ovid.com/ovidweb.cgi?T=JS&PAGE=reference&D=jbi&NEWS=N&A-N=JBI1844.

[34] American Cancer Society. Lymphedema [EB/OL].（2021-05-25）[2021-05-31]. https://www.cancer.org/treat-ment/treatments-andside-effects/physical-side effects/lymphedema.html.

[35] 毛德倩,杨丽琛,朴建华,等.中国居民膳食营养素参考摄入量研究之历史与发展 [J]. 卫生研究，2021，50（5）：705-707.

[36] 荣爽，李秋颖，席元第，等.国外膳食营养素参考摄入量修订工作最新进展[J].营养学报，2021，43（3）：209-212.

[37] 程义勇.《中国居民膳食营养素参考摄入量》的历史与发展[J].营养学报，2021，43（2）：105-110.

[38] 李旭英，谌永毅，刘高明.淋巴水肿康复护理技术 [M].北京：学苑出版社，2021：60.

[39] 王立铨，龙笑.脂肪水肿的研究进展[J].基础医学与临床，2021，41（3）：438-441.

[40] 徐家华，栾德春，谢韬.日常摄入量估计中统计方法的研究进展[J].营养学报，2022，44（1）：90-94.

[41] 韦小夏，符鑫，沈傲梅，等.乳腺癌患者淋巴水肿自我管理的证据总结 [J].中华护理杂志，2022，57（2）：237-244.

[42] 李亚玲，李敏凤，王银花，等.1例宫颈癌术后并发下肢淋巴水肿患者的自我照护体验质性研究 [J].心理月刊，2022，17（20）：177-178+226.

[43] 陆亚青，柴春燕，杨雪芳，等.1例宫颈癌术后双下肢Ⅲ期合并下腹部及外阴部Ⅱ期淋巴水肿患者的护理 [J].中华护理杂志，2022，57（20）：2522-2526.

[44] 潘宸，杨林宁，杨艳.乳腺癌患者健康信息需求的研究进展[J].中华护理杂志，2022，57（20）：2547-2554.

第八章　水肿患者的膳食管理

本章介绍

概述了食谱编制、食品采购、食品保藏与储存、食品加工与烹饪、水肿患者在家就餐与在外就餐、饮食日记、饮食安全的概念、方法及注意事项等；介绍了不同水肿的食谱编制方法、食品加工与烹饪技术、水肿患者在家就餐与在外就餐的要求、饮食日记的设计等。

学习目标

1. 了解食谱编制的方法。

2. 了解食品采购、食品保藏与储存、食品加工与烹饪、水肿患者在家就餐与在外就餐、饮食安全的注意事项。

3. 运用饮食日记进行水肿患者的膳食管理。

第一节　食谱编制

一、食谱编制的定义

根据合理膳食的原则，把一天或一周各餐中主食和副食的品种、数量、烹调方式、进餐时间做出详细的计划并编排成表格形式，称为食谱编制。

食谱根据时间长短，可分为日食谱、周食谱、十日食谱、半月食谱和月食谱等；根据就餐的对象，可分为个体食谱和团体食谱。

二、食谱编制的目的和意义

1. 随着人们生活水平的日益提高，食谱编制是实现如何让人们从吃得饱、吃得好，提升到吃得营养和健康的重要保障。

2. 食谱编制可将各类人群的 DRI 具体落实到进餐者的每日膳食中，使他们能按要求摄入适宜的能量和各种营养素，并防止能量和营养素的过量摄入。

3. 食谱编制可根据群体对各种营养素的需要，结合当地食物的品种、生产季节、经济条件和厨房与家庭的烹饪水平，合理选择各类食物，以达到膳食平衡。

4. 食谱编制可指导食堂管理人员有计划地管理食堂膳食，也有利于家庭有计划地管理家庭膳食。

5. 食谱编制可方便食堂和家庭进行经济核算。

三、食谱编制的理论依据

（一）DRI

DRI 是食谱编制中能量和主要营养素需要量的确定依据。DRI 中的推荐摄入量，是个体适宜营养素摄入水平的参考值，是健康个体膳食摄入营养素的目标。编制食谱时，首先需要以各种营养素的推荐量为依据确定需要量，一般以能量需要量为基础，兼顾其他各种营养素的推荐量，能量和其他营养素的量与推荐量相差不超过 10%，说明编制的食谱合理。

（二）《中国居民膳食指南》和中国居民平衡膳食宝塔

《中国居民膳食指南》本身就是合理膳食的基本规范，膳食指南简明扼要、通俗易懂，而且可操作性强。中国居民平衡膳食宝塔是膳食指南量化和形象化的表达，是人们在日常生活中贯彻膳食指南的工具，它兼顾了食物生产和供给的发展，还提出了实际应用时的具体建议。所以食谱编制要以《中国居民膳食指南》和中国居民平衡膳食宝塔为依据。

（三）食物成分表

中国的食物成分表自 1952 年首次问世，至今已经有 71 年的历史，凝聚了几代人的心血和努力。中国疾病预防控制中心营养与健康所编著的《中国食物成分表》标准版第 6 版第一、二册于 2019 年出版发行。第一册所列食物以植物性原料为主，共包含了 1110 余条食物的一般营养成分数据，第二册所列食物以动物性原料和食品为主，共收集了 8 类 3600 余条食物。各项食物都列出了产地和"食部"。"食部"是按照当地的烹调和饮食习惯，把从市场上购买的食物去掉不可食的部分之后，所剩余的可食部分所占的比例。列出"食部"的比例是为了便于计算市场上的食品每千克或其他零售单位的营养素含量。食物成分表是编制食谱必不可少的工具，通过食物成分表，在编制食谱时才能将营养素的需要量转换为食物的需要量，从而确定食物的品种和数量。

（四）营养平衡理论

1. 宏量营养素保持适宜的比例

膳食中蛋白质、脂肪和碳水化合物三种宏量营养素需要保持一定的比例，才能保证膳食平衡。按照三种宏量营养素提供的能量占总能量的百分比计算，蛋白质占 10% ～ 15%，脂肪占 20% ～ 30%，碳水化合物占 55% ～ 65%。

2. 三餐热量比基本均衡

早餐、中餐、晚餐三餐的热能比最好维持在 30%、35%、35% 左右，三餐尽量均衡。

3. 优质蛋白质与一般蛋白质保持一定比例

由于食物中所含的氨基酸有 20 多钟，而常见食物蛋白质的氨基酸组成不可能完全符合人体需要的比例，需要将多种食物混合食用，才容易使膳食氨基酸组成达到符合人体需要的模式，所以膳食中优质蛋白质与一般蛋白质也需要保持一定的比例，其中优质蛋白质占蛋白质总供给量应大于 1/3。

4. 饱和脂肪酸之间保持平衡

一般认为，在脂肪提供总能量的 30% 中，饱和脂肪酸提供的能量占总能量的 7% 左右，单不饱和脂肪酸提供的能量占总能量的 10% 以内，剩余的能量均由多不饱和脂肪酸提供。

四、食谱编制的基本原则

食谱编制的基本原则如下：根据平衡膳食的要求，选择不同种类的食物，以满足就餐者对营养素和热能的需要；保证各营养素之间达到平衡；选择合理的烹调方法，避免营养素在烹调过程中的损失，使食物具有适当的色、香、味、形，能增加就餐者的食欲；注意食品卫生，保证食品安全。

（一）食物多样化

自然界没有一种食物能满足人体营养素的全部需要。中国居民平衡膳食宝塔将食物分为 5 类，每类食物中至少选择 2～3 个品种，平均每天的食物品种在 12 种以上，每周的食物品种在 25 种以上，以满足平衡膳食的需要。

（二）满足就餐者的营养需要

根据就餐者的年龄、性别、职业劳动强度、生理特点、健康需要状况等要求，确定合理的三大营养素比例和摄入量，使食物中能量和三大营养素既能满足其生理需要，又能有益于健康。且各营养素之间的比例要适宜，注意满足维生素、矿物质、微量营养素和膳食纤维等营养素的需求。

（三）合理烹饪

根据就餐者生理特点及健康要求、原料的种类和营养价值特点，选健康的烹调方法，使食物具有一定的色、香、味、形；使一日三餐及一周的每一天中，食物在烹调方法、口味特征、色泽搭配等方面避免简单重复，尽量减少营养素的损失，避免在食物的烹调加工过程中产生对健康有害的物质。

（四）食物品种选择要合适

食物选择需考虑就餐者的膳食习惯、经济条件、当地食物供应情况、食品生产的季节性等条件。还要考虑主食与副食、杂粮与精粮、荤与素等食物的配合搭配。

（五）食品安全卫生

应注意食品卫生，保证食品安全。食物原料来源要可靠，要选择新鲜、清洁、卫生的食物；注意储存安全和卫生，防止可能的污染；生、熟食物及餐具、用具要分开；烹调好的食物尽量在短时间内吃完。

五、食谱编制的方法

（一）计算法

计算法是根据就餐对象的年龄、劳动强度、性别确定其平均每日能量供给量；确定宏量营养素每日应提供的能量；确定三种产能营养素每日的需要量；确定三种产能营养素每餐的需要量；确定主副食品种和数量；最后进行食谱的评价与调整，保证食谱科学合理。

1. 计算法食谱编制的程序

（1）确定就餐者平均每日能量供给量。编制食谱首先应该考虑的是保证能从食物中摄入适宜的能量。因为能量是维持生命活动正常进行的基本保证，能量不足，人体中血糖下降，就会感觉疲乏无力，进而影响工作、学习的效率；而能量摄入过多则会在体内贮存，使人体发胖，也会引起多种疾病。

就餐者一日三餐的能量供给量应根据就餐者的劳动强度、年龄、性别等确定（见表 8-1），参照膳食营养素参考摄入量中能量的推荐摄入量来确定（见表 8-2、表 8-3）。能量供给量标准只是提供了一个参考的目标，实际应用中还需参照就餐者的具体情况加以调整，如根据就餐者的胖瘦情况、身体状况等制定不同的能量供给量。

表 8-1　成人每日膳食能量供给量估算表（单位：kcal/kg 标准体重）

体型	体力劳动			
	极轻体力劳动	轻体力劳动	中体力劳动	重体力劳动
消瘦	35	40	45	45 ～ 55
正常	25 ～ 30	35	40	45
超重	20 ～ 25	30	35	40
肥胖	15 ～ 20	20 ～ 25	30	35

表 8-2　每日膳食中营养素参考摄入量（以 63 kg 正常体型的成年男性为例）

类别	能量（kJ）	蛋白质（g）	钙（mg）	铁（mg）	维生素A（μgRE）	维生素B$_1$（mg）	维生素B$_2$（mg）	维生素B$_3$（mg）	维生素C（mg）	维生素D（μg）
轻体力劳动	2400	75	800	15	800	1.4	1.4	14	100	5
中体力劳动	2700	80	800	15	800	1.4	1.4	14	100	5
重体力劳动	3200	90	800	15	800	1.4	1.4	14	100	5

表 8-3　每日膳食中营养素参考摄入量（以 53 kg 正常体型的成年女性为例）

类别	能量（kJ）	蛋白质（g）	钙（mg）	铁（mg）	维生素A（μgRE）	维生素B$_1$（mg）	维生素B$_2$（mg）	维生素B$_3$（mg）	维生素C（mg）	维生素D（μg）
轻体力劳动	2100	65	800	20	700	1.3	1.2	13	100	5
中体力劳动	2300	70	800	20	700	1.3	1.2	13	100	5
重体力劳动	2700	80	800	20	700	1.3	1.2	13	100	5

（2）确定宏量营养素每日应提供的能量。能量的主要来源为碳水化合物、脂肪和蛋白质。为了维持人体健康，这三种产能营养素占总能量的比例应当适宜。一般蛋白质占 10% ～ 15%，脂肪占 20% ～ 30%，碳水化合物占 55% ～ 65%。具体可根据本地生活水平、就餐者的饮食习惯、身体状况、劳动强度等，调整上述三类产能营养素占总能量的比例，算出三种产能营养素的一日能量供给量。

（3）确定三种产能营养素每日的需要量。由于食物中的产能营养素不可能全部被消化吸收，且消化率也各不相同，消化吸收后，在体内也不一定能完全彻底地被氧化分解产生能量。因此，要根据三大产能营养素的能量换算系数算出全天需要蛋白质、脂肪、碳水化合物的质量。三种产能营养素能量换算系数为：1 g 碳水化合物产生能量为 4 kcal，1 g 脂肪产生能量为9kcal，1g蛋白质产生能量为4kcal。

（4）确定三种产能营养素每餐需要量。确定三种产能营养素全天需要量后，就可以根据三餐的能量分配比例计算出三大产能营养素的每餐需要量。一般三餐能量的适宜分配比例为：早餐占30%，午餐占40%，晚餐占30%。

（5）确定主、副食的品种和数量

①主食品种、数量的确定

主食的基本概念是五谷杂粮，包括米面、杂粮、豆类、薯类等。主食是人类获取能量的主要来源，科学、合理地摄入有利于机体的生命活动。否则，摄入不合理就可能对人体造成一定的伤害。

主食的品种主要根据就餐者的饮食习惯来确定，北方习惯以面食为主，南方则以大米居多。主食的数量主要根据各类主食原料中碳水化合物的含量来确定。

②副食品种、数量的确定

副食原来的意思是说过去中国人的膳食以谷类为主，大约占整个膳食能量的70%以上；而蔬菜和肉类仅占20%左右，所以是辅助状态。随着人们生活水平的逐渐提高，副食的种类也越来越多，如肉类、蛋类、奶类、禽类、鱼类、豆类和蔬菜等，其营养作用也各有不同。

副食能给人体提供丰富的蛋白质、脂肪、维生素和矿物质等营养物质，对人体健康有重要的作用。如果把各类副食搭配食用，取长补短，人体就可以获得较为全面的营养素。

副食品种和数量的确定应在已确定主食用量的基础上，依据副食应提供的蛋白质质量来确定。具体方法如下：a.查食物成分表，计算主食中含有的蛋白质质量。b.计算副食中含有的蛋白质质量。用应摄入的蛋白质质量减去主食中的蛋白质质量，即为副食应提供的蛋白质质量。c.计算副食中动物蛋白和植物蛋白的质量。设定副食中蛋白质的2/3由动物性食物供给，1/3 由豆制品供给，据此可求出各自的蛋白质供给量。d. 查表并计算各类动物性食物及豆制品的供给量。e. 确定蔬菜、水果的品种和数量。蔬菜的品种和数量可根据不同季节市场的蔬菜供应情况，以及考虑与动物性食物和豆制品配菜的需要来确定。蔬菜的品种要多样化，深色蔬菜、叶菜类要占 50% 以上，才能提供数量较多的维生素 C、胡萝卜素和相当量的钙、铁等矿物质。由于蔬菜的维生素 C 在烹饪中损失比较严重，所以每天要食用 1 ~ 2 个品种的水果（200 ~ 400 g）来加以补充。f. 确定脂肪和盐的量。清淡少油，烹调用油的量等于需要的脂肪质量减去食物中所含脂肪质量，一般控制在每天 25 ~ 30 g，应以植物油为主，才能保证必需脂肪酸的供给。严格控制动物脂肪的摄入量，避免摄入过多的饱和脂肪酸、甘油三酯和胆固醇，以免影响心血管系统的健康。盐用量要尽量少，每人每日在 5 g 以内。

（6）食谱的评价与调整。食谱编制后，还需参照食物成分表评价其是否科学合理。与 DRI 进行比较，相差在 10% 上下，可认为合乎要求，否则要增减或更换食品的种类或数量。但不必严格要求每份营养餐食谱的能量和各类营养素均与 DRI 保持一致。一般情况下，每天的能量、蛋白质、脂肪和碳水化合物的量出入不应该很大，其他营养素以一周为单位进行计算、评价即可。对食谱的评价包括以下几个方面的内容：

①食谱中所含五大类食物是否齐全，是否做到了食物种类多样化。

②各类食物的量是否充足。

③全天能量和营养素摄入是否适宜。

④三餐能量摄入分配是否合理，早餐是否保证了能量和蛋白质的供应。

⑤优质蛋白质占总蛋白质的比例是否恰当。

⑥三种产能营养素（蛋白质、脂肪、碳水化合物）的供能比例是否适宜。

2.计算法食谱编制流程图

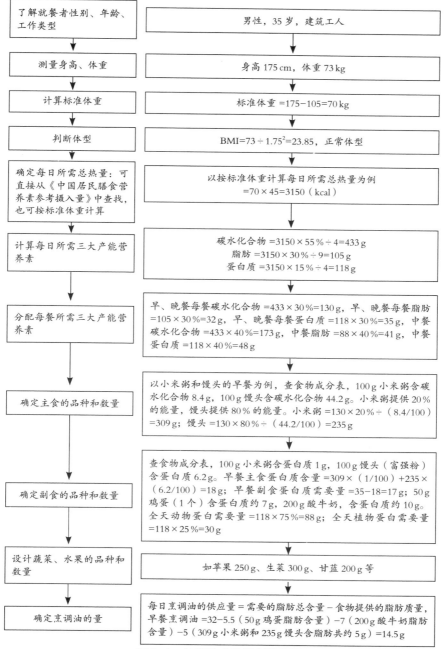

图 8-1　计算法食谱编制流程图

3. 一日食谱举例

以流程图中 35 岁男性建筑工人全天 3150 kcal 能量为例。

表 8-4　35 岁男性建筑工人一日食谱

餐次	食物名称	食材及用量
早餐	猪肉挂面	挂面 150 g
		猪瘦肉 200 g
		猪油 5 g
	煮鸡蛋	鸡蛋 50 g
	水果	苹果 200g
中餐	大米饭	大米 150 g
	土豆烧牛肉	土豆 250 g
		牛肉 100 g
		植物油 5 g
	芹菜炒香干	芹菜 100 g
		香干 100 g
		植物油 6 g
	炒大白菜	大白菜 150 g
		植物油 4 g
晚餐	猪肉白菜饺子	面粉 100 g
		白菜 250 g
		瘦猪肉 100 g
		植物油 10 g
	小米粥	小米 30 g

（二）食物交换份法

食物交换份法是常用的食谱编制方法，在国内外普遍采用，适用于患者和健康人群。食物交换份法是将食物按照来源、性质分成几类，同类食物在一定质量内所含的蛋白质、脂肪、碳水化合物和能量相近，不同类食物间所提供的能量也是相同的，每份食物可进行等值交换，最后计算出各类食物的交换份数和实际质量，并按每份食物等值交换表选择食物。食物交换份法是一个比较粗略的方法，实际应用中，可将计算法与食物交换份法结合使用，首先用计算法确定食物的需要量，然后用食物交换份法确定食物种类及数量。通过食物的同类互换，可以以日食谱为模本，设计出一周或一月食谱。

1. 食物交换份法食谱编制的程序

（1）根据膳食指南，将常用食物根据所含营养素的特点，划分为五大类。

第一类：谷薯类食物。谷类包括小麦、大米、小米、玉米、杂粮；薯类包括马铃薯、甘薯、木薯等。谷薯类食物富含碳水化合物，谷类食物还是 B 族维生素的重要来源。

第二类：动物性食物。包括畜禽肉、禽蛋类、水产类和奶类，是人体优质蛋白质、脂类、脂溶性维生素、B 族维生素和矿物质的主要来源。

第三类：豆类及豆制品。包括大豆及其他干豆类，主要提供蛋白质、脂肪、膳食纤维、矿物质和 B 族维生素。

第四类：蔬菜、水果类。蔬菜包括叶菜类、根茎类、瓜茄类和鲜豆类。主要提供维生素 C、膳食纤维、矿物质和胡萝卜素。

第五类：纯能量食物。包括动植物油、淀粉、食用糖和酒类，主要提供能量。植物油还可提供维生素 E 和必需脂肪酸。

（2）确定就餐者平均每日能量供给量。根据就餐者年龄、性别、身高、体重、劳动强度，按照中国居民平衡膳食宝塔上标出的数量确定每日所需膳食总量。

（3）明确各类食物的每单位食物交换代表量

①谷薯类食物交换代表量（见表 8-5），所列的每份谷薯类食物大约可提供能量 180 kcal、蛋白质 4 g、碳水化合物 38 g。

表 8-5　谷薯类食物交换代表量

食物	质量（g）	食物	质量（g）
面粉	50	挂面	50
大米	50	面包	75
玉米面	50	干粉丝（皮、条）	40
小米	50	土豆（食部）	250
高粱米	50	凉粉	750

②蔬菜、水果类食物交换代表量（见表 8-6），每份蔬菜、水果大约可提供能量 80 kcal、蛋白质 5 g、碳水化合物 15 g。

表 8-6　蔬菜、水果类食物交换代表量

食物（食部）	质量（g）	食物（食部）	质量（g）
大白菜、油菜、圆白菜、韭菜、菠菜等	500～750	鲜豌豆	100
芹菜、莴笋、雪里蕻（鲜）、空心菜等	500～750	倭瓜	350
西葫芦、西红柿、茄子、苦瓜、冬瓜、南瓜等	500～750	胡萝卜	200
菜花、绿豆芽、菱白、蘑菇（鲜）等	500～750	萝卜	350
李子、葡萄、香蕉、苹果、桃、橙子、橘子等	200～250	蒜苗	200
柿子椒	350	水浸海带	350
鲜豇豆	250		

③动物性食物类交换代表量（见表 8-7），每份食物大约可提供能量 90 kcal、蛋白质 10 g、脂肪 5 g、碳水化合物 2 g。

表 8-7　动物性食物类交换代表量

食物	质量（g/个）	食物	质量（g/个）
瘦猪肉	50	肥瘦羊肉	25
瘦羊肉	50	肥瘦牛肉	25
瘦牛肉	50	鱼虾	50
鸡蛋（500 g 约 8 个）	1 个	酸奶	200
禽	50	牛奶	250
肥瘦猪肉	25	牛奶粉	30

④豆类及豆制品类交换代表量（见表 8-8），每份豆类大约可提供能量 45 kcal、蛋白质 5 g、脂肪 1.5 g、碳水化合物 3 g。

表 8-8　豆类及豆制品类交换代表量

食物	质量（g）	食物	质量（g）
豆浆	125	熏干	25
豆腐（南）	70	腐竹	5
豆腐（北）	42	千张	14
油豆腐	20	豆腐皮	10
豆腐干	25	豆腐丝	25

⑤纯能量食物类交换代表量（见表8-9），每份食物大约可提供能量45kcal、脂肪5g。

表8-9　纯能量食物类交换代表量

食物	质量（g）
菜籽油	5
豆油、花生油、棉籽油、芝麻油	5
牛油、羊油、猪油（未炼）	5

（4）根据不同能量的各种食物需要量，参考食物交换代表量，确定不同能量供给量的食物交换份数。

2. 食物交换份法食谱编制流程图

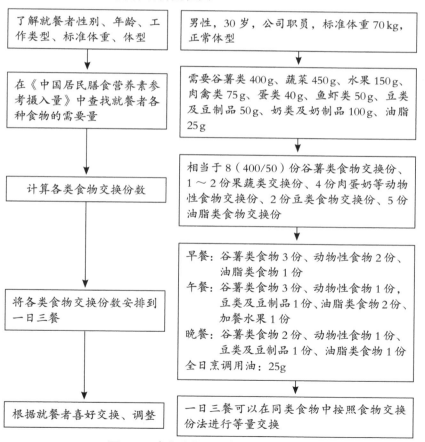

图8-2　食物交换份法食谱编制流程图

3. 一日食谱举例

以流程图中 30 岁男性公司职员中等能量为例。

表 8-10　30 岁男性公司职员一日食谱

餐次	食物名称及量	等量交换食物名称及量
早餐	面包 225 g	馒头 100 g + 小米粥 50 g
	牛奶 250 g	酸奶 200 g
	煮鸡蛋 1 个	白灼虾 50 g
午餐	大米饭 150 g	清水挂面 150 g
	青椒（50 g）炒瘦猪肉（50 g）	鸡肉（50 g）炖蘑菇（50 g）
	凉拌生菜 200 g	炒油麦菜 200 g
	菜籽油 10 g、猪油 2.5 g	花生油 12.5 g
加餐	苹果 200 g	橙子 200 g
晚餐	大米饭 100 g	杂粮饭：大米 75 g + 高粱米 75 g
	蒸鱼肉 100 g	红椒（50 g）炒牛肉（50 g）
		芹菜（200 g）炒香干（50 g）
	蒜蓉空心菜 300 g	凉拌西蓝花 300 g
	花生油 12.5 g	菜籽油 10 g、猪油 2.5 g

（三）营养计算软件

目前市面上的营养计算软件较多，功能也参差不齐。标准的营养计算软件应具备营养计算与配餐、营养分析及评价、制作膳食营养标签、食物营养查询等功能，需要按照中国营养学会最新制订的《中国居民膳食营养素参考摄入量》和"中国居民平衡膳食宝塔"等中国营养学术界的最新权威指导意见来设计，包含各种常见食物的一般营养成分数据及各种氨基酸、脂肪酸数据以及血糖生成指数等。可以利用营养计算软件来制作食谱，按照系统使用说明进行操作。

六、水肿患者食谱编制举例

（一）淋巴水肿患者食谱编制

1. 食谱编制原则

（1）控制总能量，防止肥胖。控制总能量，避免热量过剩造成肥胖，增加肿胀肢体的负担。可增加膳食纤维的摄入。因膳食纤维可增加胃内的填充物、延缓胃内容物的排空、使葡萄糖的吸收趋于平缓、减少胰岛素的分泌、增加饱腹感、降低消化率、增加由粪便排出能量等；某些膳食纤维还能降低血清胆固醇。日常活动情况下，每天摄入能量 30～35 kcal/kg。

（2）适当增加蛋白质的摄入。淋巴液的生成速度主要与组织液和毛细淋巴管内淋巴液的压力差有关。患低蛋白血症时血液中的血浆会进入组织间隙，组织液压力升高，淋巴液的生成速度加快，而淋巴回流受阻，使得淋巴水肿加重，所以淋巴水肿患者需要增加高蛋白的摄入。

继发性淋巴水肿多见于乳腺癌、宫颈癌、子宫内膜癌、卵巢癌、前列腺癌和阴茎癌根治术后。恶性肿瘤患者营养不良比较常见，适当增加蛋白质的摄入可改善患者的营养状况，提升患者的免疫力，促进组织细胞的修复。每日蛋白质按 1.5～2 g/kg 供给。

（3）少盐。钠盐摄入过多易引起大量水分潴留在血管，从而加重水肿。每日钠盐摄入量以不超过 5 g 为宜。

（4）戒烟。吸烟可以影响血管内皮功能，造成血管内皮损伤，导致皮肤下的血管萎缩和对皮肤的血液供应减少，使皮肤失去弹性和光泽，可加重因淋巴水肿而受损的皮肤的损伤。

2. 食谱编制流程图

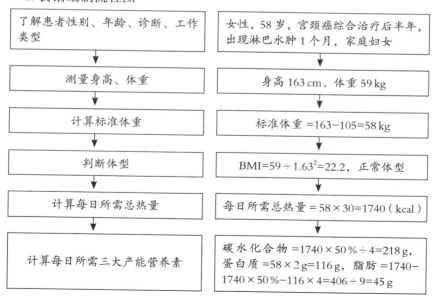

图 8-3　淋巴水肿患者食谱编制流程图

（二）脂肪水肿患者食谱编制

1. 食谱编制原则

（1）控制总能量，防止肥胖。虽然饮食改变不能从根本上解决脂肪异常沉积与下肢水肿的问题，但早期控制体重与改变饮食结构相结合可以对脂肪水肿的症状产生一定程度的改善，从而改善预后和总体健康状况。吸脂术，特别是肿胀局部麻醉吸脂术似乎是迄今为止对脂肪水肿最有效和持久的治疗方法。为防止脂肪继续沉积，术后控制饮食、保持体重也很重要。所以脂肪水肿患者需要控制总能量，避免热量过剩造成肥胖，增加下肢的负担。日常活动情况下，非肥胖患者每天摄入能量 30 ～ 35 kcal /kg；肥胖患者每天摄入能量 25 ～ 30 kcal /kg，并增加膳食纤维的摄入，增加饱腹感、降低消化率，从而降低体重。

（2）使用抗氧化剂和食物的抗炎成分抑制全身炎症。食物中天然抗氧化剂，如维生素 A、维生素 C、维生素 E 及类胡萝卜素等（虾青素、叶黄素、β–胡萝卜素），通过螯合金属离子、清除自由基、抑制氧化酶活性等可提高机体的防护能力，防止氧化损伤。

大量研究证明，ω–3 脂肪酸通过抑制某些酶的产生，能起到缓解炎症的作用。富含 ω–3 脂肪酸的食物包括:鲑鱼、沙丁鱼、鳟鱼、牡蛎和胡桃。生姜含有与抗炎药物类似功效的化学物质姜黄素，可在炒菜时用生姜，也可喝姜茶或吃含姜的咖喱。

（3）少盐。钠盐摄入过多易引起大量水分潴留在血管，从而加重下肢的水肿。每日钠盐摄入量以不超过 5 g 为宜。

（4）控制脂肪摄入。肥胖者应限制脂肪的摄入量，宜按每天 40 ～ 60 g 供给。每日烹调用油量控制在 25 g 以内。

2. 食谱编制流程图

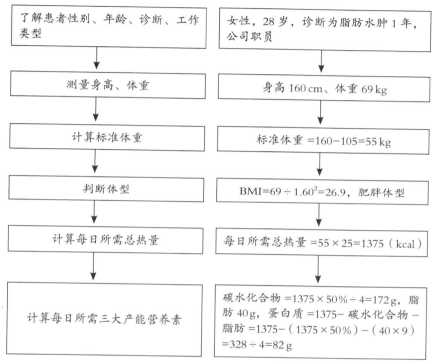

图 8-4　脂肪水肿患者食谱编制流程图

（三）蛋白质 – 能量营养不良性水肿患者食谱编制

1. 食谱编制原则

（1）循序渐进。营养不良时，由于胃肠道已适应长期低营养素的摄入，一旦摄入过多就会出现吸收不良，所以编制食谱应根据患者病情和消化能力，逐步增加营养素。

（2）全面改善营养状况。蛋白质 – 能量营养不良性水肿患者蛋白质和能量摄入量要比正常人高。但单独过快补充能量可能引起水钠潴留、严重水肿和心力衰竭，而同时补充蛋白质则能较好耐受。所以需要同时补充蛋白质和能量，全面改善营养状况。

（3）选择适宜的营养补充途径。根据患者状态及其胃肠道功能等情况来选择适宜的营养补充途径。如果胃肠道功能好，要尽量选择口服补充的方法；如果患者胃肠道功能好，但无法正常进食，可选择管饲营养；如果肠内营养明显不足或胃肠道功能严重障碍，则应选用静脉营养。

（4）补充维生素、矿物质。除了补充蛋白质和能量外，开始时还应补充维生素和混合矿物质，包括钾、磷、锌、铁等。

2. 食谱编制流程图

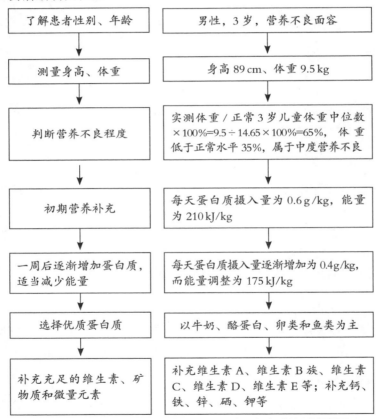

图 8-5　蛋白质 – 能量营养不良性水肿患者食谱编制流程图

（四）肾源性水肿患者食谱编制

1. 食谱编制原则

（1）低盐饮食，适当补水。肾源性水肿是由多种因素引起肾排泄水钠减少，导致水钠潴留，细胞外液增多，引起水肿。为了保证代谢废物的排泄，全天饮水量控制在前天 24 小时排尿量加 500 ～ 800 mL（包括食物中的水和静脉输液量）的水平；慢性肾小球肾炎患者稳定期进水量可不加限制。钠的供给量应根据肾功能、浮肿程度、血压和血钠水平而定，一般控制在每天 3 ～ 5 g（含酱油、咸菜），如伴呕吐、腹泻，使用利尿剂和透析者，钠盐的摄入量应适当放宽。

（2）不同的疾病状态，蛋白质摄入量不同。急性肾小球肾炎患者蛋白质可按每天 0.6 ～ 0.8 g/kg 供给，慢性肾小球肾炎和肾病综合征患者蛋白质按每天 0.8 ～ 1.0 g/kg 供给，其中优质蛋白质应占 60%，全天蛋白质供给量应平均分配在几餐中供给，不能集中食用。建议慢性肾功能衰竭维持性血液透析患者每天给予蛋白质 1.2 g/kg，维持性腹膜透析患者每天给予蛋白质 1.2 ～ 1.3 g/kg，以优质蛋白质为主，尽量减少植物蛋白。

（3）补充充足的能量。充足的能量可以提高蛋白质的利用率，能量按每天 35 kcal/kg 供应。适量增加脂肪比例，但不超过全天总能量的 30%，限制饱和脂肪酸。

（4）根据病情限制钾的摄入或补充钾。钾 90% 从肾脏排出，当肾功能不全，肾小球滤过率下降时，如每分钟 < 10 mL，则无法维持血钾的正常。高钾血症和少尿期每日钾摄入量应低于 1.5 ～ 2.3 g，并限食水果和果汁、蔬菜和菜汁类；低血钾及每日尿量 > 1000 mL 和使用利尿剂者，可不必限制钾的摄入；每日尿量 > 1500 mL 者，应监测血钾，及时补充钾。

（5）补钙、限磷。患肾小球疾病时由于滤过率的下降，磷的滤过和排泄减少，血磷升高，血钙下降，会诱发骨质疏松。应给予高钙、低磷膳食，每天磷摄入量应 < 600 ～ 800 mg。

（6）补充维生素。注意补充各种维生素，特别是水溶性维生素。

2. 食谱编制流程图

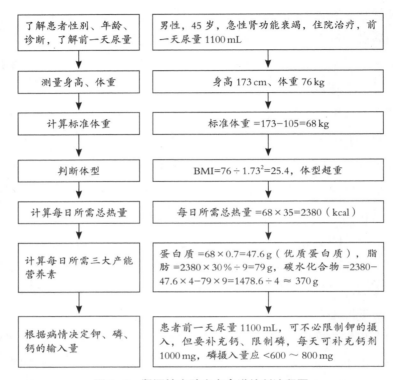

了解患者性别、年龄、诊断，了解前一天尿量	男性，45岁，急性肾功能衰竭，住院治疗，前一天尿量 1100 mL
测量身高、体重	身高 173 cm、体重 76 kg
计算标准体重	标准体重 =173−105=68 kg
判断体型	BMI=$76 \div 1.73^2$=25.4，体型超重
计算每日所需总热量	每日所需总热量 =68×35=2380（kcal）
计算每日所需三大产能营养素	蛋白质 =68×0.7=47.6 g（优质蛋白质），脂肪 =2380×30%÷9=79 g，碳水化合物 =2380−47.6×4−79×9=1478.6÷4 ≈ 370 g
根据病情决定钾、磷、钙的输入量	患者前一天尿量 1100 mL，可不必限制钾的摄入，但要补充钙、限制磷，每天可补充钙剂 1000 mg，磷摄入量应 <600 ～ 800 mg

图 8-6　肾源性水肿患者食谱编制流程图

（五）心源性水肿患者食谱编制

1. 食谱编制原则

（1）控制水钠的摄入，减轻心脏负担。限制水钠摄入对心源性水肿患者十分重要。每日钠盐摄入量＜2 g，并限制含钠量的食品，如腌制和熏制的食物、香肠、海产品等。严重心力衰竭患者全天饮水量控制在1500 ～ 2000 mL（包括食物中的水和静脉输液量），并避免输注氯化钠溶液。若大量利尿时，可以适当增加钠盐摄入，预防低钠血症。

（2）适当的能量摄入。既要控制体重增长，又要防止心脏疾病相关性营养不良发生。心源性水肿患者的能量需求取决于目前的干体重、活动受限程度、消化能力以及心力衰竭的程度。每日一般给予能量 25 ～ 30 kcal/kg（标准体重），碳水化合物 300 ～ 350 g。活动受限的超重和肥胖患者，必须减重以达到一个适当体重，以免增加心肌负荷；对于肥胖患者，采用低能量平衡饮食（每日 1000 ～ 1200 kcal）有利于减轻体重,减少心脏负荷，但要确保患者没有营养不良。严重的心力衰竭患者，应按照临床实际情况的需要进行相应的饮食治疗。食物应以软、烂、细为主，易于消化，并要少食多餐，避免胃肠过度充盈而加重心脏负担。

（3）适当限制蛋白质。一般来说，对蛋白质的摄入量不必限制过严，每日蛋白质摄入 0.8 ～ 1.1 g/kg 即可，其中优质蛋白质应占总蛋白质的 2/3 以上。

（4）控制脂肪摄入。肥胖者应限制脂肪的摄入量，宜按每日 40 ～ 60 g 供给。每日烹调用油量控制在 25 g 以内。同时，应给予 ω–3 脂肪酸（每日 1 g）以降低血中甘油三酯水平，预防房颤及降低心力衰竭病死率等。

（5）补充维生素。维生素应充足，包括 B 族维生素与维生素 C 等。

（6）维持电解质平衡。①钾：钾的平衡失调是充血性心力衰竭中最常见的电解质紊乱之一。成人每日约需钾 3 ～ 4 g，必要时应进行补钾治疗，或将排钾与保钾利尿剂配合应用。②钙：钙与心肌的收缩性密切相关，给予适量的钙可以维持正常的心肌活动。心力衰竭患者每日需钙量以 600 ～ 800 mg 为宜。③镁:镁能帮助心肌细胞消除毒性物质,维持正常节律。可适当选择富含镁的膳食进行补充。

（7）戒烟、戒酒。香烟中的有害物质可损伤血管内皮细胞，从而引起周围血管及冠状动脉收缩、管壁变厚、管腔狭窄和血流减慢，造成心肌缺氧；还可促使血小板聚集。烟雾中的一氧化碳与血红蛋白结合形成碳氧血红蛋白，影响红细胞的携氧能力，造成组织缺氧，从而诱发冠状动脉痉挛，所以心源性水肿患者需要戒烟。

喝酒后在酒精的作用下，容易使人处于兴奋状态，血液循环加快，从而加重了心脏的负担，所以心源性水肿患者应该戒酒。

2. 食谱编制流程图

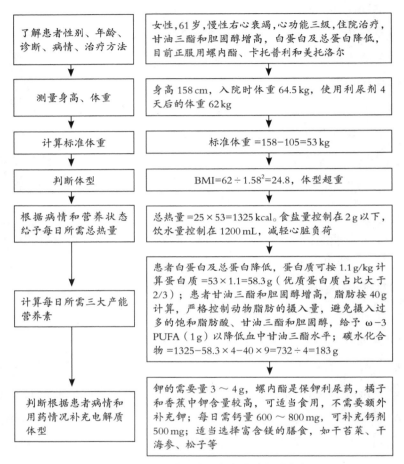

图 8-7 心源性水肿患者食谱编制流程图

第二节 食品采购

一、食品采购相关名词的定义

1. 食品，指各种供人食用或者饮用的成品和原料，以及按照传统既是食品又是中药材的物品，但不包括以治疗为目的的物品。

2. 食品安全，指食品无毒、无害，符合应当有的营养要求，对人体健康不造成任何急性、亚急性或者慢性危害。

3. 预包装食品，指预先定量包装或者制作在包装材料、容器中的食品。

4. 食品添加剂，指为改善食品品质和色、香、味以及为防腐、保鲜和加工工艺的需要而加入食品中的人工合成或者天然物质，包括营养强化剂。

5. 食品保质期，指食品在标明的贮存条件下保持品质的期限。

6. 食源性疾病，指食品中致病因素进入人体引起的感染性、中毒性等疾病，包括食物中毒。

7. 食品安全事故，指食源性疾病、食品污染等源于食品，对人体健康有危害或者可能有危害的事故。

二、食品采购的法律依据

"民以食为天，食以安为先"，食品与人体健康关系极为密切，食品采购得当与否直接关乎食品安全，关乎公众身体健康和生命安全。所以食品采购必须遵循《中华人民共和国食品安全法》和《中华人民共和国农产品质量安全法》的相关规定进行。

三、食品采购要求

1. 保证食品安全可追溯

（1）食品可溯源的重要性。随着我国经济的快速发展，食品生产越来越多样化，同时还有大量国外食品通过各种渠道涌入中国市场，食品市场质量参差不齐，给食品采购也带来了极大的挑战。食品可溯源性是保证食品质量和尽量减少食品安全风险的关键。健全的食品安全可追溯系统，不仅可以使食品的生产源头可追溯，生产加工过程有记录，食品的流向可追踪，还能向监管者、消费者与企业内部人员提供食品安全信息服务。在发生食品安全事件的时候，通过食品安全可追溯系统可找出有问题的生产厂商、生产批次等问题的根源，在较短时间中抓住有问题的食品，同时分析存在问题的环节，及时制定有效的应急计划，积极处理食品安全事故的善后工作。利用食品安全可追溯系统实现制约与规范化，是维护消费者切身利益和促进社会诚信发展的现实需要。

《中华人民共和国食品安全法》明确要求食品生产经营者应建立食品安全追溯体系，确保食品可追溯。

（2）食品可溯源的具体要求。食品生产企业应当建立食品原料、食品添加剂、食品相关产品进货查验记录制度，如实记录食品原料、食品添加剂、食品相关产品的名称、规格、数量、生产日期或者生产批号、保质期、进货日期以及供货者名称、地址、联系方式等内容，并保存相关凭证。记录和凭证保存期限不得少于产品保质期满后六个月；没有明确保质期的，保存期限不得少于两年。

食品经营者采购食品，应当查验供货者的许可证和食品出厂检验合格证或者其他合格证明文件。对无法提供合格证明的食品原料，应当按照食品安全标准进行检验；不得采购或者使用不符合食品安全标准的食品原料、食品添加剂、食品相关产品。

食品经营企业应当建立食品进货查验记录制度，如实记录食品的名称、规格、数量、生产日期或者生产批号、保质期、进货日期以及供货者名称、地址、联系方式等内容，并保存相关凭证。记录和凭证保存期限应当符合《中华人民共和国食品安全法》第五十条第二款的规定。

实行统一配送经营方式的食品经营企业，可以由企业总部统一查验供货者的许可证和食品合格证明文件，进行食品进货查验记录。

2. 不同类型食品的采购要求

（1）食品添加剂采购要求。采购食品添加剂时，应查验供货者的许可证和产品合格证明文件，如实记录食品添加剂的名称、规格、数量、生产日期或者生产批号、保质期、进货日期以及供货者名称、地址、联系方式等内容，并保存相关凭证。记录和凭证保存不得少于产品保质期满后六个月；没有明确保质期的，保存期限不得少于两年。

（2）食用农产品采购要求。应当去配备了检验设备和检验人员或者委托了符合规定的食品检验机构检验的食用农产品批发市场采购食品。市场应对进入该批发市场销售的食用农产品进行抽样检验，进入市场销售的食用农产品在包装、保鲜、贮存、运输中使用保鲜剂、防腐剂等食品添加剂和包装材料等食品相关产品，应当符合食品安全国家标准。发现不符合食品安全标准的，应当要求销售者立即停止销售，并向食品安全监督管理部门报告。

食用农产品销售者应当建立食用农产品进货查验记录制度，如实记录食用农产品的名称、数量、进货日期以及供货者名称、地址、联系方式等内容，并保存相关凭证。记录和凭证保存期限不得少于六个月。

（3）预包装食品采购要求。采购预包装食品时，应仔细检查包装上的标签，标签应当标明下列内容：①名称、规格、净含量、生产日期；②成分或者配料表；③生产者的名称、地址、联系方式；④保质期；⑤产品标准代号；⑥贮存条件；⑦所使用的食品添加剂在国家标准中的通用名称；⑧生产许可证编号；⑨法律、法规或者食品安全标准规定应当标明的其他事项；⑩专供婴幼儿和其他特定人群的主辅食品，其标签还应当标明主要营养成分及其含量。

（4）散装食品采购要求。采购散装食品时要仔细检查散装食品的容器，外包装上要有食品的名称、生产日期或者生产批号、保质期以及生产经营者名称、地址、联系方式等内容。

（5）食品原料采购要求。保证购进的食品原料符合国家或企业标准；加强对食品原料的检验，包括看色泽和形状、嗅气味、触硬度和弹性，鉴别新鲜程度和是否变质，以及是否含有毒有害物质。

（6）进口食品采购要求。食品进口商应当建立食品、食品添加剂进口和销售记录制度，如实记录食品、食品添加剂的名称、规格、数量、生产日期、生产或者进口批号、保质期、境外出口商和购货者名称、地址及联系方式、交货日期等内容，并保存相关凭证。记录和凭证保存期限不得少于产品保质期满后六个月；没有明确保质期的，保存期限不得少于两年。

采购进口的预包装食品和食品添加剂时，应当要有中文标签和中文说明书。标签和说明书应当符合《中华人民共和国食品安全法》以及我国其他有关法律、行政法规的规定和食品安全国家标准的要求，并载明食品的原产地以及境内代理商的名称、地址、联系方式。

3. 网络食品交易平台采购要求

网络食品交易平台提供者应当对入网食品经营者进行实名登记，明确其食品安全管理责任；依法应当取得许可证的，还应当审查其许可证。网络食品交易平台提供者发现入网食品经营者有违反《中华人民共和国食品安全法》规定行为的，应当及时制止并立即报告所在地县级人民政府食品安全监督管理部门；发现严重违法行为的，应当立即停止提供网络交易平台服务。

如果需要在网络食品交易平台采购食物，一定要选择正规的网络平台。发现食品不符合要求时可以要求网络平台提供者负责。

4. 禁止采购的食品

（1）禁止采购过期食品。

（2）禁止采购腐败、霉变、生虫、污秽不洁、混有异物或其他感官性状异常、可能对人体健康造成危害的食品。

（3）禁止采购病死、毒死、死因不明或有明显致病寄生虫的禽、畜、水产品及其制品、酸败油脂、变质乳及乳制品、包装严重污秽不洁、严重破损或者运输工具不洁而造成污染的食品。

（4）禁止采购掺假、掺杂、伪造、冒牌、超期或用非食品原料加工的食品。

总之，《中华人民共和国食品安全法》禁止生产经营的食品和《中华人民共和国农产品质量安全法》规定不得销售的产品都不得采购。

四、食品采购票据和台账管理

1. 票据管理

食品采购时应索取发票等购货凭据，并做好采购记录，便于溯源；向食品生产单位、批发市场等批量采购食品的，还应索取许可证、检验（检疫）

合格证明等。所有进口食品必须要有检验（检疫）合格证明。

2. 入、出库登记

食品入库前应进行验收，出、入库时应登记，做好记录。

3. 票据、台账保存

票据、台账专人管理。台账存放应方便检查、记录。票据、台账的保存期不得少于 2 年。

第三节　食品保藏与储存

一、食品保藏的概念

自古至今，鲜活食材无论是其口感还是营养价值都深得大众喜爱，因此，人们习惯于从新鲜食物中索取食材原料，调制成美味佳肴。但由于万物四时分配不均，在没有冷冻和保鲜技术的时代，人们为度过漫长的万物凋零的冬季，就开始摸索如何延长食品保存时间的方法。

食品保藏是指人们对可食资源进行相关处理，以阻止或延缓其腐败变质的发生，从而达到延长保存期的目的。

二、食品保藏技术的分类

食品保藏技术分为化学保藏和物理保藏两大类。化学保藏是指在食品生产和储运过程中适当采用化学方法来提高食品的耐藏性和尽可能保持食品原有品质的方法，如腌渍、烟熏和油浸等。物理保藏是通过控制环境温度、气体或利用电磁波等物理手段来实现食品的长期保质储存，如冷冻保藏、辐照保藏和超高压保藏等。

（一）化学保藏

1. 腌渍法

水分是微生物生长的必需条件。利用高浓度的食盐或糖能对食品和微生物产生脱水作用，控制微生物的生长和发酵活动，抑制腐败菌的生长，甚至让微生物死亡，防止食品的腐败变质，延长食品的储存期限。盐水浓度为 1% ～ 3% 时，微生物的生理活动开始受到影响；当盐水浓度达到 6% ～ 8% 时，大肠杆菌、沙门氏菌和肉毒杆菌停止生长；当盐水浓度超过 10% 时，大多数杆菌便不再生长；盐水浓度达到 20% 时，葡萄球菌才能被杀死；盐水浓度在 20% ～ 25% 时，真菌才能被抑制。50% 的糖溶液可阻止大多数酵母菌的生长，65% 的糖溶液可抑制细菌，而 80% 的糖溶液能抑制真菌的生长。

（1）盐渍。盐渍食品有腌菜、腌肉和腌蛋等。其中腌菜有发酵性和非发酵性两大类。发酵性盐渍品的特点是在盐渍时使用的食盐量较少，主要是靠乳酸菌发酵生成大量的乳酸而不是靠盐的渗透压来抑制腐败微生物的，如盐渍雪里蕻、四川泡菜、酸黄瓜、酸豆角等。非发酵性盐渍品的特点是在盐渍时使用大量的食盐，使乳酸菌发酵完全受抑制或只轻微发酵，期间还需添加香料，如腌菜、酱菜、腌鸡、腌鱼、腌肉、腌鸭蛋等。制作方法是把蔬菜、肉类、蛋类用盐腌制后，放在腌菜坛子里密封。

（2）糖渍。糖渍食品是利用蔗糖腌渍食品的方法，分为蜜饯和果酱两大类。蜜饯是鲜果以一定形态加糖合煮（或蜜制）的腌渍品，含糖量为 50% ～ 65%。果酱为果品糖制后不保持果实或果块原料形状的制品，含糖量为 60% ～ 70%。糖渍食品主要有果脯、蜜饯、果酱等。

2. 烟熏法

烟熏时由于和加热同时进行，当温度达到 40 ℃以上时就能杀死部分细菌，降低微生物的数量。在烟熏和热处理的过程中，食品表面的蛋白质与烟气成分相互作用、凝固，形成一层变性蛋白质薄膜，可防止食品内部水分蒸发以及风味物质的散失，又可避免微生物对食品内部的污染，达到双重效果。

将鸡、鸭、鱼、肉等动物性食物用盐浸后，稍微晒干，再用粗糠、甘蔗渣、木屑等慢火熏焙。烟熏不仅能够提高食品的防腐能力，还能使食品的颜色变得美观，赋予食品以特殊的香味，并具有杀菌作用。烟熏食品所含脂肪不易氧化，可以延长保质期。

3. 油浸法

油浸是将腌制好的肉放入浸满猪油或菜油的罐中保存。无论植物油还是猪油等动物油能够在食物表面形成一种无毒、绿色、安全的保鲜膜，防止细菌侵入，从而达到防腐保鲜的作用。猪油不仅具有良好的封闭保鲜功效，而且也具有杀虫功能。

4. 酒浸法

酒中含有的乙醇对于细菌、霉菌、酵母等起到杀菌、抑菌、延长保存期的明显防腐效果。腊月将鱼肉或猪肉用盐、酒和花椒等腌制，放入坛中，包好密封，可以留到来年夏天食用。腊月里，气温降至 $2 \sim 8$ ℃时，还可以制作风干的食品。将鸡、鸭、鱼肉等动物性食品擦干水分，完全浸入酒中，再抹上盐，放置到第二天，挤去表面的盐水，再次撒上一层盐和胡椒，使食品表面布满盐和胡椒，挂在阴凉通风的地方吹干。

5. 生石灰吸湿法

生石灰主要成分为氧化钙，属于碱性物质，具有极强的吸湿能力，遇水后会变成熟石灰，在这一中和反应过程中，会释放出大量的热量，造成气体膨胀和水体膨胀，同时也会产生一定的压力，能够起到去湿防潮的功效。在密闭的空间里，将食物与生石灰放在闭合的容器中，生石灰能够将食物以及容器中的水分吸收，以创造一个干燥空间，防止食物受潮生虫，从而达到保鲜且延长保质期的目的。

6. 腊雪腌制法

腊雪腌制法是一种古老的技术。采用腊月的雪拌盐，一层雪、一层盐地腌制肉类，存放在缸中，放置于阴凉之地进行保藏。雪水经过冰冻，排除了其中的气体，导电性质和密度发生了变化。现在的研究表明，腊雪水就其生理性质而言，和生物细胞内的水的性质非常接近，具有强大的生物活性，具有保鲜、防腐的功效。

（二）物理保藏

1.冷冻保藏

冷冻保藏也叫低温保藏，即降低食品所处的储藏温度，维持低温水平或冻结状态，抑制微生物生长繁殖，延缓食品中的生化反应，抑制酶的活力，以达到安全储存食品的目的。通常在10℃以下，大多数微生物难以繁殖，到 –10℃时几乎停止生长。而大多数酶的适宜作用温度在30～40℃，如果将温度控制在 –18℃以下，酶的活性将受到很大程度的抑制，从而延缓食品的腐败和变质。冷冻保藏根据保藏的温度不同分为冷却保藏和冻结保藏。

（1）冷却保藏。冷却保藏是将储存食品的温度下降到食品冻结点以上的某一适宜温度，保持食品中的水分不结冰，降低酶和微生物活性的储藏方法。新鲜蔬菜、水果的储存一般采用冷却储存。冷却方式较多，常用的有空气冷却法、冷水冷却法和真空冷却法等。

最常用的食品冷却温度是4～8℃，若冷却处理妥当，在一定的贮存期内，对食品风味、质地、营养价值等的不良影响很小，比热处理、辐照等贮存方法带来的不良影响要小。但是，对大多数食品来说，冷却保藏不能像冻结保藏那样长期有效地阻止食品腐败变质，而只能延缓食品的变质速度，是一种效果较弱的储存技术，只适用于短期储存，一般储存期为几天到几周。

（2）冻结保藏。冻结保藏是指将储存食品的温度降至冰点以下，使水部分或全部冻结的方法。冻结保藏有缓冻冷藏法和速冻冷藏法两种类型。缓冻冷藏法指食品在绝热的低温室内并在静止的空气中进行冷冻的方法，其冻结速度慢，质量低于速冻食品。食品冷冻是个过程，当温度降至 –1～ –5℃时食品内部的水分结成晶体，可损害食品的细胞结构。

速冻冷藏法一般是在30分钟内快速将食品的温度降低到冰点以下，从而使食品中的水分来不及形成大的冰晶，甚至仅以玻璃态存在。这样就大大减少了冰晶对细胞的破坏作用，从而保证了食品的品质不被破坏。

冷冻食品表面干燥变硬可使冷冻食品的颜色、组织、风味和营养价值发生不可逆的变化。合适的包装可防止和控制冷冻食品表面干燥变硬。冷冻过程本身并不破坏某一种营养素，事实上食物的温度愈低则保存的营养素愈多。但是，在加工的各过程可能发生营养素的损失，特别是维生素 C 的损失较为明显。

食品冻结过程可能因降温、局部脱水及 pH 值改变而发生蛋白质变性。冷冻食品的解冻过程对食品质量也有明显的影响，但食品温度缓慢上升可避免这些现象，食品基本上可恢复至冻结前的新鲜状态。因此，冷冻食品应该贯彻"急速冻结，缓慢融化"的原则。

2. 辐照保藏

（1）辐照保藏的概念和原理。辐照保藏是 20 世纪 40 年代以后发展起来的食品储存新技术，就是利用放射性核素或低能加速器放出的射线对食品进行辐照处理，以达到长期保存食品的目的。波长在 200 nm 以下的电磁波均可用于辐照，主要用 60 Co 和 137 Cs 产生的 γ 射线以及电子加速器产生的电子束，使生物体内能引起分子和原子的激发和电离，杀灭微生物并影响食品内的生物化学过程，可抑制土豆、洋葱、大蒜等发芽，延缓蘑菇和水果等的生长和成熟。

（2）辐照对食品营养素的影响。电离辐射处理的食品可发生一系列变化，而且辐射剂量越大，变化程度越大。

辐照对蛋白质的影响：辐照会使蛋白质分子发生一定程度的变性，促使蛋白质氧化，使得食品的部分性质发生改变。

辐照对脂肪的影响：辐照会使脂肪分子发生氧化、脱氢等作用，尤其是不饱和脂肪酸，十分容易氧化，从而产生氧化还原产物、过氧化物等。

辐照对碳水化合物的影响：碳水化合物有可能因辐照而发生水解以及淀粉氧化、降解。一般情况下，碳水化合物比较稳定，用灭菌剂量的辐照（20～50 kGy）对糖的消化和营养价值几乎没有影响。

辐照对维生素的影响：辐照会使食品中的维生素含量发生一定变化。

不同类型的维生素对辐照的敏感性不同。脂溶性维生素中，维生素 E 和维生素 A 对辐照的敏感性最强。水溶性维生素中，维生素 C 很容易被破坏。

（3）辐照食品的安全性。辐照无须添加任何化学药剂，所以不会有任何有毒物质残留，同时也不会产生二次放射。辐照食品的安全性已经在国际上得到了一定的认可，由 WHO、国际原子能机构（International Atomic Energy Agency，IAEA）及 FAO 联合各个研究机构于 1980 年共同宣布了辐照食品是安全的。研究表明，大多数食品经加热等加工处理，对营养成分的影响比辐照大。当辐照剂量小于 10 kGy 时，蛋白质、碳水化合物、脂肪等几乎不受影响，所以可以保证营养充分。

3. 超高压保藏

（1）超高压保藏的概念及原理。食品的超高压保藏即在常温或低温环境中，通过对食品施加 100 MPa 以上的压力进行处理的非热加工技术。它具有灭菌、钝酶、蛋白质与淀粉变性、改变反应速率、保鲜等功能。目前已广泛应用于果蔬、肉类、乳制品、水产品等食品加工储存领域。还能够降低加工能耗，提高能源利用效率，减少环境污染，符合绿色发展理念。

食品的超高压处理过程可将压力快速均匀地传递到整个食品，处理效果与食品的形状、体积等无关。当食品在液体介质中被压缩之后，形成高分子物质立体结构的氢键、离子键、疏水键等非共价键即发生变化，能够灭活病原微生物和腐败微生物，改变酶活性。而在此过程中，高压蛋白质等高分子物质以及维生素、色素等低分子物质的共价键无任何影响。因此减少理想化合物的损失从而保持食品的新鲜度和营养价值。

（2）超高压对食品感官、品质的影响。超高压能够良好地保持与改进食品色泽、气味、口感、新鲜度和质构等指标，促进食品品质的提升，增强处理后食品的市场竞争性，提升消费者的接纳度与认可度。

（3）超高压对食品营养成分的影响。传统的热加工方式会导致营养成分的流失，超高压技术作为常温加工技术，对营养成分的破坏较小，能够迎合消费者对"天然、营养、安全"食品的心理需求。超高压能够引起蛋白质结构与性质的变化，从而延长食品保质期、提升食品口感及营养价值；超高压通过加速肉类中的脂肪氧化、改变脂肪酸的组成、改变脂肪含量等方式降低脂肪稳定性，可能对食品品质造成不利影响；超高压对果蔬维生素含量的影响不显著。研究发现超高压处理后的果汁中维生素 C 含量相比热处理能维持在 90％ 以上的高水平。

（4）超高压对食品理化品质的影响。超高压能够使食物中一些理化反应速率发生变化，调控某些酶的活性，在肉类、水产品、果蔬等加工领域中起着举足轻重的作用。

三、食品储存不当的危害

随着时间的流逝，新鲜食材所含有的营养成分经过从收割或宰割，再到烹调加工的长期与外部环境接触的过程，其内部也在不断发生着质的变化，如果储存不当可造成污染和腐败变质。采取正确的储存措施可以延长食物保鲜期限，使其在较长时间内不变质，并保持营养价值、新鲜度和口味。

WHO 指出，尽管各国政府致力于改善食物供应的安全性，但无论在发达国家还是在发展中国家，食源性疾病均为需要优先解决的公共卫生问题。据 2015 年 WHO 发布的全球首份食源性疾病全面估算报告显示，全球每年约有 6 亿人（几乎每 10 人中就有 1 人）因食用受污染的食品而患病，食源性疾病每年造成约 42 万人死亡。食品加工和储存不当是发生食源性疾病的主要原因之一。据有关文献报道，1979 年英格兰和威尔士发生的家庭食物中毒事件中，32％ 是由于食物储存不当造成的。国家卫生计生委办公厅《关于 2015 年全国食物中毒事件情况的通报》显示，2015 年全国食物中毒事件中微生物性食物中毒人数最多，占全年食物中毒总人数的53.7％，死亡 8 人。

（一）微生物污染

微生物性食物中毒主要致病因子为沙门氏菌、副溶血性弧菌、蜡样芽孢杆菌、金黄色葡萄球菌及其肠毒素、致泻性大肠埃希氏菌、肉毒毒素等。当食品原料中含有这类微生物，或食品在储藏过程中被这类微生物污染后，人食用后均可引起不同程度的食物中毒，其症状大多表现为腹痛、恶心、呕吐、腹泻等，潜伏期在 1 小时以内到 48 小时以上不等。

（二）黄曲霉素污染

玉米、花生、棉籽油、稻谷、小麦、大麦、豆类等粮油类食物及其制品，还有胡桃、杏仁等干果类食品，储存不当可产生黄曲霉素。黄曲霉素急性中毒的临床表现以黄疸为主，还有发热、呕吐和厌食症状，重者出现腹水、下肢水肿、肝脾大及肝硬化，甚至死亡。黄曲霉素的慢性毒性主要表现为生长发育障碍，肝脏出现亚急性或慢性损伤，肝功能降低，肝实质细胞坏死、变性、胆管上皮增生形成结节，出现肝硬化。黄曲霉素是目前公认的最强的化学致癌物质。国际癌症研究机构将黄曲霉毒素 B_1 列为人类致癌物。黄曲霉素致肝癌强度比二甲基亚硝胺诱发肝癌的能力大 75 倍。出现的肝癌多为肝细胞型，少数为胆管型或混合型。黄曲霉素除了可诱发肝癌外，还可诱发其他部位的肿瘤，如胃腺癌、肾癌、直肠癌及乳腺、卵巢、小肠、气管等部位的肿瘤。

（三）N- 亚硝基化合物污染

食品中的 N- 亚硝基化合物主要来源于腌制、烟熏、烘烤类食物，啤酒，长期贮存及加工处理的蔬菜、水果等。N- 亚硝基化合物的致癌性，以二甲基亚硝胺为例，主要是导致消化道肿瘤，可引起胃癌、食管癌、肝癌、肠癌、膀胱癌等。N- 亚硝基化合物还具有致畸作用和致突变作用。

（四）多环芳烃污染

多环芳烃是一类对环境和食品都具有危害的污染物。烟熏等剧烈的食品热加工方式都会导致食品中多环芳烃的形成。多环芳烃的形成是一个十分复杂的过程，主要是通过食品中脂肪的高温裂解和蛋白质的高温分解而成。早期细胞和动物学实验研究发现 4 ~ 6 环的稠环多环芳烃具有致癌、致畸和致突变毒性。

（五）食品腐败变质

食品腐败变质是以食品本身的组成和性质为基础，在环境因素影响下，主要由微生物的作用引起；是食品本身、环境因素和微生物三者互为条件相互影响、综合作用的结果。微生物是食品发生腐败变质的重要原因。在食品腐败变质过程中起重要作用的是细菌、酵母菌和真菌，但一般情况下细菌更占优势。储存食品环境的温度、湿度、氧气、阳光（紫外线）的照射等对食品的腐败变质均有重要影响。腐败变质食品必然受到大量微生物的严重污染，可能存在致病菌和产毒真菌，食用后可引起不良反应，甚至中毒。如某些鱼类腐败产生的组胺与酪胺可引起过敏反应、血压升高；脂质过氧化分解产物刺激胃肠道而引起胃肠炎，食用酸败的油脂可引起食物中毒；腐败的食品还可为亚硝胺类化合物的形成提供大量的胺类（如二甲胺），也会对机体产生不良影响。

（六）食品接触材料及制品的污染

食品接触材料及制品是指在正常使用条件下，各种已经或预期可能与食品接触，或其成分可能转移到食物中的材料和制品。食品储存过程中用于食品的包装材料、容器和设备等如果存在有毒有害成分，在与食品、食品添加剂接触的过程中，会向食品、食品添加剂中迁移，特别是使用工业级原料和再生废料生产的储存容器。

四、食品储存的要求

1. 合理选择食品加工和保藏技术，如巴氏消毒、超高压灭菌、腌渍、熏制、辐照等技术延长食品的货架寿命，消除致病性微生物，保证食品的安全。

2. 控制储存和管理条件，防止自然生成毒素。食堂和餐饮企业要配备专职或者兼职的食品安全专业技术人员和食品安全管理人员。按照保证食品安全的要求储存食品。储存食品的场所、容器、设备应当安全、无害，并保持整洁，无霉斑、鼠迹、苍蝇、蟑螂，通风良好，防潮，与有毒、有害场所以及其他污染源保持规定的距离。封闭式库房应有机械通风装置，防止食品发霉和生虫。定期维护食品储存设施、设备，定期清洗、校验保温设施及冷藏、冷冻设施，保证食品安全所需的温度、湿度等特殊要求。

3. 食品接触材料及制品在与食品接触时，不应造成食品成分结构或色香味等性质的改变。含有邻苯二甲酸酯类物质的食品接触材料及制品不得用于接触脂肪性食品、酒精含量高于20％的食品和婴幼儿食品。

4. 储存散装食品，应当在贮存位置标明食品的名称、生产日期或者生产批号、保质期、生产者名称及联系方式等内容。

5. 对入库的各种食品原料和成品要进行验收登记，包括品名、供货单位、生产厂家、生产日期、保质期、进货日期等。

6. 食品应当分类、分架、隔墙、离地存放，防止待加工食品与直接入口食品、原料与成品交叉污染，避免食品接触有毒物、不洁物。

7. 做成标牌，挂在食品货架上，掌握食品进出的动态情况，做到先进先出，尽量缩短储存时间。

8. 定期检查、处理变质或超过保质期限的食品，处理前必须与正常食品分开存放并有明显标记，以防继续食用。

第四节　食品加工与烹饪

一、食品加工

（一）食品加工的概念

食品加工就是将食物或原料经过劳动力、机器、能量及科学知识，把它们转变成半成品或可食用的产品（食品）的过程。

通常加工可以分为不同的单元操作，如清洗、粉碎、混合、分离、成型、发酵、热处理、冷冻、装罐、输送和包装等许多部分，而每一部分亦称作业或工序。每种单元操作根据所起的作用或简单和复杂的程度，又可以归为预处理、普通加工、复杂加工以及热加工、冷加工、脱水加工、包装等。

（二）食品加工的目的

大多数食品加工操作旨在通过减少或消除微生物活性而延长产品的货架期。总的目标是指加工操作应满足确保与微生物有关的人类健康安全的最低要求。必须指出大多数食品加工操作会影响产品的物理和感官特性。目前，在食品工业中普遍的做法是用加工操作作为提高食品物理和感官特性的一种方式。食品加工的目的可以归为下列几个主要方面。

1. 满足消费者要求

在市场经济条件下，大多数产品的加工以市场需求为导向，食品加工也是如此，即要满足消费者对食品功能和特性的全面要求。随着消费者需求的不断出现，新的食品也要不断涌现。如随着生活节奏的加快，快餐、方便食品应运而生；随着消费者对健康的重视，保健食品也层出不穷；消费者因个性的千差万别，则需要有多样的产品种类为消费者提供更多的选择机会，加工就是迎合消费者爱好兴趣的一种有效手段。

2. 延长食品保藏期

食品保藏期即食品货架寿命，是指食品品质降低到不能被消费者接受的程度所需要的时间。最初的食品加工起源于对食物的保藏，现在对大多数食品的加工也都存在着延长食品保藏期的目的，这样就可确保食品的市场供应。

3. 增加食品的安全性

食品加工的重要目的之一就是在食品到达最终消费者时要建立和维持食品的安全性。有资料表明，大约有 92％ 的食物中毒是由致病菌引起的，经加工过的食品造成的食物中毒只占所有食物中毒的一小部分。

4. 提高附加值

对食品原料进行加工，将会使食品的价值增加，带来相应的经济社会效益，若进行深加工，进一步提高食品的品质，将会使食品的附加值大大增加。在所有食品加工业中其共性就是将原材料转变成高价值的产品。

食品加工或多或少都含有这些目的，但要加工一个特定食品其目的性可能各不相同，如冷冻食品的目的主要是保藏或延长货架寿命；糖果加工的主要目的是提供多样性；农副产品加工的目的是要提高其附加值。

（三）常见食品加工技术

虽然每一类食品都具有针对其原料特点而设定的系统加工技术，但常见的食品加工技术主要有粉碎、蒸煮、烘焙、发酵、腌渍、烟熏、浓缩、杀菌等。

1. 粉碎

粉碎是指对固体物料施加外力，使其分裂为尺寸更小的颗粒，是一种属于粉体工程的单元操作。如小麦粉碎变为面粉。

2. 蒸煮

蒸和煮均是常见的加工方法。蒸是指把食品原料放在器皿中，再置入蒸笼，利用蒸汽使其成熟的过程。煮是指将食品及其他原料一起放在多量的汤汁或清水中，用武火或者文火先煮沸再煮熟。如煮米饭、蒸馒头等。

3. 烘焙

烘焙又称为烘烤、焙烤，是指在物料燃点之下通过干热的方式使物料脱水变干变硬的过程。如烘烤饼干、烤面包等。

4. 发酵

发酵指借助微生物在有氧或无氧条件下的生命活动来制备微生物菌体本身或者直接代谢产物或次级代谢产物的过程。发酵的主要目的不仅是延长食品的保藏期，而且是使处理过的食品原料增加新的物质、新的风味口感和新的营养成分。如酒类发酵产生新物质乙醇类、酯类等赋香风味物质；酱油发酵产生鲜味物质氨基酸；大豆发酵后，其中的糖苷型异黄酮变成了更具生理活性的游离型异黄酮；果汁发酵后，B族维生素的含量增加，使之更富营养。

5. 腌渍

见本章第三节"食品保藏与储存"。

6. 烟熏

见本章第三节"食品保藏与储存"。

7. 浓缩

浓缩指使溶剂蒸发而提高溶液的浓度，泛指不需要的部分减少而需要部分的相对含量增高。比如乳粉加工中，通过闪蒸的方式进行物料浓缩，去除液体乳中的一部分水分，进而方便进行下一步的喷雾干燥。

8. 杀菌

杀菌也称为灭菌，指杀灭食品或者原料中的致病菌芽孢等影响食品安全性或品质特性的微生物的过程。

（四）食品加工的要求

1. 保持或改善食品的外观

食品的外观直接影响消费者的选购意向，因此，在生产加工中常选用适当的加工工艺或配方，力求保持或改善食品的原有色泽与形态。

2. 保留或改善食品的气味和口感

食品中的香气是挥发性物质，在加工过程中极易挥发损失。生产中常采用适当的加工方法减少香气损失，或加入香料使之得到改善。

3. 营养、易消化

营养和易消化性是人们对食品最基本的要求，也是人们对食品原料进行加工保藏的依据。然而加工过程对食品的营养成分及其生物利用性会产生重要影响。所以食品加工程度或方式要适当，否则会增加营养素的流失。例如，生鸡蛋中的蛋白部分不易消化吸收，经过加热处理，使蛋白熟化变性之后，蛋白质的消化吸收率提高，营养价值也随之增高；糙米中维生素含量高于精白米，长期偏食精白米可能发生维生素 B_1 缺乏症；而富含维生素的水果，生食时维生素破坏少，但加热煮食时维生素 C 破坏严重，营养价值反而降低。

4. 保证卫生和安全

任何食品原料都可能受到腐败菌、致病菌等多种微生物和有害金属、化学毒素等的污染，或可能有农药和激素、抗生素等兽药及禁用添加剂等的残留，为了保证安全要采取必要的措施，如漂洗、干燥、消毒灭菌、碱炼或吸附脱毒等工艺，除去有害物质。

5. 方便、实用

方便贮运、即食、休闲是现代食品的主要商品特征。食品作为日常的快速消费品，应从消费者的实际出发，具有方便实用性，便于食用、运输及保藏。如液体食品的浓缩、干燥处理就可以简化包装要求，为运输和储存提供方便。

6. 耐贮藏

食品营养丰富，极易腐败变质，食品的生产和销售过程中必须注意耐藏性，包括原料的贮藏和食品的货架寿命两个方面。食品必须具有一定的耐贮藏性，即在一定的时期内食品应该保持原有的或加工时的品质。一种食品的货架寿命取决于加工方法、包装和贮藏条件等许多因素，如牛乳在低温下比室温贮藏的货架寿命要长；罐装和高温杀菌牛乳可在室温下具有更长的货架期。食品货架寿命是生产商和销售商必须考虑的指标，也是消费者选择食品的依据之一。

二、食品烹饪

（一）食品烹饪的概念

在古代汉语中，"烹"是加热的意思，"饪"是制熟的意思，合为"烹饪"，即运用加热方法制作食品。烹饪是人类为满足生理和心理需求，将可食性的物质原料运用适当的方法加工成菜肴、主食和小吃成品的活动。烹饪与烹调词义相近但有区别，烹调是将经过加工处理的烹饪原料用加热和加入调味品的综合方法，制成菜肴的一门技术；烹饪则指制作菜点的全部过程。

（二）食品烹饪原料的分类

1. 根据原料的来源分类

（1）植物性烹饪原料。①陆生植物性烹饪原料：主要种类有谷类、杂粮、薯类、豆类、糖类、植物油、蔬菜、果品、茶叶、咖啡、可可等；②水生植物性烹饪原料：主要种类是海产类，如海带、裙带菜、紫菜、石花菜等。

（2）动物性烹饪原料。①陆生动物性烹饪原料：主要种类有畜类、禽类、蛋类、奶类等；②水生动物性烹饪原料：主要种类有鱼类、虾类、贝类、蟹类、鳖类等。

（3）非生物性烹饪原料。在烹饪中所使用的非生物性原料主要有水、食盐、盐卤和某些食品添加剂等。

（4）发酵烹饪原料。有相当一部分烹饪原料是经发酵加工形成的，如酱、酱油、醋、酒、味精、酸菜、泡菜等。

2.根据原料的作用分类

（1）主配料。主配料是构成菜点主体的烹饪原料，绝大部分品种既可做主料又可做配料，难以截然划分，故概称为主配料。又可分为天然性主配料和加工性主配料两类。

（2）调味料。在烹调过程中用于调和菜点口味的原料统称为调味料，又称调味品。包括咸味、甜味、酸味、辣味、香味、鲜味调料和其他调料。

（3）佐助料。在烹调过程中对菜点的色、香、味、形和质感产生帮助或促成作用的烹饪原料统称为佐助料。主要品种有水、油脂、淀粉及各种食品添加剂。

（三）食品烹饪的步骤

1.烹饪原料初加工

原料的初加工是烹调中不可缺少的阶段。一般依材料之切配（刀工与配菜），烹调以及塑型，在调理以前进行初步加工，如鸡、鸭的宰杀、整理、洗涤等，以使原料最大限度转变为净料。不同原料的初加工的方法与要求不尽相同。

（1）蔬菜类原料的初加工。蔬菜类原料在烹饪中的用途很广，既能做主料，也能做配料。许多菜肴，没有蔬菜类原料的配合，很难达到色、香、味、形俱佳的效果。

①叶菜类的初步处理

先认真选择整理,去除杂物(细草、虫卵)、老叶、烂叶;根据不同的情况,选择清水、盐水或高锰酸钾溶液洗涤。较新鲜整齐的叶菜类用清水洗;容易附有虫卵的叶菜类用盐水浸泡后再洗涤;生食菜肴可选择先用 0.03% 高锰酸钾水溶液洗净后泡 5 分钟左右,杀死细菌。

②根、茎菜类的初步处理

先去除老根、老茎或粗纤维的外皮,立即用清水洗净。为了避免去皮后因氧化作用而变色,如暂时不用,可用清水浸泡,防止变色。

③花、果类菜的初步处理

掐去老纤维,削去污斑,挖除蛀洞等。

(2)家禽类的初加工。活禽先行宰杀后去除羽毛,剖开腹部再洗净;对于光禽,只需剖开腹部再洗净即可。将肺丢弃,取出肝脏,摘去胆囊,注意不要弄破胆囊;肠用剪刀剪开,再以明矾、粗盐除去肠壁上的污物与黏液,洗净后烫水,注意烫水时间宜短促;心脏、肾、家禽腹中未成熟的蛋等都可以取出洗净。

(3)家畜类的初加工。家畜肉类主要是猪、牛、羊的躯体,一般都是按部位处理。如斩猪排骨、斩猪蹄、分拆猪腿等。家畜类原料的半成品加工,一般有冷、热水锅加工和油锅加工,目的是去除原料中的血水和腥臊气味,便利烹调。

家畜类下水大都肮脏、多脂,且有腥味,若不充分加以洗涤则无法食用。主要洗涤方法有翻洗法、擦洗法、刮洗法、漂洗法等。

(4)干货原料的初加工。干货是指人们为了便于保藏和运输,对新鲜的食用动植物原料进行干制,而形成的类食品原材料。干制办法有自然晒干、风干、阴干等,有人工烘干、热空气干燥、真空干燥等。干货原料的品种很多,如发菜、黄花菜、香菇、木耳、干辣椒、玉兰片、鱼干、干海参、鱿鱼干、干蹄筋、鱼肚等。

烹调加工中,干货原料都要进行涨发处理。干货原料涨发有两种基本类型，吸水膨润和干热膨化。吸水膨润指的是在一定条件下，水浸润到干货原料的组织之中，使其体积增大，质地回软的过程。干热膨化指的是用油、食盐、砂粒、电磁波等非水物质作为传热介质加热干货原料，使其体积膨大，组织呈蜂窝状结构的过程，适用于干制的蹄筋、猪肉皮、鱼肚等。

干货涨发的主要方法有水发、油发、盐发、碱发和火发 5 种，其中以水发和油发最常用。

2. 烹饪原料的初步热处理

烹饪原料的初步热处理（又称初步熟处理）是指把经过加工整理的烹饪原料放入水锅、油锅、蒸锅或熏烤炙炉中，利用不同的传热介质进行初步加热，使其成为半成品，以备正式烹调之用的加工过程。其中，部分干料的涨发工艺也属于初步热处理。烹饪原料的初步热处理是烹调工艺中具有较高技术性的一个环节，属半成品烹调工艺。对烹饪原料进行合理的初步热处理，是实现菜肴色、香、味的重要手段。

（1）水加热处理工艺。水加热处理是指把经过初加工后的烹饪原料，放入不同温度的水（汤）锅中加热至一定状态，以备进一步切配成形或正式烹调之用的工艺。水加热处理可分为：焯水、水煮和卤汁走红。

（2）油加热处理工艺。油加热处理工艺又称过油，是以食用油脂为传热媒介对原料进行初步热处理的方法。过油的目的和水煮、汽蒸一样，也是根据成菜需要，使原料受热变化而形成特定的质感。有所不同的是过油使原料形成的质感具有油烹法的特点。过油可使原料外酥脆里柔嫩，或者滑润柔嫩；可保持或促成原料表面鲜艳的色泽；可使原料产生油炸芳香，并带有油脂的香气。油加热处理的方法主要有滑油、走油、过油走红、煸炒、焐油。

（3）汽蒸热处理工艺。汽蒸热处理工艺也称蒸汽预熟法或汽锅、汽蒸、蒸锅等，是将加工整理过的烹饪原料放入蒸锅或蒸箱中，以常压蒸汽或高压蒸汽为传热介质，进行热处理的一种方法。在汽蒸热处理时，要根据原料的质地和体积以及成菜的不同要求，掌握好加热的温度、加热的时间，可采用旺火沸水长时间蒸法和中火沸水徐缓蒸法。汽蒸热处理能保持原料形状完整，保持原料的营养和风味，缩短正式烹调的时间。

3. 原料成形

烹调加工中原料的成形有多种方法，主要有利用自然形态、刀工成形、模具成形和其他成形方法。常用的是原料的刀工成形，即运用各种刀法将原料加工成整齐美观、适于烹调和便于食用的形状。原料经过各种刀法加工，可形成块、片、丝、条、丁、段、球、泥、粒、末等多种形状。

4. 采用不同的烹调技法进行烹调

烹调方法就是把经过初步加工和切配成形的原料，通过加热和调味，制成不同风味的菜肴的操作方法。我国地域广阔，食材多样，各地菜肴的风味特点不尽相同，在此基础上形成的烹调方法也极为丰富多彩。热菜基本上可归纳为油熟法、水熟法、汽熟法和特殊熟法等几大类。冷菜可分为炝拌类、煮烧类、汽蒸类、腌制类、烧烤类、炸氽类、糖粘类、冻制类、卷酿类、脱水类等10大类。习惯上将冷菜与热菜烹调技法并列为两大烹调技法。

（1）油熟法。油熟法是主要靠用油作为传热媒介而使原料成熟的烹调方法，如炸、熘、爆、炒、烹、煎、贴、塌等。炸又分干炸、软炸、酥炸、清炸、脆炸、油浸炸。炒有生炒、熟炒、滑炒、煸炒、抓炒、干炒、水炒、爆炒、软炒、清炒。

（2）水熟法。水熟法是主要靠用水作为传热媒介而使原料成熟的烹调方法。水熟法包括氽、熬、烩、炖、焖、煨、煮、扒、涮。其中烧又分红烧、白烧、干烧、油烧、汤烧五种。

（3）汽熟法。汽熟法是主要靠用蒸汽作为传热媒介而使原料成熟的烹调方法。汽熟法包括酿和蒸。蒸又分旺火沸水速蒸、旺火沸水长时间蒸、中等小火徐徐蒸和微火沸水保温蒸。

（4）特殊熟法。包括明炉烤、暗炉烤、泥烤、盐焗、蜜汁、拔丝等方法。

（5）炝拌冷菜。拌和炝两种烹调技法有很多相似之处。两者都用熟料、易熟料及可生食的蔬果。但从熟料制法上看，拌以水焯、煮烫为主；

从调料上看，拌主要用香油（或麻油、酱油、醋、糖、盐、味精、姜末、葱花等）。炝则多用花椒油加调料拌，也可用盐、味精、香油拌。拌可分为生拌、熟拌、生熟混拌等。炝分焯炝和滑炝。

（6）煮烧冷菜。煮烧冷菜有白煮和酥两种烹调技法。白煮冷菜与热菜中的煮基本相同，区别在冷菜的白煮大多是大件料，汤汁中不加咸味调料，取料而不用汤，原料冷却后经刀工处理装盘，突出本味，清淡爽口，如白斩鸡、白切肉等。酥也是热菜烹调法煸烧的变型。它是以醋作为主要调味料，经小火长时间的加热，令原料骨肉酥软、鲜香入味的一种方法，以酥柳鱼和酥海带为代表。

5. 调味

调味在烹调技艺中处于关键的地位，是决定菜肴风味质量最主要的因素。调味是用各种调味品，如油、盐、酱油、生抽、蚝油、糖、酒、醋、葱、姜、味精、鸡精、胡椒等和调味手段，在原料加热过程前或加热过程中、加热过程后影响原料，使菜肴具有多样口味和风味特色的一种方法。调出的味道是否适口、是否符合标准，也是衡量一个厨师水平高低的标尺。

第五节　水肿患者在家就餐

一、淋巴水肿患者的居家膳食

（一）淋巴水肿患者合理居家膳食的意义

肥胖和超重往往会加重淋巴水肿的相关症状。研究显示，肥胖对淋巴液水平和肢体体积有影响。均衡健康的饮食有助于减少与淋巴水肿相关的风险因素。淋巴水肿患者应注意选择健康和均衡的饮食，以达到并保持合理体重，减少与肥胖相关的危险因素。肥胖是加重淋巴水肿的重要因素，因此对淋巴水肿患者需加强体重管理，在充分评估患者饮食习惯的基础上，结合患者原发病与并发症情况，给予个体化、持续性的饮食指导，纠正饮食误区及不良生活习惯，以控制体质量。指导患者尽量定时、定量、定餐，并合理调整膳食结构，优化动物性食物的种类，增加鱼类、禽类（鸡肉、鸭肉等）及蛋类的摄入量，减少红肉类的摄入量，多摄入新鲜水果与时令蔬菜等。

（二）淋巴水肿患者的在家就餐原则

1. 能量适度，保持理想体重

患者饮食摄入以每餐七八分饱为最好，不能过多或过少，非肥胖患者以体重不下降为标准，切忌饥饿。

2. 增加蛋白质摄入量

奶类、蛋类、鱼类、肉类、豆类是优质蛋白质来源。总体而言，动物蛋白优于植物蛋白，乳清蛋白优于酪蛋白。饮食要荤素搭配，荤、素比例以1：2为宜。控制猪肉、牛肉、羊肉等红肉及香肠、火腿等加工肉类的摄入量。

3. 合理选择主食品种

主食的品种应丰富，推荐食用完整谷类，尽量避免精细加工和过度加工的食物。推荐大米、全麦、燕麦、玉米、紫米等五谷杂粮和粗加工食物，满足人体对维生素和矿物质的需要。

4. 减少饱和脂肪酸摄入量

减少动物脂肪的摄入，多选择富含单不饱和脂肪酸、ω-3多不饱和脂肪酸、ω-6多不饱和脂肪酸的食物，因为这些食物有抗氧化、维持正常的细胞膜功能、抗炎症等作用。富含上述不饱和脂肪酸的食物主要包括种子类和鱼类。研究证明，每日食用种子类食物，如亚麻籽、芝麻、葵花籽和南瓜籽等对补充上述必需脂肪酸以及人体所需的矿物质、维生素E等非常有帮助。推荐间断使用橄榄油做菜，对增进健康有利。推荐每周吃3次鱼类，以深海鱼为主，如三文鱼、沙丁鱼、金枪鱼等。

5. 增加蔬果摄入量

推荐淋巴水肿患者每日食用500 g以上的蔬菜，并且多吃十字花科类蔬菜。

（1）白菜类，如小白菜、菜心、大白菜、紫菜薹、红菜薹等。

（2）甘蓝类，如花椰菜、芥蓝、青花菜、球茎甘蓝、西蓝花等。

（3）芥菜类，如叶芥菜、茎芥菜、根芥菜（大头菜）等。

（4）萝卜类，尤其是胡萝卜。

（5）其他类，蘑菇、香菇等菌类也是对淋巴水肿患者有益的食物，建议经常食用。推荐每日食用300g以上的水果，包括苹果、梨、猕猴桃、橙子及草莓、黑莓、蓝莓等浆果类。

6. 改变生活习惯

戒烟限酒，避免食用含糖饮品和过咸食物及腌肉、腌制蔬菜等盐加工食物。避免劳累，保持充足睡眠。

二、脂肪水肿患者的居家膳食

（一）脂肪水肿患者合理居家膳食的意义

脂肪水肿是一种慢性进行性疾病，随着时间推移，会出现下肢肌肉丧失、力量减弱、肢体畸形以及运动能力丧失的情况。早期的体质量控制可以减少局部炎性反应，防止肥胖也是控制脂肪水肿的一个重要的因素。

对患有脂肪水肿的患者，居家食物选择原则是减少炎症的产生，同时提供最佳营养。建议增加多种颜色的水果和蔬菜的摄入，同时减少精加工食品和简单的碳水化合物，如白面粉和糖。肉类作为其膳食中的"调味品"（小分量），鱼类、瘦肉，特别是草饲养的牛肉和鸡肉是蛋白质很好的来源。

（二）脂肪水肿患者的在家就餐原则

1. 控制总能量，防止肥胖

（1）保持良好的饮食习惯。戒含糖饮料、戒酒；尽量戒除零食、宵夜，减少在外进餐次数；不吃或少吃甜点、面包、蛋糕等高糖食物，与奶油、酱类等高脂食物以及内脏、肥肉、浓肉汤、烧烤、火锅等高脂肉类。

（2）合理烹饪。在烹饪方式上，建议拌、蒸、煮、涮，避免煎、炸。

（3）食物多样化。建议平均每天摄入12种以上食物，每周摄入25种以上食物。其中包括谷薯类食物 250 ～ 400 g，可用全谷物、杂豆类和薯类食物替代 1/3 的白米饭；每天摄入低脂或脱脂、低糖液态奶 200 ～ 300 mL，适量吃豆制品；每天摄入 300 ～ 500 g 蔬菜，其中深色蔬菜占 1/2；每天摄入 200 ～ 350 g 水果，选择苹果、梨、柚子、橘子等低能量水果，慎重选择牛油果、菠萝蜜、榴莲等高能量水果；平均每天鱼、禽、蛋、瘦肉摄入总量 120 ～ 200 g，少吃或不吃烟熏和腌制肉类；如无基础疾病，推荐每天食盐摄入量不超过 5 g，烹调油摄入量为 25 ～ 30 g，每天饮水 1500 ～ 1700 mL，甚至更多。

2. 使用抗氧化剂和食物的抗炎成分抑制全身炎症，选择抗炎的食物

（1）富含 ω–3 脂肪酸的食物。鲑鱼、鲭鱼、金枪鱼和沙丁鱼等富含 ω–3 脂肪酸，可降低炎症反应。

（2）全谷食物。少吃白米、白馒头、白面包等精加工食物，选择麦片、糙米和通心粉等含有更多膳食纤维的全谷食物，可降低 CRP 水平。

（3）深色绿叶蔬菜。菠菜、羽衣甘蓝、西蓝花等深绿色蔬菜和十字花科蔬菜含有更丰富的维生素 E 和钙、铁及抗病植物化学物质。这些营养都有助于保护人体免受炎症细胞因子的伤害。

（4）大豆。研究发现，大豆中一种类似于雌激素的化学物质大豆异黄酮有助于降低女性 CRP 和炎症水平。豆浆、豆腐和毛豆都是不错的选择。

（5）坚果。杏仁等坚果是抗炎物质、健康脂肪的绝佳来源，这些坚果中还富含纤维素、钙和维生素 E。核桃中富含 α– 亚麻酸，也具有抗炎功效。

（6）低脂或脱脂奶及奶制品。低脂或脱脂牛奶是钙和维生素 D 等多种营养的重要来源。酸奶含有益生菌，可降低肠道炎症风险。

（7）橄榄油。橄榄油所含有的天然化合物（油酸）已被证明具有类似布洛芬的抗炎作用。

（8）茶。白茶、绿茶、乌龙茶等茶叶中富含儿茶素，有利于抗氧化和消炎。

（9）一些调味品。生姜、大蒜、辣椒、肉桂等配料中，含有大量天然

抗炎物质，如姜黄素，也可以适当摄入。

三、静脉性水肿患者的居家膳食

（一）静脉性水肿患者合理居家膳食的意义

静脉瓣膜功能不全或静脉血栓均可导致静脉性水肿，静脉性水肿不是一种独立疾病，往往与某些疾病相伴发生，属于渐进性发展疾病，目前以保守治疗、介入治疗及手术治疗为主，且治疗与恢复需要一个较长的过程。为减轻水肿，保护皮肤完整，避免水肿进一步加重及发生水肿相关并发症，患者在居家期间的生活方式调节和营养管理尤为重要。

（二）静脉性水肿患者的在家就餐原则

1. 调整膳食结构，增加抗炎膳食的摄入

全谷物、新鲜水果和蔬菜中含有丰富的膳食纤维素、各种酚类植物化合物、维生素和矿物质，具有较好的抗炎活性，可对机体代谢产生积极影响。宜选择全谷物、低加工碳水化合物；蔬菜和水果占食物总质量的 2/3，如绿叶菜、茎类蔬菜、花菜类、豆类、菌藻类；蛋白质的最好来源为鱼、家禽、鸡蛋、瘦红肉、低脂乳制品、大豆食品、坚果等，尽量少食用加工肉类；选择橄榄油或菜籽油进行烹调等。服用华法林的患者在服药期间避免进食维生素 K 含量丰富的食物，如菠菜、香菜、莴苣、芦笋、西蓝花、猪肝、豆奶、橄榄油等，以免削弱华法林的抗凝作用。

2. 健康烹调

油炸类食物中含有较多的反式脂肪酸。研究表明，在大量摄入油炸食品的人群中观察到整体肥胖和中心性肥胖的增加。家庭食物制作尽量选择以烩、炒、蒸、煮为主，少用煎、炸、烤等方式。

3. 科学饮水

养成间歇性饮水的习惯，不要等到口渴时才喝水，因为大脑发送口渴信号的时候，其实体内已经处于脱水状态。绿、红茶中可分离出没食子、儿茶酸、黄酮、多酚等成分，具有抗炎生物活性，可依据个人健康状况和习惯，适量饮用。避免浓茶、咖啡等刺激性饮品。

4. 避免肥胖，适当锻炼

做好体重管理，每周监测体重。根据身体情况进行有规律的轻度有氧运动，以增强血管壁弹性。休息时抬高患肢，避免久站；坐位时避免双膝交叉过久。保护皮肤屏障功能，避免皮肤感染、溃烂。

5. 戒除不良嗜好，保持大便通畅

戒烟酒，养成良好的排便规律，防止便秘，坐式排便，腰带勿过紧。

四、蛋白质 – 能量营养不良性水肿患者的居家膳食

（一）蛋白质 – 能量营养不良性水肿患者合理居家膳食的意义

蛋白质 – 能量营养不良性水肿是由于患者能量和蛋白质摄入不足、吸收不良、慢性疾病消耗增加、蛋白质合成障碍等原因引起的。食欲减退是直接导致蛋白质—能量摄入不足的重要因素。可遵医嘱服用健胃消食、促进胃动力的药物，增强食欲，促进食物消化吸收。合理调配膳食，做到食物多样化，同时补充能量、蛋白质、维生素、微量元素（钙、铁、钾、锌、硒等）。营养支持主要包括口服和肠内、肠外营养补充。首选口服营养补充剂，如整蛋白全营养制剂，每日服用 2 次或 3 次。消化吸收功能不良的患者，可选用要素型全营养制剂，以减少消化道的负担。不能正常进食的患者，可选择鼻胃管、空肠造瘘管等肠内营养方式补充营养。如果肠内营养明显不足或胃肠道功能严重障碍者，则应选用静脉营养。并定期监测营养指标，了解患者营养状况，及时调整饮食方案。

（二）蛋白质 – 能量营养不良性水肿患者的在家就餐原则

1. 蛋白质的摄入量

患者每天蛋白质的摄入量为 1.0 ～ 1.2 g/kg，其中高生物价蛋白质应占 60% ～ 70%，以维持氮平衡。水肿严重患者宜摄取高蛋白饮食，推荐量为每天 1.2 ～ 1.5 g/kg，其中 50% 应为优质蛋白质食物，如鱼、瘦肉、牛奶、鸡蛋等。

2. 摄入充足热量满足需要

根据疾病情况和活动量确定每日热量需要，摄入量为 25 ～ 35 kcal/kg，热量摄入充足，机体才能有效地利用摄入的蛋白质和保持充足的营养素储存。

3. 限制胆固醇的摄入

患者常伴有高脂血症，应适当控制饮食中脂肪及胆固醇量。限制胆固醇时注意选择，因为许多含胆固醇的食物也是含优质蛋白质的主要食物，如肉、蛋等；患者可选食蛋清，既保证优质蛋白质的摄入量，又能减少胆固醇的摄入量；食鱼肉或禽类的白肉比红肉好。

4. 及时补充维生素

患者由于进食不足，代谢改变，容易造成维生素缺乏，必须及时补充B 族维生素、维生素 C、维生素 A 等。

5. 调整水、矿物质的摄入

根据血压、心血管情况及水肿程度给予少盐或无盐、低钠、高钙、低磷、低钾膳食；控制进水量，患者若每日进水过多（如以米饭、稀粥为主食时）易产生水肿，并加剧心血管负担。

五、肾源性水肿患者的居家膳食

（一）肾源性水肿患者合理居家膳食的意义

人体每个肾平均质量为120 ～ 150 g，约有 130 万个肾小球，人的双肾每天滤出原尿约 180 L，里面含有葡萄糖、氨基酸、维生素、多肽类物质、水分、钠、氯、肌酐、尿素、尿酸及其他代谢产物等许多成分。当原尿流经肾小管时，99％的水分和营养成分被重新吸收入体内，剩余的机体代谢废物和很少的水分形成大约 1.5 ～ 1.8 L 的尿液排出体外。当罹患肾脏疾病时，人体会产生一系列营养代谢障碍。水钠及蛋白质的合理摄入是肾源性水肿患者居家膳食的重点，不合理的饮食势必导致病情加重，因此应积极地进行饮食指导。应根据患者病情给予低盐优质蛋白质（富含必需氨基酸的动物蛋白）饮食。

（二）肾源性水肿患者的在家就餐原则

肾源性水肿患者在家就餐的原则是根据病情，配合药物治疗来调整膳食中某些营养素的摄入量。如急、慢性肾功能衰竭时，需限制蛋白质的摄入量；水钠潴留时，需限制食盐的摄入量；高钾血症时需限制钾的摄入量；低钾血症时则增加钾的摄入量。通过补充一种或数种特殊营养素或其前体，达到改善营养状况、提高机体抵抗力的目的。

1. 保证膳食总热能和控制蛋白质摄入量

（1）供给充足的碳水化合物。调整碳水化合物、脂肪和蛋白质的摄入比例，既要保证机体获得足够的能量，又要使有限数量的蛋白质能充分用于组织的修复。若能量供给不足，机体可通过糖异生途径将蛋白质转变生成能量，消耗体内的氨基酸，造成非蛋白氮代谢废物量增加，加重氮质血症。三大营养素按每日 25～35 kcal/kg（0.10～0.15 MJ）计，全天总热能应在 1500～2000 kcal（6.17～8.37 MJ）之间。热量中糖类的摄入量要充足，每天可供给 300～400 g，占总热能的 65% 左右，以保证蛋白质在有限数量内充分用于组织的修复，可选择甜点心以及富含淀粉的粉皮、凉粉及含糖类高的蔬菜等；脂肪可占总热能的 25% 左右，但要以植物油为主，少吃含动物油脂多及油炸的食品。

（2）限制蛋白质的摄入量。低蛋白饮食对肾脏患者十分重要。蛋白质的代谢产物（如尿素、尿酸、肌酐等含氮物质）均从尿液中排出，肾脏滤过率明显下降时排泄功能产生障碍，使这些含氮毒物蓄积体内造成中毒；有时因蛋白质代谢不完全，则可能发生蛋白尿。较轻的氮质血症患者，每日食入的蛋白质约 40 g 为宜，随着氮质血症的加重，食入蛋白质的量也要相应减少。但是，如长期每日摄入低于 20 g 的蛋白质，患者就难以保证基本的营养素需要量，这时，要想不限制蛋白质的摄入量，只有做透析疗法。

（3）选择优质蛋白质。某些肾脏患者体内必需氨基酸水平下降，非必需氨基酸水平升高，出现氨基酸代谢失调。肾功能不全时，蛋白质的供给原则是既要适当减少，又必须保证获得充足的必需氨基酸。动物性食物中如鱼、蛋、瘦肉、乳类等优质蛋白质含量高，必需氨基酸种类齐全，比例适当，对维持氮平衡、改善营养状况有益。

2. 调节膳食中电解质和矿物质含量

（1）适当量的钠盐摄入。当患者出现水肿、高血压或心力衰竭时，膳食中应限制钠盐摄入量，防止水钠潴留和血容量增加而加重心脏负担；但当肾小管重吸收功能减弱或合并严重腹泻、呕吐时，应及时补充钠盐，避免低钠血症。

（2）适时调整膳食中钾的含量。若患者肾脏储钾能力差或排尿量较多或应用利尿剂使血钾降低时，应选食含钾丰富的食物，以防止出现低钾血症。当患者体内出现组织高分解、少尿或无尿状况使血钾升高时，要限制钾盐摄入，高钾血症往往是肾功能衰竭患者的致死原因。

（3）限制饮食中磷、镁的摄入。对于高磷血症患者，应限制食物中磷的摄入。应用低蛋白饮食时，即可使磷得到限制。肾脏患者有时会出现高镁血症，导致肌无力或神志障碍甚至轻度昏迷，此时应设法限制膳食中镁的摄入。

（4）摄食富含铁的食物。某些肾脏疾病（如肾功能衰竭晚期）患者可有出血倾向和贫血，可配合药物治疗，膳食中应提供含铁丰富的食物。

3. 低脂和富含维生素的膳食

肾脏病患者都应尽量用清淡膳食，高脂饮食会加重已有的肾损害。一些肾脏病（如肾病综合征、慢性功能肾衰竭、尿毒症及相当部分慢性肾炎）患者都有脂质异常，这与高脂饮食有一定关系。出现高脂血症时除了要接受降脂治疗，更要控制饮食，根据肾损害的原因进行饮食调节。同时在膳食中应注意供给富含 B 族维生素和维生素 C 的食物。

4. 合理控制进入体内的水分

根据病情变化，要合理控制水分的入量。当出现水肿、少尿或无尿时，应限制液体入量。若肾脏浓缩能力减退，尿量成倍增加，此时应增加液体入量防止脱水。液体控制计算公式参考如下：

总入量 = 不显性失水 – 内生水 + 前一日尿量

式中不显性失水为经肺和皮肤丢失的水分（每天约 700 ～ 1000 mL），内生水为体内代谢过程中产生的水分（每天约 300 ～ 400 mL）。显性失水是指呕吐、腹泻或引流所失水量。若患者出现发烧，体温每升高 1 ℃时，不显性失水应增加 10 % ～ 15 %。

六、心源性水肿患者的居家膳食

（一）心源性水肿患者合理居家膳食的意义

心力衰竭患者心供血功能减弱，心排血量减少，引起循环血量减少，肾小球滤过率降低和肾小管重吸收增多导致水钠潴留，心力衰竭时，静脉血压增高导致毛细血管流体静压增高，组织间液生成过多而形成水肿。心源性水肿患者的饮食，注意选择和加工食物时少钠少盐，科学饮水；减少膳食脂肪和胆固醇摄入，补充适量优质蛋白质、钙和钾等适量微量元素；多吃蔬菜和水果补充丰富维生素；由于烟、酒是高血压并发症和脑血管病的危险因素，需戒烟戒酒。

（二）心源性水肿患者的在家就餐原则

1. 饮食安排要有规律，食勿过饱，晚餐饮食要清淡、易于消化。推荐食谱安排如下：碳水化合物 250 ～ 350 g（主食 300 ～ 400 g），新鲜蔬菜 400 ～ 500 g，水果 100 g，食油 20 ～ 25 g，牛奶 500 g（mL），高蛋白食物 3 份（每份瘦肉 50 ～ 100 g，或鸡蛋 1 个，或豆腐 100 g，或鸡、鸭 100 g，或鱼、虾 100 g）。可根据情况做适当调整。

2. 少吃或不吃动物脂肪和胆固醇含量较高的食物，如肥肉、各种动物油、骨髓、黄油、肝、心、脑、肾、蛋黄、鱼子、鱼肝油、蟹黄等。还应少吃或不吃辛辣食物。

3. 饮水选择。水的组成与心源性水肿患者的发生有密切关系。研究证明硬水含较多的钙、镁离子，是参与血管平滑肌细胞舒张收缩功能的重要调节物质，一旦缺乏可使血管发生痉挛，最终导致血压升高，因此患者要尽量饮用硬水，如泉水、深井水、天然矿泉水等。

4. 少盐少钠。限制食盐摄入可改善水肿，患者根据病情每日盐量减至5 g，甚至更低。尽量少吃或不吃含盐量高的腌制品，少吃动物内脏、蛤贝类、菠菜等。避免味精、碳酸氢钠（苏打粉）、罐头蔬菜、酱油等含钠高的食物。注意日常食物中的隐性盐：1 g 味精含盐 0.5 g；100 g 酱油相当于 15 g 食盐；100 g 榨菜相当于 11 g 食盐；一个咸鸭蛋含盐 3 g；一块 4 cm 见方的腐乳含盐 5 g；一小碟咸菜含盐 4 g。

5. 多摄取膳食纤维丰富的食物。多吃蔬菜及水果，如苹果、芦笋、香蕉、花椰菜、甘蓝菜、茄子、蒜头、葡萄柚、绿叶菜、西瓜、豌豆、李子、葡萄干、南瓜、番薯等；多吃糙米、荞麦、燕麦、小米等谷物。

6. 注意矿物质的补充。

七、水肿患者的食疗

食疗在我国起源很早，素有"药食同源"之说。中医食疗以中医理论为指导，突出了中医辨证论治的原则，《本草纲目》的食疗方中也早就体现出了辨证施膳的思想。中医食疗会根据患者不同的证型，给予不同的饮食指导，主张因人、因时、因证施食。在选择食疗时，必须根据病证的性质，结合食物的性味归经，选用相宜的食物配膳，做到寒热协调、五味不偏，有益疾病的恢复。中医食疗可使药物发挥最佳的疗效，甚至还会起到药物所起不到的作用。在水肿的治疗、恢复过程中，中医食疗的饮食施护占有重要地位。辨证施膳具体方法如下。

（一）阳水

1. 风水泛滥

（1）症状：先见眼睑及颜面浮肿，继则四肢及全身皆肿，来势迅速，多有恶寒发热、肢节酸痛、小便不利等症。偏于风热者，伴咽喉红肿疼痛，口渴，舌红，脉浮滑数。偏于风寒者，兼恶寒，头痛鼻塞，咳喘，舌苔薄白，脉浮紧。

（2）饮食调护：饮食清淡，外感症状明显者给予流质饮食。食疗方：

偏于风寒者给予葱白粥，取粳米 30 ～ 50 g，葱白段若干，煮粳米粥如常法，临熟加入葱白段，少量多餐，食后盖被微汗。以宣肺利水。偏于风热者宜增加水量，可选冬瓜汤，或玉米须粥，取鲜玉米须 400 g，粳米 30 g，同煮为粥，随意服。小便短少者可给予茅根汤，取鲜茅根 50 g，煎水代茶饮，或给予赤小豆汤。

2. 水湿浸渍

（1）症状：全身性水肿，下肢为甚，按之没指，小便短少，身重体倦，胸闷，纳呆，泛恶，苔白腻，脉沉缓，起病较缓，病程较长。

（2）饮食调护：此型患者急性期宜健脾利水、适当限制水的摄入量。禁食咸、辛辣、生冷、坚硬、不易消化的食物，以防伤脾。食疗方：急性期可给予冬瓜皮蚕豆汤（冬瓜皮 30 ～ 60 g，蚕豆 80 g，清水 4 碗，同煮汤服食）或茯苓皮饮（茯苓皮 10 g，椒目 6 g，同煎取汁代茶饮），有健脾、除湿、利水、消肿作用。恢复期可给予赤小豆鲤鱼汤，准备鲜鲤鱼一条（除去鱼头、鳞、骨、内脏）约 500 g，洗净，和赤小豆 450 g 放入锅内，加水 2 ～ 3 kg 清炖，炖至鱼熟豆烂，将鱼肉、豆和汤全部食完。

3. 湿热壅盛

（1）症状：遍体浮肿，皮肤绷紧光亮，胸脘痞闷，烦热口渴，小便短赤，大便干结，舌红，苔黄腻，脉濡数或沉数。

（2）饮食调护：饮食清淡，富营养，水肿严重者予低盐或无盐饮食。食疗方：冬瓜粥（鲜冬瓜 60 g，粳米 30 ～ 60 g），车前草粥或白茅根、玉米须水煎代茶饮。尿少尿黄时多予清凉饮料，如绿豆汤、西瓜汁等，可清热解毒、利水消肿；必要时予番泻叶代茶饮，以通便、泻热、利水。

（二）阴水

1. 脾阳不振

（1）症状：全身性水肿，腰以下为甚，按之凹陷不容易恢复，脘闷纳减，尿清便溏，面色萎黄，神倦肢冷，小便短少，舌质淡，苔白腻或白滑，舌体有齿痕，脉沉缓或沉弱。

（2）饮食调护：宜食高热量、低脂肪、低蛋白、富于维生素、易于消化的温性饮食。少食多餐，勿过饱。食疗方：白煮鲤鱼头（鲤鱼头150g，橘皮30g，忌放盐、酱油）。有补益五脏、利水消肿作用。干姜粥（干姜5～10g，茯苓15g，红枣5枚，粳米100g）或薏米粥，2次/天连续服用半个月。有健脾除湿、利水消肿作用。水肿严重者可用附子30g、茯苓皮30g、桂枝30g久煎，代茶饮。

2. 肾虚水泛

（1）症状：面浮身肿，腰以下为甚，按之凹陷不起，心悸，气促，腰部冷痛，尿量减少或增多，畏寒肢冷，神疲倦怠，面色灰黯，舌淡胖，苔白，脉沉细弱。

（2）饮食调护：选择易消化、营养丰富、合乎口味的食物，以增加食欲。水肿严重、肾气衰竭者，应控制蛋白质摄入量在每日25g以下，并给无盐饮食，以防伤脾肾之气。食疗方：复方黄芪粥（黄芪30g，薏苡仁30g，糯米30g，赤小豆15g，鸡内金10g，金橘饼2枚），或鲫鱼汤，备鲫鱼2条（去鳞及内脏），用大蒜、椒目塞入鱼腹中同煮，不加盐，吃鱼喝汤。以补肾助阳，行气化湿。

无论何种证型水肿，膳食总则均为低盐、优质蛋白质饮食，不可暴饮暴食，且辨证也不能一成不变，而应根据患者临床表现、体质等因素灵活运用。

第六节　水肿患者在外就餐

一、在外就餐对身体的影响

（一）在外就餐膳食质量普遍低于在家就餐

食物消费是人类最基本的消费行为，关系到人类的生存和发展。随着经济的发展和收入水平的提升，居民的饮食结构和营养状况发生了显著变化，现今在外就餐已成为人们生活方式的重要组成部分。在发达国家，"在外就餐"是一种非常常见的就餐形式，是经济水平达到一定阶段的表现。近年来，我国居民在外就餐日趋频繁。在外就餐人数不断增加的同时，各种慢性病的发病率也逐年上升。大量研究发现，在外就餐会摄入更多的能量、脂肪、糖和盐，而膳食纤维、维生素、钙、铁等的摄入量会较少，因此在外就餐的膳食质量普遍低于在家就餐。

（二）在外就餐总能量摄入大

在外就餐的食物分量大、能量密度高，因此在外就餐要比在家就餐摄入更多的能量。随着在外就餐的逐渐频繁，全人群不仅供能比有所提高，而且摄入的总能量也增加不少。

（三）在外就餐其他营养素摄入不足

在外就餐时摄入的水果、蔬菜会减少，而且快餐消费频率越高，水果、蔬菜的摄入量越低。还有大量研究表明，在外就餐维生素 A、维生素 C、钙、镁、铁等微量营养素的摄入量也会降低。

（四）在外就餐会增加罹患疾病的风险

据统计，餐馆食物的钠含量高达 1895 mg/kcal，因此频繁在外就餐会摄入更多的钠盐，尤其是成年人，可能会增加罹患高血压、胃癌和肾脏疾病的风险。快餐和其他在外消费的食物中有极大部分是油炸食品，它们是饱和脂肪酸和反式脂肪酸的重要来源，因此也可以直接增加心血管疾病的患病率。

二、水肿患者在外就餐的饮食禁忌

（一）不要暴饮暴食

水肿患者由于日常被要求限制一些饮食，在外就餐时容易暴饮暴食。但暴饮暴食会造成胃肠道的黏膜受损，从而产生胃炎、肠炎以及胃肠道黏膜的糜烂和溃疡；还可诱发急性胰腺炎、急性胆囊炎、急性阑尾炎等急腹症的发生。暴饮暴食还会造成高血脂症，从而引起肥胖及因为肥胖所导致的一系列代谢障碍。所以水肿患者在外就餐时不能暴饮暴食。

（二）尽量不吃高脂肪饮食

长期摄入大鱼大肉将导致人体内的胆固醇含量升高，而胆固醇含量的增加就是导致人体心血管问题的罪魁祸首之一，会加重心源性水肿，还可导致肥胖，加重脂肪水肿患者的病情。因此经常在外就餐的水肿患者点餐时应该尽量避免选择胆固醇含量少的食物，比如动物内脏、肥肉、脑髓等，不要吃油腻的食物，如浓稠的荤汤、油汤拌饭等，减少油脂的摄入。

（三）不吃高钠食物

人体摄入过多的钠盐，水钠将在人体内潴留，导致血容量增加，进而引发高血压，而且钠盐需要从肾脏代谢，会加重肾脏负担，导致体内的钠不容易排出体外，从而加重水肿。因此水肿患者在外就餐时要选择清淡的食物，避免高钠食物，如腊制品、腌制品等。

（四）少吃植物蛋白

动物蛋白质构成以酪蛋白为主，其蛋白质的种类和结构更加接近人体的蛋白结构和数量，能更好地被人体吸收利用。而植物蛋白的蛋白种类和数量与人体的要求有一定差距，且比较难消化，且植物蛋白所含的蛋白酶抑制剂多，使得植物蛋白的分解不充分，更不利于人体的消化吸收，蛋白质分解代谢产生的含氮代谢产物等通过尿液排泄增多，从而加重肾脏的负担。

（五）尽量避免饮酒

朋友聚会难免会遇到被人"盛情劝酒"的情形，所谓"感情深一口闷，感情铁喝出血"。其实喝酒的危害已是众所周知。酒精进入人体，除了少部分被胃吸收外，大约80％经小肠吸收后进入血液，经血液循环渗透到各内脏组织，散布到全身。过量饮酒会使人酩酊大醉，甚至有生命危险。所以水肿患者更需要戒酒，特别是心源性水肿患者。因为喝酒后，人在酒精的作用下会处于兴奋状态，导致血液循环加快，回心血量增加，从而加重心脏的负担，加重病情。还有合并胃病、肝病的人群，都建议滴酒不沾。

三、水肿患者在外就餐的注意事项

朋友聚会、工作应酬往往都会选择在外就餐，而在节日里在外就餐也已经成为许多家庭的首选。水肿患者在外就餐，应注意以下方面。

（一）食品安全要放在第一位

选择干净、卫生的就餐场所。看餐馆是否持有有效食品卫生许可证等合法营业执照。

（二）用餐卫生

就餐前，应当用流动的水洗手20秒以上，建议使用洗手液。关注三个小细节，判断餐具是否安全：（1）看外表。拿到餐具时，应仔细观察，如果餐具表面的塑料膜上有很多杂质，且没有生产或消毒证明，说明餐具不合格。（2）闻气味。拆开包装后闻一闻，正常的消毒餐具基本上不会出现任何味道，如果闻到刺鼻的消毒水味，说明餐具没有被清洗干净。（3）摸表面。餐具拆开后，首先用手摸一下，如果餐具表面有水渍或者油污，说明餐具没有被清洗干净。

（三）荤菜多选鱼虾禽

荤菜应多选用脂肪含量少而不饱和脂肪酸含量高的鱼、虾、禽肉，如海鱼和鹅肉等。应点一些调味较为清爽的菜肴，如清蒸、凉拌、白灼、烘烤、清炖做法的菜。选择一些辣味、咸味较淡，色泽清爽宜人的菜肴，尽量保持食物本身的营养和风味。

（四）多点蔬菜和菌藻

日常饮食中，蔬菜和荤食的比例应当为2 ∶ 1，节日餐的荤素比例最好也要做到1 ∶ 1。不妨选取各种绿色、橙黄色的蔬菜和鲜美的菌菇类、藻类来作为美食的一部分，既能满足口味多样化的需求，也有益于膳食平衡。素菜应多选用抗氧化能力强，叶绿素、维生素C、膳食纤维含量丰富的蔬菜，如芹菜、芥菜、油菜、菠菜等，以采用凉拌或清炒的烹调方式为佳。凉拌菜可选择蒜泥黄瓜、凉拌金针菇、蒜蓉豆苗、酸辣白菜心、凉拌海带丝等式样。这类蔬菜有利于消除体内的自由基，增加肠胃蠕动，将动物蛋白在体内代谢所产生的一定的毒性物质排出。尽量不选干煸豆角、地三鲜、茄子煲这样过油炸的素菜，以免无形中增加脂肪的摄入。

（五）主食豆类也参与

很多人在外就餐习惯只吃菜，不吃饭。其实空腹食用大量富含蛋白质而缺乏碳水化合物的食物，不仅对消化不利，其中的蛋白质还会被浪费，并产生废物，也不符合平衡膳食、合理营养的观念。从营养和健康角度来说，餐间不妨上一碗米饭，或者一碗面、一碗粥。主食也可换成用粗粮和豆类制作的各种小点心或粥类，如紫米粥、桂花红豆粥、糯玉米粥等。它们可以提供丰富的膳食纤维，还能延缓血糖的上升，减少脂肪的吸收。

（六）薯类瓜果当点心

烤红薯、山药羹、水荸荠等都可以充当餐中的甜点；可选择优质的绿茶、花茶泡水，或者用八宝茶原料冲茶；还可选择多种口味的薄荷茶、柠檬茶等，味道清新，热量低，而且有益健康。饭后喝酸奶还有改善胃肠功能和提高免疫力的作用。

（七）用餐不喝酒、饮料

酒是纯热量食品，饮酒不但容易醉，而且容易伤害胃黏膜；碳酸饮料不仅营养价值极低，能量高，还会妨碍胃肠对食物的消化吸收。

（八）适量点菜

注意餐桌上的食物种类与质量，尽量点小份。

（九）吃打包剩菜需留心

时下很多人喜欢将剩饭菜打包带回家后，放在冰箱里保存。食用打包剩菜时一定要格外注意，如剩饭菜经过几个小时从冰箱取出后，油脂已经凝固或半凝固，说明油脂质量低劣，反式脂肪酸和饱和脂肪酸含量高，这样的剩菜最好不要再加热吃了，应立即丢弃。

（十）注意食物烹调方式

调查显示，经常在外就餐的人更容易发胖，这可能与常吃高脂肪、高能量的菜品有关系。

1. 油炸类

炸茄盒、炸丸子等油炸菜和香酥鸡、香酥肉片等香酥菜脂肪含量较高。

2. "水煮"类菜肴

水煮鱼、水煮肉片等菜肴虽然名字里有"水煮"二字，但并不健康。专家解释，为了让其口感更好，烹调这类菜肴需要大量食用油，导致鱼和肉片表面裹了很多油,常吃容易能量超标,增加肥胖危险。更让人担心的是，某些餐馆为了降低成本，可能会在油上做手脚，因此烹调这类菜肴的油即便不属于"地沟油"，质量也不会好太多，可能被反复加热利用，带来致癌风险。

3. "干锅"类菜肴

干锅笋、干锅菜花、干锅土豆片等干锅菜往往是把熟了的食材泡在半锅油里，用酒精灯再持续加热。除了脂肪含量高等问题，干锅菜还有三大隐患：一是制作过程中加热时间较长，严重破坏蔬菜的营养；二是长时间加热导致糊锅，易产生致癌物质；三是含盐量较高，吃多了容易增加高血压风险。

4. "干煸"类菜肴

干煸豆角、干煸茶树菇等干煸菜，传统做法是用少量油长时间煸炒，但现在大部分餐馆为了省事，直接油炸。除脂肪含量超标，干煸类菜肴中很多维生素在油炸过程中也会被破坏，比如 B 族维生素、维生素 C、维生素 A 等。此外，干煸豆角还可能外焦里生，没有彻底做熟，其中含有的氰苷没能在高温烹煮时挥发出来，可能会导致食物中毒。

5. "咸蛋黄焗"类菜肴

烹制咸蛋黄焗南瓜等菜肴时，需要将咸蛋黄提前用油煸炒半分钟到一分钟，才会使咸蛋黄变软翻沙、香气浓郁；南瓜等需要进行高温油炸，才能达到外酥里嫩的效果,因此这类菜往往脂肪超标、维生素损失较大。此外，还存在一个隐患，咸蛋黄中的胆固醇在高温和空气的作用下非常容易氧化，形成胆固醇氧化产物。研究发现，这类物质会引起人体血管内壁损伤，诱发动脉硬化。

虽然在外就餐会对健康造成诸多危害，但是能通过提供多种、足量的食物以满足人体所需，所以正确选择适合自己身体的膳食尤为重要，提倡水肿患者改善在家就餐膳食质量的同时也要注重在外就餐膳食质量的提高。

第七节　饮食日记

水肿患者的膳食结构是否合理，营养状况如何，需要进行全面的营养调查，以便客观了解水肿患者存在的营养问题，针对性提出解决措施。营养调查包括膳食调查、体格测量、营养缺乏病的临床检查、营养状况实验室检测四个方面。近年来，随着专用营养软件的开发和临床运用，饮食日记（diet diray）作为膳食调查的方法之一，在慢性肾病、炎性肠病、糖尿病、肿瘤等慢性病及居家康复患者中使用，已成为个体化饮食管理的有效工具。

一、营养调查

（一）营养调查的定义

营养调查是运用各种方法准确收集、了解个体各种营养指标的水平，用来判断其膳食结构和当前营养状况。全面的营养调查包括膳食调查、体格测量、营养缺乏病的临床检查、营养状况实验室检测。通过调查被访者如何选择食物和营养摄入、对健康饮食的态度和知识等，收集数据后，研究人员通过食物成分分析法进一步确定被访者每日营养素摄入量，并将数据与同年龄、同性别群体营养素推荐摄入量进行比较。可监测个体营养素摄入是否充足，跟踪管理其健康和营养状况。

（二）营养调查的意义

机体每日需要能量、水分、蛋白质、脂肪、矿物质、维生素等维持生命的各种元素。食物总量多少、不同食物种类、同一食物不同加工方式对人体健康会造成不同程度的影响，甚至会成为疾病发生的病因或诱因。由于剂量效应关系，食物对健康的不利影响有的立即发生，有的累计后显示，每天摄入食物种类较多，很难回忆起是哪种食物造成身体不适。食物对健康的影响每个人表现也各不相同，目前仅有少数食物相关疾病有特殊检查方法进行诊断，大多数食物反应缺乏确定检查方法，导致许多患者产生毫无依据的过度恐惧和抵触某些食物，影响营养摄入和身体健康。

（三）膳食调查的定义与方法

1. 膳食调查的定义

膳食调查是营养调查的一部分，通过调查被调查对象一定时间内通过膳食所摄入的能量和各种营养素质量、数量，评定该调查对象正常营养需求的满足程度。通常采用的方法有记录法、称重法、化学分析法、询问法等。

2. 膳食调查的方法

（1）记录法。以记录册的形式记录摄入食物可食用部分生重和熟食质量，得出生熟比重，记录个人摄入熟食质量，按生熟比重计算所摄入食物原料生重，再通过食物成分表计算所摄入的各种营养素。其优点是能获得可靠的食物摄入量，准确分析个体每天食物摄入变化情况，是个体膳食摄入调查的较好方法，但存在在外就餐食物记录准确性低、低报引起准确性下降，以及长期记录依从性差等缺点。

（2）称重法。称重法是运用称量工具对食物量进行称重，包括称量全部生、熟食的质量，记录并计算。三餐制作前先按照食谱精确称量所有原料及欲加的调味品量，做成熟食后，再次称量熟食的总质量，用原料和调味品的质量（g）分别除以熟食的总质量（g），再乘以100，得到每100g熟食含有的原料和调味品量，吃完后对剩余或废弃食物称重，得出准确的个人食物摄入量。称重法能够准确获取被调查对象摄入食物份额的大小和质量，不依赖调查对象的回忆和估计，结果比较可靠，但此方法耗时耗力，难以大规模推广，且只能反映受试者短期内的饮食状况。

（3）化学分析法。通过双份饭菜法即制作两份完全相同的饭菜，一份供食用，一份作为分析样品，分析样品在数量和质量上与实际食用食物一致。由于其代价高，不适于大规模调查。

（4）询问法。根据被询问者所提供的膳食情况，对其食物摄入量进行计算和评价，包括膳食回顾法和膳食史回顾法。膳食回顾法临床常用方法有 24 小时膳食回顾法、3 天饮食记录法及食物频率法（food frequency questionnaire，FFQ）。24 小时膳食回顾是调查前一天的食物消耗情况。在实际工作中，一般选择 3 天饮食记录法，即每天回顾 24 小时进餐情况，连续 3 天。食物量通常用家用量具、食物模型或等比的食物图谱进行估计。该法操作简单，不干扰被调查者日常膳食，可以了解患者的饮食习惯。但是其依赖于患者的短期记忆，只能调查近期的饮食情况，且患者容易漏报饮食的摄入，其可靠程度较差。FFQ 是通过调查一段时间内患者对各种食物的摄入频率和摄入量，从而获得个人长期食物和营养素平均摄入量，从而大致判断患者饮食摄入习惯。该方法具有简单易行、费用低廉、应答率高、结果处理方便等优点，但其难以精确定量。可以用于调查受试者近几个月甚至近一年以来的饮食状况，常被用于研究膳食模式与慢性疾病之间的关系。

二、饮食日记

（一）饮食日记的定义

饮食日记又称食物日记（food diray），是膳食调查的方法之一。通过设计饮食日记记录表格与内容，培训患者或者照顾者使用，连续记录患者每天所进食食物种类和总量，同时记录患者进食后胃肠和全身的各种反应，如血糖、血脂、体重等指标变化，建立好个人饮食档案。营养师或医师根据记录内容，了解个体的膳食摄入情况，借助能量测算软件计算营养素摄入量，判断饮食对身体造成的影响，找到身体能耐受食物的种类与数量，通过食疗控制疾病发展，为个体营养状况筛查、评价提供真实依据，并根据其中反应的问题给予针对性指导。

饮食日记应记录三餐和加餐的进食时间、食物原料成分和食物原料质量。

（二）饮食日记的目的与意义

饮食日记的运用，能改变以往口头宣教以及发放宣教资料的局限性，充分调动患者积极性，让患者从被动护理变成主动自我照护，使患者积极主动参与其中，并在记日记的同时承担起控制饮食的责任。与此同时，医护人员能通过饮食日记从文字上详细掌握患者每天具体的食物资料，比较有针对性地给予护理干预，在患者付出努力和取得进步的时候及时给予鼓励和表扬，建立起患者的信心。延续饮食日记管理能使卧床患者的营养状况得到持续的跟进，从而提高卧床患者的生活质量。

（三）饮食日记适用人群

容易对食物产生过敏反应人群；消化能力较差，容易对食物产生不耐受，出现便秘、腹泻等胃肠道反应人群（如老年人）；肠易激综合征、炎性肠病、慢性胰腺炎、慢性肝病、胃肠部分切除或手术改道、胆囊切除术后人群；代谢性疾病如糖尿病、高血脂、高尿酸血症人群；慢性肾功能不全、透析人群；不明原因皮疹、头痛、贫血、骨质疏松症等人群。

（四）饮食日记记录内容

1. 连续饮食记录的时间

一般至少 3 ～ 7 天，中间包括一个周末或节假日。

2. 饮食日记设计的一般内容

包括性别、年龄、身高、体重、体质指数、身体活动、教育程度、职业、经济状况、吸烟、饮酒、药物使用等。身体活动分为 4 个级别：不活动、中等活动、适度活动、积极活动。不活动就是没有娱乐活动的久坐工作；中等活动是每天娱乐活动少于 0.5 小时的久坐工作，或没有娱乐活动的站立工作；适度活动是每天有 0.5 ～ 1 小时娱乐活动的久坐工作，或娱乐活动少于 0.5 小时的站立工作，或没有娱乐活动的日常工作或体力工作；积极活动是每天娱乐活动超过 1 小时的久坐工作，或者每天娱乐活动超过 1 小时的站立工作，或者至少有一些娱乐活动的体力工作或重体力工作的工作。

3. 饮食日记设计饮食相关内容

包括进食时间、地点、食物原料成分名称包括正餐、点心、零食等、食物原料质量、烹饪方法。食物分固体、半固体和液体。半固体食物分别按米重（g）、菜重（g）、鸡蛋重（g）和水重（mL）计算；熟菜类按菜重（g）、肉重（g）计算；混合类食物如包子、饺子、馅饼等以面重（g）、肉重（g）、菜重（g）计算；所有食物均按生重计算，购买的肉类熟食按熟重计算（g）。

4. 饮食日记设计疾病相关内容

包括进食食物后的消化道反应如腹痛、腹泻、腹胀等及出现的时间，大便、小便等。心源性水肿患者需记录出入水量、钠盐摄入量、有无水肿、监测运动耐量和夜间呼吸情况、血压、心率、体重变化的情况，腹水患者需记录腹围。淋巴水肿患者需记录肿胀肢体的周径、体重、钠盐摄入、烹调用油量、功能锻炼等。肾源性水肿患者需记录尿量、水、钠盐（包括咸菜、味精、酱油、酱菜、调味品中的食盐）、血压等。

5. 饮食日记记录方式

包括调查者面对面询问、电话跟踪记录、家庭照顾者或患者根据饮食记录表填写指导内容及指定食物尺寸模具记录等。

6. 饮食日记使用注意事项

根据设计饮食日记记录表，制作使用指导手册，以日常的菜式进行举例讲解。医护人员不定期通过家庭访视或电话随访或要求患者给食物拍照抽查其饮食记录准确性和依从性。饮食记录期间，按照平常的习惯进食和活动。根据目标群体明确统一食物量化工具或者记录软件，确定其的可获得性、简便性和准确性。

（五）饮食日记辅助调查工具

饮食日记需要记录饮食的营养成分、食物质量，食物质量需要使用量具称量，营养素一般通过饮食计算器计算，查询食物成分表，计算饮食蛋白质摄入值、热量摄入值及饮食营养成分组成。为了让饮食记录简便、可行、准确、高效，目前，有许多辅助工具被运用在临床饮食日记中。

1. 食物图谱

在同一个角度和焦距下拍摄食物图片和食物容器图片，用家庭常见不同规格的容器如碗、盘、杯、匙作为标准盘图片材料，设置不同数量等级的食物份，制作形成饮食调查参照图谱，作为辅助估计食物量的工具。该方法能提高饮食摄入量记录的准确性，携带方便，应用简便。缺点是图谱中涵盖的食物种类、界定标准以及图片质量需要根据运用人群特点进行统一、规范。

2. 食物称量标准化模具

标准化模具按照 1∶1 的比例制作而成与食物接近的模型，在食物感官上进行还原。如一只鸡蛋约 50 g，口径 10 cm 的小碗和口径 5 cm 的纸杯约 250 mL。也可使用标有刻度的专用碗、碟、油壶、控盐勺、汤匙等。该方法使食物可测量，数据可获得性、准确性较高，但模具造价较高且不易携带，灵活性较低，依从性较差，使用范围受限，更适合在集中调查地点、专门的访谈室或营养门诊等场所使用。

3. 食物秤

食物秤也称膳食秤、厨房秤，是一种可以准确称量食物的电子衡器。目前常用的食物秤的精度一般可到 0.1 g。应用该量具，可对日常摄入食物份量很好掌握，减少食物估量的误差，提高患者对饮食调查的参与度。目前可使用"互联网+"，将食物秤、食物成分和智能手机客户端结合，简单分析所摄入的食物质量和主要的营养素。

4. 即时图像分析

即时图像分析通过使用相机、手机对进餐食物拍照，发送上传给研究者平台通过计算机进行估量和分析，具有快速、简易、流程标准化、得出结果迅速等优点，不足之处是需要开发相关程序，依赖手机或相机。

5.基于网络平台和智能化的调查工具

国外成熟的有美国国家癌症研究所（National Cancer Institute，NCI）基于网络的自填式 24 小时膳食收集和评价系统，该系统分为参与者网站和研究者网站，分别用于数据收集和数据管理分析；丹麦的基于网络的自填式膳食评估软件、英国网络 24 小时膳食评估工具 myfood 24（measure your food on one day）都已在人群中应用。也有研究介绍可视化拖拽、交互式食物分量估计评价系统（IPSAS）的膳食调查方式。国内计算机辅助营养调查面访系统，包括问卷生成子系统、现场调查（面访）子系统和后台管理子系统，提高了膳食调查的质量和效率，具有食物定量准确、食物编码自动生成、数据收集周期较短、支持回访、数据质量好等优点，在膳食调查中具有较好的可靠性和实用性。

智能化的终端在现今的膳食调查中的作用日益凸显，通过使用平板电脑、智能手机、其他智能化移动设备或穿戴设备（如智能手环、智能手表等），在这些智能化设备上安装客户端，进行膳食询问和数据录入，有些附带录音功能，具有搜索和条形码扫描功能，能够智能识别拍摄的食品和估算分量，在后期进行有效质控。所获得数据上传云端服务器，医务人员通过数据导出进行数据分析，这类 APP 帮助患者更好实现饮食记录和监测，还可以作为营养管理知识的传播平台，作为健康管理的一种工具随着移动设备的普及而在临床得以运用。适合有经验、依从性良好的人群自我记录膳食情况。不同膳食调查辅助工具可结合使用，优势互补。国外常用饮食相关 APP 如表 8–11。

表 8-11　国外常用饮食相关 APP

名称	获取网址	主要功能
Fat Secret	https://www.fatsecret.com	卡路里计算
My Net Diary	https://www.mynetdiary.com	卡路里计算与饮食记录
Calorie Counter	https://www.webmd.com/diet/healthtool-food-calorie-counter	卡路里计算与饮食追踪
CRON-O-Meter Gold	https://cronometer.com	饮食追踪
Eat This Much	https://www.eatthismuch.com	膳食计划与卡路里计算
Food Planner Pal	https://itunes.apple.com/us/app/meal-planner-pal/id946752939?mt=8	食物计划和饮食追踪
Google Fit	https://www.google.com/fit/	追踪
HAPIcoach	http://www.hapicoach.com	营养训练
Lifelog	https://play.google.com/store/apps/details?id=com.sonymobile.lifelog&hl=en	生活追踪
Lose It!	https://www.loseit.com	卡路里计算和体重追踪
Mealime	https://www.mealime.com	健康膳食计划
My Diet Diary	https://play.google.com/store/apps/details?id=org.medhelp.mydiet&hl=en	卡路里计算
My Diet Coach	https://www.mydietcoachapp.com	减重和卡路里计算
My Fitness Pal	https://www.myfitnesspal.com	卡路里计算和饮食追踪
MyPlate	https://www.choosemyplate.gov	卡路里追踪
Noom Coach	https://www.noom.com	健康和体重
RiseUp	https://itunes.apple.com/us/app/rise-up-recover-eating-disorder-monitoring-management/id509287014?mt=8	饮食失调如厌食症、贪食症、暴食症、不明原因进食障碍的监测和管理工具
S Health	https://www.samsung.com/us/support/owners/app/samsung-health	追踪
Sweat with Kayla	https://www.kaylaitsines.com	比基尼健身锻炼
YAZIO	https://www.yazio.com	卡路里计算和营养追踪

　　新技术为医护人员提供了良好的机会，方便临床以较低的成本实时衡量患者的食物和养分摄入量。但是仍然存在挑战，包括获取营养素的准确性和范围，食品组成表的范围，食物计量部分估计，数据库的可搜索和使用，

相应软件技术、设备可获得性，使用基于证据和验证的在线工具和应用程序等。

第八节　饮食安全

一、日常食物存放安全

食物保存要减少在保存过程中的营养损失，同时防范储存过程中产生的安全问题。

（一）干货类

干货类包括五谷杂粮、干果、坚果、干肉、干菜等。这类食物含水量少，易于长期保存。注意敞放，晾晒干后放置在阴凉、通风、干燥的地方并定期翻晒，注意防尘、防鼠、防虫及防霉变。可以利用干净、密闭的容器如塑料油壶、饮料瓶保存，必要时，炒制后放入密闭容器中保存时间更长。

（二）薯类

薯类包括红薯、土豆等。该类食物需阴凉、遮光保存，避免发芽，土豆发芽会产生毒素，存放时注意适当通风，不要套塑料袋。

（三）蛋类

蛋类不能用水清洗，会破坏蛋壳保护膜，使细菌入侵变质。要竖放，以免变成黏壳蛋。冰箱4℃冷藏可延长鸡蛋保质时间。从冰箱取出的鸡蛋表面会有冷凝水，会破坏外壳的膜，因此从冰箱拿出来的鸡蛋不要再放回冰箱，要尽快使用。煮熟带壳的鸡蛋放置时间短，要尽快食用完。

（四）肉类

鲜肉无法在常温下长时间保存，在 -20℃的冷冻环境中可以保存一年左右。把肉切块，入油炸熟后浸入猪油里也可保存一年左右。肉经过腌制、晾晒可以常温保存3～5个月。注意肉不能反复冷冻，冷冻前把肉切块，每次解冻需要的量，绞肉或肉末可以压成薄饼状后冷冻，取用时掰取部分即可。

（五）油类

食用油用色深、口小的玻璃瓶或陶瓷罐盛放，不能长期用钢、铁、铝制金属容器或塑料桶盛油。油桶放置阴凉、干燥、通风处，装油的瓶子不用橡皮等有异味的瓶塞。在油脂中加入维生素E（刺破维生素E胶囊滴入）可以防止油脂酸败。

（六）罐头和塑料包装食品

金属罐头开封后，由于金属可以催化分解反应，酸性物质也会溶出更多有害金属，因此内容物需尽快从罐体转移出来。软饮料开罐后可以减压瓶体，排出空气后再密闭，延长保存时间。

在塑料包装食品方面，塑料制品中的塑化剂在一定条件下如温度较高、遇到适当溶剂、接触时间过长都有可能释放出来，污染食物。受到包装中塑化剂溶出影响，塑料瓶不能当成水杯反复使用。饮料瓶通常不耐高温，用饮料瓶当水杯接热水危害更大。用装水的瓶子装溶解性较强的食物如油、酒、酱油、腌制咸菜等，会增加塑化剂的溶出，不建议用这种方式废物利用。可以用塑料瓶装一些固体食物如豆子等。

（七）新鲜蔬菜水果

新鲜蔬菜水果一般无法长期保存，建议现吃现买。短时间可以低温或常温放置。蔬菜水果短期放置不要置于密闭塑料袋中，会增加蔬菜水果的无氧呼吸，消耗更多营养成分，同时促进厌氧菌生长，增加细菌性食物中毒风险。一般而言，在各种真菌作用和空气强烈氧化下，水分高的果蔬在室温存放2～3天，维生素C损失率可达40%～70%；在冰箱里保存3天维生素C损失率为10%～40%，保存7天损失率为30%～80%，因此，果蔬在冰箱内保存不超过3天为宜，最长不超过5天。冷藏保存不要用保鲜膜把果蔬包紧，妨碍果蔬呼吸。热带水果如芒果、石榴不能低温冷藏，容易冻伤，损害品质。部分蔬菜如西红柿、黄瓜也不要低温冷藏。另外，食物储存要远离有毒物品，如农药、杀虫剂、消毒剂、日用化学品等。用干净容器或者包装袋，不能用废旧报纸、接触过有害物质的包装袋、非食品级塑料制品等包裹食品。储存食品时，用胶带贴上放置日期，做到对储存时间一目了然。

二、冰箱食物存放安全

（一）冰箱食物分层存放

冰箱一般有冷藏、保鲜、冷冻区。冷藏室上层适宜储存熟肉、咸肉、酸奶及硬奶酪等。冷藏室下层可储存需要快速加热的食物，如剩饭剩菜、不带叶蔬菜、水果等。保鲜区位于冷藏室最底部，湿度最大，比较适合存放蔬菜，如绿叶蔬菜、辣椒、西蓝花等。注意食品不能码放过紧，要留有空间，以利于空气对流，均匀地对储存食品进行冷却。熟食品不要储存在冷冻室内，以免变质和串味。饮料类不能冷冻，以免冻裂。冰淇淋、鱼类不要放在冰箱门附近。

（二）冰箱食物存放期限

冰箱门架处适合储存抗菌性较强的食物，如开了封的咸菜、果酱、芝麻酱、酸味食物及调味品，大多可保存 2 个月。熟食可保存 3 ～ 5 天，咸肉、硬奶酪可保存 3 周，剩余饭菜不超过 3 天，新鲜的鱼只能在冰箱冷藏 1 天，蔬菜不超过 1 周。鱼类、肉类不建议在冷冻室长期保存，一般保存 90 ～ 180 天，解冻后不宜再次冷冻。

（三）食物变质判断

易腐败变质的熟食和需冷藏的食品放置在危险温度区域（5 ～ 60 ℃）超过 2 小时；各种食物在 32 ℃以上放置超过 1 小时，均不宜食用。以下列出不宜食用的情况：

1. 湿软、黏滑的果蔬。

2. 牛奶结块或结片。

3. 未拆封的牛排等熟肉过期 4 天。

4. 霉变的花生、玉米等即使加热也无法破坏黄曲霉素毒性，不能食用。

5. 将食物腐烂的部分去掉，剩下未腐烂部分已被微生物代谢过程所产生的各种有害物质侵入，也不能食用。

三、烹饪安全

（一）蔬菜处理

为减少营养素流失，蔬菜先浸泡、漂洗，再切。注意浸泡时间不宜过长，否则容易引起水溶性维生素流失，可以采用流水冲洗代替长时间浸泡。

（二）设备用具选择与使用

1. 烹饪用具

（1）微波炉。用微波炉烹饪不会导致癌症。微波与食物接触时所产生的热能将食物煮熟，在烹饪过程中，不产生致癌物质或放射性的粒子。且烹饪所需时间较短，能保留较多维生素。经实验证明，在微波炉上烧45秒钟的咸肉，还不会产生亚硝胺，但用其他煎锅煎或烧咸肉，每10亿份亚硝酸盐在160℃时，可产生8份亚硝胺，在187℃时，则可产生出18份亚硝胺。而亚硝胺是众所周知的致癌物质。

（2）锅的选择。使用铁锅较铝锅为好。长期缺铁，可能引发胃肠道癌症。使用铁锅烹调，能增加食物中铁的含量。使用铝锅制作含酸或含碱的食物时，容易使铝元素溶解于食物中。例如用铝锅烹炒酸白菜、蘑菇、腌咸鱼等，会导致铝元素溶解并进入人体。铝进入人体后能破坏在人体中负责细胞能量转换的三磷腺苷，从而妨碍细胞的能量转换过程。铝沉积在大脑中还会使人思维能力差、迟钝痴呆。不粘锅是在锅内接触食物的表面，涂有一层光滑的聚四氟乙烯（俗称特氟龙），这种物质不溶于酸和碱，不粘油污，易清洗。不粘锅加热时热量分布均匀，但不能过度加热。聚四氟乙烯在250℃以下时无明显热解现象；在300℃时产生极微量的热解物，无明显刺激作用；在400℃以上4小时生成可水解性氟化物如氟化氢，对肺部有强烈的刺激作用。搪瓷锅的原料含有铅化合物，例如氧化铅、二氧化铅、三氧化二铅（黄丹）、四氧化三铅（红丹）和硅酸铅等。铅化合物可经消化道吸收，人体吸收过量的铅可以引起铅中毒的症状，如贫血、神经衰弱综合征、腹绞痛等。

2. 用具分类使用

为防止交叉污染，设备和用具将食品与非食品分开，生与熟分开，荤与素分开，禽类和鱼专区操作。各种用具、砧板、抹布专用，定期消毒。砧板可以使用酒精消毒，抹布需要用消毒液消毒。

3. 烹饪安全

加工食物温度和时间要合适，温度大于 50 ℃，一般腐败微生物停止生长，60 ℃以上，微生物逐渐死亡，细菌芽孢、霉菌孢子一般要在高温高压环境下才能被杀死。注意，温度上升到 200 ℃以上继续加热，蛋白质完全分解并焦化成对人体有害的物质多环芳烃。高温下反复使用的油脂可能生成对人和动物有毒的物质，如苯并芘，可致癌。煎炸、烧烤、烘烤食品加热时间太长、温度太高，温度 > 120 ℃会产生丙烯酰胺类，温度 > 200 ℃会产生多环芳烃、杂环胺类。另外燃料或食物不完全燃烧也会产生这类致癌物，如炭火直接烧烤，腊肉、香肠熏制过程中油烟污染食物。烹饪过程中投放味精应注意，由于味精主要成分为谷氨酸钠，在弱酸性或中性溶液中，且温度为 70 ~ 90 ℃时，使用效果最好；如投放时温度过高，谷氨酸钠在高温下转化为焦谷氨酸钠，不仅毫无鲜味，而且可能引起恶心、眩晕、心跳加快等中毒症状。

四、厨房环境安全

1. 洗碗巾、擦桌布、围裙等常常残留食物残渣，在潮湿情况下容易滋生细菌，在擦拭手、碗筷、刀具、菜板后间接污染食物，需要每次使用后搓洗干净，摊开晾晒，不能揉成一团。洗碗巾、擦桌布不能混用。

2. 菜板、刀具明确用途，生熟分开使用，推荐准备两块菜板、两把刀具。

3. 厨房垃圾过夜放置容易招惹各种昆虫、老鼠，导致泛滥成灾。昆虫、老鼠爬行时会污染厨房用具和台面，并传播细菌、病毒。因此，厨房垃圾不要过夜，及时倾倒，减少昆虫、老鼠滋生机会。

4. 冰箱使用需严格分层，分别放置生熟食品，熟食放上面，生食放下面，避免交叉污染。冰箱需要定期清理、清洗，至少每月清洗一次。储存食物时间不宜过长。生肉冷藏一般 1～2 天，瓜果蔬菜 3～5 天。冰冻的肉类和禽类使用前缓慢化冻，已经解冻的肉禽及鱼类不要再次冻存。定期清理过期和变质食物，清洗食物残渣残液。

5. 蔬菜、水果通常有农药残留，并沾染其他环境中的有毒污染物，可能还含有细菌、病毒和一些寄生虫。在烹调和食用前，需充分浸泡并用流水冲洗。蔬菜不要切后再洗，清洗和盛装时也不要和肉类使用同一个容器。

6. 洗菜、切菜荤素分开，先洗切凉拌用原材料，其次是葱姜蒜类，再是蔬菜，最后处理生肉。蔬菜、调料类烹调时间短，如果被污染，很容易出现加热不充分情况。在加工砍切剁生肉时，案台周边不应放熟食；生肉的边角料，废弃物，用过的刀具和其他工具、容器及时清理干净，避免交叉污染。

7. 厨房清洗剂、消毒液、杀虫剂等有毒物质和食品不能混放，要远离食物，避免挥发、渗漏后沾染食物或者忙中出错被误用。

8. 锅碗瓢盆等厨房用具在用餐结束后要及时清洗，清洗后需要控水，不要用抹布擦拭。水分流干后及时收捡。放置厨房用具的地方要经常打扫和清洗。灶台和台面也需要及时清洗，不留水渍。

9. 尽量不要做太多饭菜，过多饭菜要及时分出来单独放置，吃剩的饭菜要及时收纳到冰箱。剩饭菜要充分加热，但不要温度过高，也不要反复加热食用。汤汁类剩菜要重新煮沸，外购熟食也要加热后食用。

10. 在整个食物制作过程中要随时洗手，特别是上卫生间后，处理完生肉、生鸡蛋后，需要及时洗手再操作其他食物。

参考文献

[1] 江松敏, 孙庆文, 曹立环, 等. 营养健康与疾病预防 [M]. 北京:军事医学科学出版社, 2014.

[2] 李丽 . 慢性肾脏病患者临床营养评估及膳食结构特点分析 [D]. 重庆：第三军医大学，2015.

[3] 孙秀发，凌文华 . 临床营养学（第 3 版）[M]. 北京：科学出版社，2016.

[4] 庞倩影 . 在外就餐，要吃得聪明一点 [J]. 家庭医药・快乐养生，2017（2）：14-15.

[5] 贾海先，赵耀 . 膳食调查辅助工具与营养素摄入量统计分析软件应用进展 [J]. 卫生研究，2017，46（4）：680-684.

[6] 孙长颢 . 营养与食品卫生学（第 8 版）[M]. 北京：人民卫生出版社，2017.

[7] 杨月欣，葛可佑 . 中国营养科学全书（第 2 版）[M]. 北京：人民卫生出版社，2019.

[8] 刘高明，胡进，刘媛媛，等 . 宫颈癌治疗后继发性双下肢淋巴水肿患者的护理 [J]. 护理学杂志，2019，34（9）：37-39.

[9] 蒲刚伟 . 城市居民食用油营养认知与消费行为研究——基于北京、上海、郑州三市的调研 [D]. 北京：中国农业科学院，2020.

[10] 葛可佑 . 中国营养师培训教材 [M]. 北京：人民卫生出版社，2021.

[11] 于建春，临床营养学 [M] 北京：人民卫生出版社，2021.

[12] 王立铨，龙笑 . 脂肪水肿的研究进展 [J]. 基础医学与临床，2021，41（3）：438-441.

[13] 姚云 . 如何在外科学就餐 [J]. 保健文汇，2021，22（5）：37.

[14] 琚腊红，于冬梅，郭齐雅，等 . 2015 年中国 18 ～ 59 岁居民在外就餐行为及其对肥胖的影响 [J]. 卫生研究，2021，50（3）：395-400.

[15] 李青香，徐琴娟，侯纯琦 . 饮食日记健康教育对维持性血液透析患者水钠控制中的应用效果 [J]. 中国健康教育，2021，37（1）：71-74.

[16] 夏文水 . 食品工艺学 [M]. 北京：中国轻工业出版社，2022.

[17] 佚名 . 从炎症到癌症只需要两三步 [J]. 大众科学，2022（2）：60-61.

[18] 张慧珍，张丽娟，罗庆华，等 . 下肢慢性淋巴水肿相关皮肤并发症的原因分析与护理对策 [J]. 当代护士（下旬刊），2022，29（2）：104-109.

[19] 龚晨，张贤，林颖，等 . "互联网 +"健康教育在慢性心力衰竭患者中的应用评价 [J]. 上海护理，2022，22（2）：1-5.

第九章　水肿患者常见的营养误区

本章介绍

　　概述了水肿患者喝水、吃盐、饮食习惯等常见的营养误区，介绍了如何合理地喝水、吃盐，讲解了怎样的饮食习惯是适合水肿患者的。

学习目标

　　1. 熟记喝水、吃盐、饮食习惯等的常见误区。

　　2. 理解水肿的发生机制，以及水肿与喝水、吃盐、饮食习惯的关系。

　　3. 应用合理的喝水、吃盐等方法，养成良好的饮食习惯。

第一节　喝水的误区

一、认知误区

　　很多人想到水肿总认为是水喝多了，要不就是与肾不好有关，所以水肿患者常常不敢也认为不该喝水，这种认知其实是错误的，它并没有任何的科学依据。有些水肿患者知道可以喝水，但对科学喝水的认知也很不足。

二、水肿的认知

（一）水肿的发生

　　要想知道水肿患者究竟如何科学喝水，首先要清楚引起水肿的原因。正常情况下，组织间隙和血管中液体的量是相对恒定的，二者之间相互进行液体交换，在渗透压和静水压的作用下维持着动态平衡。当组织液产生的量超过回流的量时，体内液体过多积聚在细胞和组织间隙，就会发生水肿。造成体内水分积聚的原因主要与细胞外液及细胞内液的钠、钾离子不平衡有关，与水分的摄取多寡关系不太大。

影响组织液的产生和回流主要有四个因素：毛细血管压增高、血浆胶体渗透压降低（组织液渗透压升高）、毛细血管通透性增高、淋巴回流受阻。这四个因素导致血管 – 组织液 – 淋巴液中液体交换失衡，还有各种生理性、病理性因素影响肾的过滤和重吸收，从而导致体内外液体交换失衡，发生水肿。

（二）水肿的原因

根据上述四种因素，可以粗略地将引起水肿的原因分为以下几种：

1. 血液循环受限（毛细血管血压增高）、局部静脉回流障碍

睡觉的时候眼睑活动少，眼睑部位血液流动较少，毛细血管压力增大，促使体液离开血管进入疏松的眼睑组织，从而出现晨起眼肿。久坐、久站的时候，下肢血液循环受阻，体液在重力作用下向下肢聚集，因为下肢回流受阻，淤积造成浮肿，也就是我们常说的睡前腿粗。这两种情况只要改变体位后一段时间，浮肿就会减轻或消失。喝水多少对于因为局部静脉回流障碍导致的水肿并没有太明显影响，此类患者可以多喝水，而且多喝水也可以预防血栓形成，对于减轻水肿有一定好处。

2. 蛋白质营养不良（血浆胶体渗透压降低）

摄入蛋白质和能量减少，会使血液中血浆蛋白减少，水分在渗透压的压力差下向组织液渗透，长期缺乏蛋白质可以引起水肿，纠正饮食习惯后水肿会逐渐恢复，但过程相对缓慢。

3. 局部组织代谢旺盛（组织液渗透压升高）

运动后局部组织代谢旺盛，代谢产物暂时性增加，从而引起组织液渗透压升高，使水分不易被重吸收而进入血浆运出，从而引起水肿。特别是运动较少的人突然运动更容易出现水肿，例如爬山后小腿水肿等。

4. 过敏、碰撞（毛细血管通透性增高）

过敏后细胞释放组织胺，使毛细血管通透性增高，大分子渗出到组织

液中，渗透压升高导致局部性水肿。局部磕碰也使得毛细血管破裂或者通透性增高，从而导致水肿。

5. 钠摄入过多（肾重吸收增强）

肾小管对钠的吸收增加，导致钠潴留，进而导致血液中晶体渗透压增高，刺激抗利尿激素的分泌，加强水的重吸收，导致水钠潴留，这种情况下通常会导致全身性水肿。多喝水对于钠潴留所致的水肿，反而有改善作用。

6. 全身性疾病（心源性水肿、肺源性水肿、肝源性水肿、肾源性水肿、内分泌源性水肿和不明原因水肿等）

（1）心源性水肿主要表现为心慌、胸闷，大量的水钠潴留不能排出。此类患者往往有心脏病病史，可能同时伴有高血压、冠心病。心源性水肿一般先由足部、下肢或重力处开始，不提倡多喝水，因为多喝水可能会增加心脏负担，加重水肿。

（2）肺源性水肿患者可能有肺部的基础疾病，多喝水容易导致肺部压力增高，呼吸困难加重，甚至出现肺水肿，因此也不提倡多喝水。

（3）肝源性水肿主要是低蛋白性水肿，要补充蛋白质，对于喝水量一般也没有太多要求。

（4）肾源性水肿因尿液中流失大量蛋白质所造成，水肿往往开始于眼睑，然后逐渐遍布全身，此类患者的尿液检查中会有蛋白质、血尿等，这种患者必须控制喝水量，过多水分容易导致肾功能衰竭的症状加重，提倡患者不要喝太多水。

（5）内分泌源性水肿对喝水要求并没有太多，但尽量避免多喝水。

（6）特发性水肿患者，一般也要求尽量不要喝太多水。

三、科学喝水，走出喝水误区

（一）水肿患者喝水的原则

生活中要想避免或减轻水肿，就应该每日足量饮水，控制钠盐摄入量，饮食保证充足的蛋白质摄入，避免日常久坐久站，多多抻腿，多多活动四肢。而水肿患者，一般情况下都可以喝水，但原则上建议应该少喝水，因为水喝进去以后，对患者是负担，如果不能及时排出来，就会加重水肿。

（二）水肿患者是否可以多喝水

至于水肿患者是否可以多喝水，主要是看水肿的原因是什么，水肿后有大量水钠潴留，会表现在双下肢、颜面部，可能会出现明显凹陷性的水肿，如果水肿严重且持久，用手指按下后凹陷深且回弹比较慢，一定要及时就医排除肝肾疾病。若手指加压不出现凹陷，可能要考虑甲减引起胶状物质沉积于组织间隙的非凹陷性水肿。在明确引起水肿的原因后，可以分以下几种情况判断能否多饮水。

1. 可以多喝水

如果水肿较轻，仅为脚踝部或脚背水肿，心功能正常、尿量正常，这种情况对喝水不会有太多限制，可以适当饮水，但是也不能大量饮水。一天饮水量为 1500～1700 mL，不会增加肾脏的负担。

2. 不可以多喝水

大多数情况下，水肿患者不能多饮水。如果患者水肿比较明显，比较严重如肾病综合征、大量蛋白尿、低蛋白血症等疾病，甚至出现胸水、腹水、尿量减少等情况，此时不要多饮水。心力衰竭患者水肿比较明显，有明显的胸闷、憋气，不能平卧时不要多饮水，要尽量减少饮水量，根据每天的尿量以及心功能、肾功能的情况，决定每天的饮水量。

（三）水肿患者常见喝水误区

水是生命的源泉，万物生长均缺少不了水的滋养。在生活里，人们对喝水却存在不少认知误区，例如非纯净水不喝、害怕反复烧开的水会致癌、睡前喝水第二天会眼肿等。这些没根据又长期存在的执念，不仅扰乱了对喝水的正常观念，还会影响身体健康。今天就来辨识和揭晓以下四种常见的喝水误区是怎么一回事。

1. 只喝纯净水

生活中常喝的饮品包括白水、茶水、饮料等，白水不含能量、解渴，是日常生活中的最佳饮品，而白水中又以白开水为最佳。白开水容易透过细胞膜进入细胞促进人体的新陈代谢，增加血液中的血红蛋白含量，增强机体免疫功能，提高人体抗病能力，是最符合人体需要的饮用水，并且干净卫生、制作简单、经济实惠，是饮品中的最佳选择。纯净水等也可以作为一种选择，但不宜作为主要的饮用水。所谓的纯净水是采取一些反渗透法、过滤法、蒸馏法，把天然水里的矿物质、微量元素、污染物等都清除了的水。喝自来水不代表一定对身体不好，符合国家标准的安全的自来水对健康也是有好处的。所以，不能只喝纯净水。

2. 水垢多意味着水质差

很多患者喜欢烧开自来水喝，但是长期使用水壶烧水后，会发现壶里经常布满厚厚一层水垢。是否水垢多就代表水质差呢？答案是否定的。水垢实际就是含钙元素和镁元素的化合物，水垢多仅仅说明平时使用的自来水是"硬水"，即含钙离子、镁离子较多的水，跟水质无太大关系。水垢实际是物理层面形成的沉积效应，即使进入人体里，也不能吸收，而是随着食物残渣进入大肠，排到体外，并不会形成"结石"。结石其实更多的是一种病理反应。所以，水垢多不代表水质差。

3. 水肿是喝水引起的，喝水越少越好

水肿不单单是喝水多引起的。水肿是人体组织间隙有过多的液体积聚，引起组织肿胀。在体内组织间隙呈弥漫性分布时表现为全身性水肿；液体积聚在局部组织间隙时，呈局部性水肿。所以不能说喝水越少越好，喝水太少也会有以下危害。

（1）不利于新陈代谢。细胞里绝大部分也是由水组成的，细胞每天都在进行着新旧更替，每天都在进行着死亡与再生，因此，如果喝水太少，导致细胞里水分不足，就会影响身体的新陈代谢。

（2）导致血液浓度升高。如果喝水太少，导致血液的浓度增加，血流变缓，这样的话势必会影响身体的血氧供应，时间长了还容易造成栓塞。

（3）导致体热。如果身体里的水少，就会影响身体的散热，导致体温升高，因此，人们在夏天特别能喝水，其实，就是通过喝水排汗来降低体温。

（4）消化不良。人体是靠胃液来消化食物的，而胃液的主要成分也是水，如果喝水不足，会导致胃液分泌不足，同样会引起消化不良。

（5）皮肤干燥，细胞萎缩。如果喝水少，皮肤、细胞会出现缺水，导致皮肤干燥、人体迅速老化。

（四）水肿患者喝水的评估

患者出现水肿时一般建议适量喝水，不能喝水过多，因为喝水过多，组织间隙会有过多的液体积聚，使组织损伤而引起全身性或者局部性水肿。

1. 喝水过多的危害

患有肾小球疾病的患者，由于肾小球滤过率下降以及水钠潴留或者低蛋白血症而导致水肿，饮水多可导致体重增加，血压上升；有心血管疾病的患者，心功能不全，尤其是出现右心功能不全时，下腔静脉回流受阻会出现明显的水肿，以及水钠潴留导致的高血压，饮水增加后可诱发急性肺水肿和左心功能不全；肝硬化患者肝功能失代偿期，大量饮水会使腹水更多；有甲亢和甲减的患者也会出现水肿，出现水肿后主要应控制水钠的摄入，而对于甲状腺疾病引起的水肿，一般尿量正常，饮水量可以不过分限制。

2. 喝水量的评估

喝水量的评估方法有三种：（1）根据体重计算，成年人饮水量的标准是每公斤体重每天应该补充 40 mL 的水；（2）按照排出量计算，成年人每天的总排水量约为 2500 mL，而根据摄入与排出平衡的原理，成年人每天的需水量约为 2500 mL；（3）按照美国膳食营养供给量标准估算，成年人每天的需水量为 2000 ~ 2500 mL。水肿患者具体喝多少水量，一定要根据肾功能、心功能以及血浆白蛋白、总蛋白、尿量的情况决定。即监测尿常规、肾功能、电解质以及检查 24 小时尿蛋白定量，并且检查尿比重。如果体内的电解质含量减少，这个时候还要适当地补充电解质，同时还要适当地补充少量的水分，并不是不喝水。如果是肾病综合征引起的，这个时候应该要限制钠盐，并且适当地补充优质蛋白质，达到水盐代谢平衡。如果尿量增多，即便是有水肿的状态，还是要适当地补充水分。

（五）水肿患者如何适度饮水

既然对于大多数水肿患者都建议少喝水，那又应该如何做到适度"饮水"呢？首先要说明的是，"饮水"绝不仅仅指每日喝的水，而是包括以米饭、馒头、蔬菜、水果、粥、汤、牛奶以及喝水等所有方式摄入的水。因此，需要限制水摄入量的患者也一定要从上述各方面进行限制。下面有几个限制每日水摄入量的小窍门。

1. 少吃咸的，避免重口味的饮食

盐的主要成分是氯化钠，人每天都必须摄入一定的盐来保持新陈代谢，调整体液和细胞之间的酸碱平衡，促进人体生长发育。盐分不单指食用盐或吃起来咸的东西，而是泛指所有的酱料、腌制物或含钠量高的饮料。咸味是绝大多数复合味的基础味，有"百味之王"之说。从大约 5000 年前的黄帝时期，食盐已经被认识和食用了。但若长期摄入过多，则很容易影响健康。食物太咸或味太重容易导致口渴，不好控制饮水量，最好做菜少放盐、酱油、味精、鸡精，不吃或少吃咸菜、腌制食品，少吃外卖熟食等。饮食对身体的影响是最直接的，因此，不管是偏爱酸、甜、辣、咸、鲜中的哪一个，过分食之都是不好的，为了自己的身体健康还是建议改掉重口味的饮食习惯。

2. 匀速少量喝水

比如可以用小杯子喝水，每天设定仅喝 1 杯水，每次喝一口或者很少量。尤其在夏天，很多人喜欢猛喝水，但即使是没有水肿的正常人，喝水太猛也容易导致人体水过多或水中毒，加重心脏、肾脏等器官的负担，出现头痛、恶心、呕吐、食欲下降、水肿、血压升高、心率减慢等表现，严重时还可能抽搐、昏迷，甚至是死亡。所以水肿患者尤其是心源性或肾源性水肿伴有慢性心力衰竭及肾衰竭患者，在夏季更需重视对喝水的管理，应每次少量喝水，建议采用匀速小量且每天的喝水量不能高于尿量，以免加重病情。对流失大量汗液的人群来说，喝适量淡盐水较好，可采取间断的补水方法，即每隔 2 ~ 4 小时，适当饮水。需要严格控制水量的患者可以使用冻冰块，口渴时含一个冰块。喝水除应注意速度、喝水量外，还要注意喝水的温度、种类及时间。心源性水肿患者不宜喝冰水、浓茶、碳酸饮料，这些饮品会增加心率，加大心脏耗氧量，诱发心律失常、心绞痛等，宜选冬瓜汤、红豆和绿豆汤等。

3. 吃含水少的食物

事实上，喝水并非是身体摄入水的唯一途径，很多食物的含水量超乎想象。馒头、烙饼含水 30％，而米饭含水 70％，粥、汤、蔬菜、水果含水 90％，这些都要算入每日饮水量。因此，需要控制入水量的患者，应尽量少吃粥、汤，建议主食吃含水量少的馒头、烙饼等。

4. 保持大便通畅

这虽然不属于适度饮水的范畴，但对于有效控制体内水状态也很重要。想要保持大便通畅，需要养成规律的生活方式和正常的饮食习惯，如果每天能够规律的生活起居，晨起可以空腹喝些温水，平时加大运动，适度地做腹部按摩。在饮食方面，需要进食清淡、好消化的，尽量不要吃过于油腻、辛辣刺激的食物，因为这些食物容易造成胃肠菌群的紊乱，菌群紊乱就容易造成大便不通畅。如果通过这些饮食、生活方式的调整，大便还不是特别通畅，还可以利用肠道"生物钟"，晨起或者是睡前都可以蹲一蹲厕所，即使没有便意也要蹲一蹲，给肠道一个信号，每天都有规律的排便时间，这样大便就比较容易保持通畅。

万万没想到，喝水这么一件轻松平常的事也有这么多科学的讲究，因为人体 80％ 的疾病与水有关，希望水肿患者都能好好喝水，喝好水，早日康复，摆脱水肿痛苦。

第二节　吃盐的误区

一、认知误区

生活中可能时常碰到这种情况：前一天晚上吃了炸鸡、方便面之类的快餐食物后，第二天起床感觉"变胖"了。这是由于这些食物中含盐量过高。其实吃盐多的时候，不是导致肥胖，而是导致了水肿。食盐有一定的吸水性，如果摄入的食盐比较多，会造成水钠潴留，引起体内的水分增加，还可能有双下肢水肿等改变。为什么吃多了盐第二天身体就会水肿呢？那水肿患者是不是不可以吃盐了呢？这种认知其实是错误的，水肿患者同样可以吃盐，但是要正确地摄入盐分。

二、盐与水肿的认知

（一）钠盐与水肿的关系

1. 钠盐是如何造成身体水肿的呢？

很多水肿患者时常会问：钠盐是如何造成身体水肿的呢？水肿是细胞之间组织间液潴留的状态，而组织间液在细胞之间潴留，是渗透压在发挥作用。渗透压是指浓度不同的水分通过细胞膜出入时，浓度低的被渗透到浓度高的一方。组织间液的浓度可由人体每天通过饮食摄取的营养成分而有所变化。过多摄入盐会导致水分潴留而发生水肿，这其中最主要的问题是钠与钾平衡。钠主要来自食盐，而钾作为一种微量元素，主要来自芹菜、胡萝卜等蔬菜。细胞内液含有较多的钾，而细胞与细胞之间的组织间液里含有较多的钠，通常情况下这两者在细胞膜两侧保持动态的平衡。如果我们摄入盐过多，组织间液中的钠浓度升高，钾与钠的平衡被打破，细胞内液向细胞外渗透而潴留，进而发生水肿。

2. 盐吃多了有什么危害呢？

水肿患者在了解了钠盐与水肿的关系后，知道不能过度吃盐，因为盐吃多了会给身体带来很多危害，那么就简单介绍如下几种常见危害。

（1）盐敏感性高血压。盐的主要成分是钠离子，如果摄入过多的盐分，体内钠离子的含量会升高，导致水钠潴留，而引起血压出现上升的趋势，还会导致钠离子升高，时间久了会激活人体的肾素－血管紧张素－醛固酮系统，导致盐敏感性高血压的发生，这时高血压将不可逆，通常需要长期甚至是终生口服降压药物进行治疗。

（2）伤肾。摄入过多的钠盐，会给肾脏带来沉重负担，可能引起肾功能不全，甚至肾脏的衰竭，所以盐吃多了会伤肾。

（3）增加心脏负荷。盐吃多了会形成水钠潴留，这时心脏泵血就要克服较重的容量负荷，尤其是心功能不全，甚至心力衰竭的患者，可能诱发急性左心衰竭，所以心功能不全的患者要低盐、低脂饮食。

三、科学吃盐，走出吃盐误区

（一）吃盐的误区

俗话说得好，"柴米油盐酱醋"，生活中这些调味品都是必不可少的，而单单说盐，也是人体不可或缺的。但是，其实大家在吃盐的时候也有很多问题没有注意到，很多人进入了吃盐的误区，不懂得如何正确吃盐。盐，是每一个家庭都必备的调味料，每家每户的厨房里都少不了盐。下面就来介绍一下吃盐的注意事项和误区。

1. 水肿患者是不是不能吃盐？

在出现水肿后，大部分患者不敢吃盐，认为吃盐后要喝水，喝水会加重水肿；小部分患者不知道要吃多少盐、怎么吃盐才能不加重水肿。其实水肿患者是可以吃盐的，研究认为食盐摄入不宜过多也不宜过少，食盐除调味以外，还参与人体渗透压和酸碱平衡。如果长期吃盐偏少，会引起低血压、疲乏、食欲差等症状。而长期过量食用食盐（每天摄入量超过 10 g）对人体健康危害亦大。因为食盐参与保持体内水平衡，吃进体内的盐越多，体内的水潴留越多。如果长期在菜肴中加入食盐偏多，不仅菜肴苦涩难吃，还会加重肾脏、心脏等脏器的负担，导致水肿，使高血压、冠心病、脑出血、胃癌等发病率显著增加。对于一些肾功能有障碍的患者来说，过多的食盐蓄积体内就会引起或加重水肿症状。所以，生活中水肿患者要饮食清淡，以低盐、低糖、低脂的食物为主，这样不仅可以防止水肿，而且还能够防止血压升高和心脑血管疾病的发生。

2. 日常饮食习惯中常见的吃盐误区

日常生活中，哪些饮食习惯会在不经意间升高身体的"盐值"？

（1）吃饭重口味。盐分不单指食用盐或吃起来咸的东西，而是泛指所有的酱料、腌制物或含钠量高的饮料。比如日常生活中常用的味精、鸡精、酱料、虾皮、腌咸菜等。很多人喜欢一日三餐辅以重盐、重油的菜来"下饭"，炒制这样的菜肴时需要添加更多的盐以及酱油、黄豆酱、蚝油、味精、番茄酱等含盐量高的调味品。

（2）常吃外卖与零食。超市里方便食品琳琅满目，外卖又简便快捷，是很多人喜欢的选择。这些"便捷"的选择也会增高身体摄入的"盐值"。许多包装食品吃起来没什么咸味，却是"藏盐大户"，比如饼干、芝士、方便面、挂面、坚果、面包、冰激凌等。而很多餐馆菜肴使用的油盐量都比家庭自制食物高。且快餐食品含盐分高，几乎不含维生素、微量元素和优良蛋白质。因此，可以说快餐食品是引起水肿的一大要素。

（3）喜欢吃加工腌制类食物。像松花蛋、腊鱼、腊肉、香肠等腌制熏制食物中，势必加入了很多盐，才可以保证不容易变质。虽然它们吃起来喷香鲜咸，可是却含有大量的盐分。

（4）炒菜在高温时放盐。在炒菜和做汤的时候千万不要在高温时放碘盐。如果我们在炒菜爆锅的时候就放入碘盐，碘的食用率就是平常的10%，而在中间放碘盐的话食用率就有60%；最好是在出锅的时候放，食用率是最高的。

（5）盐敞口放置。碘盐如果长时间与阳光、空气接触，那么碘元素就特别容易挥发。所以大家最好将盐放在有色的玻璃瓶内，用完后盖严，密封保存。

（6）只要血压正常，吃盐就不必担心。高血压其实仅仅只是长期进食多盐食物的一种并发症。吃盐过多可能会导致钠摄入过量，并诱发水肿、肥胖症、糖尿病和心脏病等。

（二）科学吃盐

1. 每天到底应该吃多少盐

为了维持人体的生理需要，健康人一般每天可吃食盐 5 g 左右。摄入食盐不宜长期过量，可以分为以下几种情况。

（1）如果肾病患者有水肿或高血压状况，如肾病综合征、急性肾炎、慢性肾炎，都可以采用低盐饮食。低盐饮食对盐的摄入量限制在 3 ～ 5 g，但要注意的是，低盐饮食要尽量避免咸菜、卤味、咸鸭蛋或重口味调料品。

（2）肾病患者如果出现明显水肿或高血压状况时，应该禁盐。一般急性肾炎初期、慢性肾炎急发期、原发性肾病综合征、慢性肾衰并伴有高血压及水肿时要严格禁盐，包括含有盐成分的食品如调料、咸味小食品等。

（3）如患者从未出现过水肿、高血压，或经治疗水肿、高血压消失，则不严格限盐。推荐摄入食盐 4 g（1 啤酒瓶子盖 ＝ 4 g），饮食应以清淡为宜，要多吃蔬菜、水果。食盐摄入多所致的水肿，可以用利尿剂治疗。

2. 想要将减盐真正进行下去，可试试以下几个减盐技巧

（1）选择新鲜食材，保留食物本味。尽量购买新鲜的食材，多用蒸、烤、煮等烹调方式，尽可能保留食物的天然味道，不需要加入过多的盐和其他调味品。同时要少吃咸菜、加工熟食肉类和罐头等高盐食品。

（2）正确使用盐勺，掌握食盐用量。要做好量的估计，可以借助限盐勺。常用盐勺的规格是一勺 2 g 食盐，注意是一平勺，不能冒尖儿。

（3）调味品巧选择，出锅再放盐。做菜的时候尽量少放盐，少用酱油、味精、鸡精、豆瓣酱等含盐量高的调味品。可以多利用食物本身的鲜香味，如香菇、海米、紫菜等。还可以用醋、柠檬汁、花椒、八角、葱、姜、蒜等来调味，替代盐或酱油。炒菜时临出锅了再放盐，这样盐就会附着在食材的表面，而吸附进食材内部的盐并不多，这样的菜吃起来减盐不减味。

（4）在外就餐，主动提出少盐。餐馆菜品通常比家庭自制的菜品口味更重。因此，减少在外就餐和吃外卖的次数，尽量选择在家就餐，是减盐的好途径。必须在外就餐时，可以主动向厨师提出低盐少油的要求，主动选择低盐菜品。

（5）购买包装食品时，选择含盐量低的。建议购买食品时，仔细阅读包装上的营养成分表，营养成分表上的钠（Na）含量高低就表示含盐量的高低。购买时要注意尽可能选择钠含量低的食品。

"成也钠盐，败也钠盐"，看似普普通通的食盐，对于身体却影响巨大。不吃盐身体会感觉乏力，吃盐过多的危害也很可怕。因此一定要科学控制盐分的摄入量，走出吃盐误区，控制水肿，为身体健康奠定坚实基础。

第三节　饮食习惯的误区

随着社会经济的不断发展，人们生活水平的不断提高，居民的膳食状况明显改善，但与膳食结构及生活方式相关的慢性病患病率也随之升高。合理营养是健康的物质基础，而平衡膳食又是合理营养的根本途径。饮食习惯可能通过多种途径影响水肿的发生与发展，因生活方式差异，水肿出现的部位也不同。如果身体处于健康状态，水液会通过分布全身的血管、淋巴管在体内循环，不会在任何部位潴留。但是，因为营养失调、运动不足或者激素分泌失调的影响而致水液在身体的特定部位发生潴留从而形成水肿。受个人体质和生活方式的影响，水液潴留在什么部位往往因人而异。好的饮食习惯有助于水肿的治疗，不良的饮食习惯也会影响水肿的治疗效果，造成体液潴留或流失过多。常见饮食误区有以下几种。

一、喜好快餐食品

晚上吃方便面、快餐食品和小包装零食，第二天早上就出现水肿了，这样的人一定有吧？

水肿是细胞之间组织间液潴留的状态，而组织间液的浓度可因人体每天通过饮食摄取的营养成分不同而有所变化。快餐食品含盐分高，几乎不含维生素、微量元素和优质蛋白质，因此可以说快餐食品具有一切引起水肿的要素。

二、熬夜、吃夜宵

"日出而作，日落而息"，这是人体生物钟自然调整的结果。毫无疑问，昼夜节律颠倒对人体的生理功能和代谢都会产生负面影响。现代很多年轻人或因工作或因不良作息而经常熬夜，熬夜是一种危害人身体健康的不良习惯，可导致一些疾病。据医学专家发现，熬夜会导致人体生物钟紊乱，造成食欲不佳、免疫力低下、自主神经功能紊乱等状况。

当人熬夜了、感觉疲劳了，或心情焦躁、感觉压力过大时，第二天早上是否会出现水肿呢？也许有人会认为压力和水肿之间似乎没有什么关系，实际上压力会迅速导致体内水液循环不畅。水液通过血管和淋巴管在体内循环。淋巴管本身没有运动功能，所以要依赖血管运动和肌肉运动来提供其运送淋巴液的动力。而血管运动需要自主神经来调节，当人体感受到压力时，自主神经的功能会出现紊乱，血液和淋巴液的流动会减慢，从而产生水肿。一般表现为双下肢，或者颜面部、眼睑的水肿。熬夜可导致毛细血管静脉压升高：熬夜时，如长时间久坐，可导致下肢静脉血液回流障碍，血液在双下肢积聚，使毛细血管静脉压升高，引起双下肢水肿。熬夜还可导致毛细血管通透性增高：熬夜可使人体分泌一些物质，这些物质可导致毛细血管通透性增高，在组织比较疏松的部位容易发生水肿，如颜面部、眼眶周围。此外，熬夜的人会出现内分泌紊乱，一些容易促进水肿的激素相对分泌过多。

而吃夜宵更是危害人体健康，满足引起水肿的一切因素，也更容易刺激和伤害胃肠消化系统。夜晚本身应该是身体和胃肠休息的时间，如果经常在胃肠休息的时间进餐，胃肠得不到足够的休息，就会增加消化不良、胃胀、反酸等问题的发生风险，影响正常的消化功能。

无论夜宵吃的是小龙虾还是烧烤，抑或是拉面，摄入之后都会增加一部分能量物质，包括水、盐的摄入过量，超过人体代谢的能力，引起水肿。而夜间的活动减少，能量的消耗变少，这样一来能量物质就会在身体中存在不少蓄积，长此以往能量持续过剩，自然就会增加肥胖和超重的风险。代谢废物难以排出，因而整个身体都充满了毒素并呈现臃肿的体态。随着年龄增长，人体的代谢速度自然会衰退，容易出现水肿。

三、果蔬汁、饮料当水喝

近年来喝榨果蔬汁盛行，许多家庭购买了榨汁机，水果、蔬菜只喝汁不吃"渣"。其实除了患有某些疾病、牙齿不好的老年人和婴儿外，果蔬最好不榨汁喝。与直接食用水果相比，果汁无疑需要把水果打碎，从而释放出更多的液体。在将水果细胞打碎的过程中，难以避免地要与空气中的氧气接触，而水果中富含的很多维生素甚是娇嫩，因此果汁常因为制作过程丢失了原本含量丰富的维生素。果汁中有大量水分，进而引起身体水分过多造成水肿。人体在维生素、矿物质这些微量元素不足的情况下代谢水平会降低，从而导致身体营养失衡，容易出现水肿。而其中的纤维素、果胶等营养物质被浪费掉，易造成胃肠的蠕动减慢，引起便秘等，纤维素摄取不足还可能诱发肥胖、胆结石、高血脂、糖尿病等，也是引起水肿的重要因素。

饮料大多为含糖饮料和碳酸饮料。含糖饮料导致全球成年人的多种健康问题。添加糖是纯能量食物，过多摄入可增加龋齿、超重、肥胖发生的风险。建议每天摄入添加糖提供的能量不超过总能量的 10%，最好不超过总能量的 5%。对于儿童、青少年来说，含糖饮料是添加糖的主要来源，建议不喝或少喝含糖饮料。

碳酸饮料中含有较多的添加剂，如酸性物质、防腐剂等，有的还含有咖啡因、人工色素等成分，含糖碳酸饮料还含有大量的糖。二氧化碳如果排不出去，就会堆积在细胞间隙之中引起水肿。水肿是不健康的第一步，这些水是由二氧化碳水合后的自由基而来，造成身体酸化，体液继续变酸，水肿范围也越来越大。其次碳酸饮料喝多了，会给人的身体造成一系列的影响，如导致肥胖、胃肠功能紊乱、增加肾脏负担等，这些都是水肿发生的高风险因素。

1. 导致肥胖

含糖碳酸饮料中糖分含量占比约在 10%，长期大量饮用碳酸饮料，尤其是运动量较少的人群，因为摄入过量糖分，很容易引起肥胖，还会增加罹患糖尿病、高脂血症的风险。当新陈代谢时能量不能被完全消耗掉，多余的能量就变成脂肪蓄积起来，所以久而久之就变肥胖了。水肿和肥胖之间有着类似于蛋和鸡的关系，肥胖和水肿的原因都是代谢障碍，一旦代谢出现障碍也容易水肿。

2. 胃肠功能紊乱

碳酸饮料中含有很多二氧化碳气体，饮用后会导致早饱、胃胀，影响人的食欲；还可能会对人体内的有益菌产生抑制作用，肠胃不好的人过多饮用，会产生反酸、消化不良等。

3. 增加肾脏负担

肾脏起到帮助机体水分代谢的功能，如果摄入的碳酸饮料过多，碳酸饮料中的糖分代谢成果糖，进而产生大量嘌呤底物，刺激尿酸分泌，加重肾脏的负担，造成水钠潴留而发生水肿。同时，尿液中的钙含量增加，可能会导致肾结石。

四、吃素更健康

素食饮食，指不食用肉类，如肉制品、家禽、海鲜和任何其他动物产品的一种饮食结构。严格素食指不吃肉、蛋、奶等一切与动物相关的产品。而华夏之素，不仅指不食肉类之腥菜，还包含禁食葱、蒜、韭菜等辛味的荤性食物。因此，素食饮食缺乏蛋白质的摄入。

蛋白质是一切生命的物质基础，人体的一切生命活动，本质上是蛋白质功能的体现，所以，没有蛋白质就没有生命。蛋白质是人体不可缺少的结构成分。机体的肌肉、心脏、肝脏、肾脏等器官含有大量蛋白质；人体的骨骼和牙齿中含有大量胶原蛋白；指（趾）甲中含有角蛋白。蛋白质参与构成人体各种重要的生理活性物质。维持机体的体液平衡、血液凝固、视觉形成、人体的运动等过程都与蛋白质有关。而且，蛋白质也是人体生命活动所需能量的提供者。蛋白质摄入不足会影响体内蛋白质的更新，导致生长发育迟缓、抵抗力下降、体重减轻、疲劳乏力、伤口不易愈合、水肿等，严重不足时会引发慢性消耗性疾病。

虽然蛋白质有很重要的生物学功能，但是人体并不存储蛋白质，需要从食物中摄取，蛋白质的摄取量与水肿存在莫大关系。蛋白质摄入过量时，过多的蛋白质分解代谢，这个过程需要大量的水分，产生的氮等代谢产物通过尿液排泄，从而加重肾脏的负担。当肾功能受损不能负担时，可能会引起水肿。因蛋白质摄入过少而患低蛋白血症时，水液会渗透到血管外，也会引起水肿发生。蛋白质是人体重要的营养成分。蛋白质是构成血液、肌肉等不可缺少的营养素，在肉类、鱼类、乳制品和豆制品中含量丰富。蛋白质也会影响组织间液的渗透压。如果只吃蔬菜，不能摄入足够的蛋白质，则会导致低蛋白血症，当血液中蛋白质浓度低时，血管中的水分（血浆）就不能保持正常运输。水分通过血管壁渗透到细胞与细胞之间，导致组织间液增加而引发水肿。此外，当血液中蛋白质浓度低时，肾脏不能很好地吸收并排出其中的钠，这也是造成水肿的原因之一。

人体的蛋白质每天处于更新代谢过程中，理论上成年人每天摄入30g蛋白质基本就能满足需求，根据《中国居民膳食指南》的推荐，每人每天应摄入富含蛋白质的畜禽肉类40～75g，水产品40～75g，蛋类40～75g，大豆和坚果类25～35g，奶及奶制品300g。

五、饮酒

饮酒过量引起水肿的原因在于酒精成分破坏了体内的水液平衡。酒精有利尿作用，大量排尿时身体就会处于脱水状态，这时身体就会提示喝水，因而喝水也无妨，但是如果继续喝酒，则血液中酒精浓度会越来越高。当血液中酒精浓度增高时，身体为了稀释其浓度会进一步吸收水分到血管中去，于是血管会扩张，血管壁的通透性增高，这时水分反而会向血管外渗透。此外，下酒菜一般都是含盐量高的食品，过多食用时会使钠浓度增高，从而使水肿更严重。

建议水肿患者尽量少饮酒，心源性水肿患者应戒酒，其他的水肿患者饮酒时不要吃太咸的下酒菜，可选择那些含钾丰富的蔬菜等。也可以喝一些排毒饮料以利尿，同时饮用温水以稀释体内酒精浓度。

六、高温烹饪食物

大多数人可能喜欢用高温去烹制食物，因为这样可以使得食物很快变熟，但是这样是很有害的。一般煎、炸、烤等烹调方式温度都会达到 $180 \sim 300\ ℃$，高温不仅会破坏营养素，还可能让食物中的蛋白质、脂肪和碳水化合物发生异变，产生有害人体的物质。

水肿的另一个原因是缺乏维生素 B_1，维生素 B_1 属于水溶性维生素，是 B 族维生素中的重要一员，因分子中含有"硫"和"氨"，故又称硫胺素，纯品为白色粉末状结晶，微带酵母样气味。维生素 B_1 相当娇气，它既怕热，又怕碱，还害怕漂白粉、二氧化硫等氧化因素，当温度过高或遇到这些物质时会分解破坏，但在酸性环境（pH 值 < 7）中维生素 B_1 是相对稳定的。高温油炸会使维生素 B_1 损失严重。

维生素 B_1 参与新陈代谢，人体在将摄入的食物转化为热能的过程中需要消耗大量的维生素 B_1。当缺乏维生素 B_1 时，人体基础代谢不能正常进行，营养不能运送到细胞，代谢废物也不能顺利排出，结果导致承担运送营养和代谢废物任务的组织间液潴留在细胞外而引起水肿。

维生素 B_1 在未经精制加工的食品如糙米、红糖中含量丰富，而在精制食品如白米、白糖中维生素 B_1 则丢失殆尽。小包装零食和快餐食品也不含维生素 B_1，不仅如此，要将这些食物转化为热能还要消耗大量的维生素

B_1，如不能充分补充就会出现维生素 B_1 缺发症，可引起脚气病，主要损害神经 - 血管系统，初期表现为疲倦，肌肉酸痛，尤以腓肠肌明显；可出现厌食、恶心、消化不良等消化系统症状；还可出现头痛、失眠、不安、易怒等神经精神症状。脚气病可表现为干性脚气病，以多发性神经炎症状为主，运动及感觉障碍，手足下垂，后期感觉消失，肌肉萎缩，瘫痪；也可表现为湿性脚气病，以水肿和心脏症状为主，出现心悸、气短、心动过速、组织水肿、右心室肥厚，严重者可能出现心衰。

中国营养学会推荐维生素 B_1 每天的摄入量为成年男性 1.4 mg，女性 1.2 mg，孕期、哺乳期需要增加摄入量。

七、饱餐后不动

肌肉收缩运动会推动淋巴液循环，没有肌肉运动，淋巴液回流会变得缓慢而导致出现水肿，运动不足是出现水肿的原因之一。在运动时，肌肉的收缩促进血管运动，使血液循环变得畅通，也会使淋巴管中流动的淋巴液回流变得通畅。淋巴管自身并没有运动功能，淋巴液的循环依靠肌肉运动的刺激与淋巴管附近的血管运动的刺激才能正常进行。肌肉运动的同时刺激淋巴管和血管，身体运动时，肌肉会反复发生收缩，这时肌肉会刺激淋巴管促进淋巴液的流动，而且这种肌肉运动也可促进血管的收缩，再加上血管运动的刺激，使淋巴液流动更加顺畅，就不会发生水肿。此外，锻炼肌肉群也很重要。水肿是因为身体循环和身体代谢的障碍引起的，而要使这两者都能发挥正常作用的只有肌肉。因此，建议锻炼出身体肌肉，提高身体代谢水平，塑造一个健康而苗条的身体。由于血液、淋巴液都在重力作用的影响下往下行走，所以说，下半身很容易发生水肿。如果出现脚部水肿，就需要多活动小腿肚和锻炼此处肌肉。经常步行、做深蹲运动而获得适量的肌肉，在日常生活中不断地刺激下肢血管和淋巴管就可以有效地缓解脚部水肿。

水肿的治疗、恢复过程中医食疗的饮食施护占有重要地位。《素问·五常政大论》说"虚则补之""食以随之"，指明了食物在疾病调养中的重要性。方法应根据疾病的阴阳表里、寒热虚实和食物的寒热温凉，并综合辨病、辨证来指导患者的饮食。水肿患者原则上以高热量、低蛋白质、低脂、低盐、少量多餐为主。高热量：每天摄入的热量不应低于 126 kJ/kg。低蛋白质：每天一般给予 0.6 ～ 0.8 g/kg 的优质蛋白质，必要时应根据肾小球滤过率来调节蛋白质的摄入。低盐：根据"咸伤肾，淡渗湿"的原则，每天以 2 ～ 3 g 为宜，必要时给予无盐饮食。液体：水肿者每日进水量应控制在前一日排尿量加 500 mL 为宜，包括食物、药品所含水分。中医食疗在水肿患者基本饮食原则的基础上，进行辨证施食，改善患者的口味，增进患者的食欲，保证患者的营养，达到辅助治疗、缩短疗程、扶正祛邪的目的。

第四节　其他营养误区

一、营养不良只能通过饮食调节

补充营养的方式不是单一地靠饮食调节。经口进食情况差的患者，可以考虑给予肠内营养剂进行营养补充治疗。营养补充剂的营养成分是根据人体所需的各种必需营养物质进行调配，可以起到改善营养状况的作用。对于无法经口进食的患者，可以选择静脉营养支持，补充足够的氨基酸、脂肪乳等营养素。此外，低蛋白血症患者容易出现营养不良性水肿，需要静脉输注人血白蛋白来促使水肿消退。

二、水肿患者不需要控制体重

水肿患者应养成良好的饮食与运动习惯，适当地控制体重，减少脂肪，有利于限制水肿的进展。首先三餐要规律，饮食要多样，保证七大营养素都有摄入，可以根据《中国居民膳食指南》来安排每天的食物。重视早餐的重要性，早餐吃好了才能为身体提供一天所需的能量。切忌饥肠辘辘和暴饮暴食，这样的习惯只会让身体营养吸收不全面，且更多地储存脂肪，造成肥胖，肥胖对于水肿是不利的。对于脂肪的摄入，可以选择富含不饱和脂肪酸的食物，如橄榄油、坚果、深海鱼油等，坚果还含有丰富的蛋白质和矿物质，饱腹感强，有利于控制体重。而动物油脂和肥肉为饱和脂肪酸，各种加工食品中多含反式脂肪酸，应尽量少吃。总的来说应选择新鲜水果和蔬菜，以及低脂肪、富含优质蛋白质的食物，减少淀粉、糖类的饮食和咖啡、浓茶等饮料的摄入，注意补充钙和维生素。

和食疗同样重要的是运动，食物供给的能量需要通过运动消耗，以达到减脂的目的，促进新陈代谢。运动不一定要去健身房，可以在日常生活中一点一点地积累，比如多走楼梯，可以站着就不要坐着，多步行等，尤其是饭后不要马上坐下休息，应该散步半小时，既能消耗热量，又不会感觉太累。

三、水肿患者应该严格控制蛋白质摄入量

蛋白质分为动物蛋白和植物蛋白，来源于肉、蛋、奶以及豆制品，尤其是猪、牛、羊肉，还富含氨基酸，是人体主要营养来源之一。一般来说，成年人每日摄入的蛋白质应该占总热量的 10％ ～ 20％。水肿患者出现低蛋白时需要及时补充蛋白质，在未出现肾脏、肝脏等疾病时，每天保证摄入 30 g 蛋白质，且需要从脂肪、维生素、水、盐等多方面考虑补充营养、减轻水肿。对于严重的营养不良患者，不可盲目摄入大量蛋白质，以免引起消化不良。对于水肿合并心脑血管疾病的患者，植物蛋白要优于动物蛋白，因其更容易被人体所吸收，且含有的脂肪也会比较少，植物中还有维生素、纤维素或者其他的营养元素，可以共同促进血管的健康。而动物蛋白除了蛋白质含量高，脂肪的含量也很高，如猪肉、羊肉等红肉，可能并不利于血管健康，可以用鸡肉、鱼肉等白肉来代替。

对于肾源性水肿、低蛋白血症者，若血尿素氮正常，每天可给予 0.8 ～ 1.0 g/kg 的优质蛋白质，优质蛋白质指富含必需氨基酸的动物蛋白，如牛奶、蛋、鱼肉等，但不宜给予植物蛋白和高蛋白饮食，因为可致尿蛋白增多而增加肾脏负担，加重病情。有氮质血症的水肿患者，应限制蛋白

质的摄入，每天一般给予 0.6 ～ 0.8 g/kg 的优质蛋白质。当然，水、盐的控制同样重要，轻度水肿患者每天尿量＞ 1000 mL，不用过分限水，钠盐每天摄入量限制在 3 g 以内，包括含钠食物及饮料。严重水肿伴少尿患者每日摄水量应限制在 1000 mL 以内，给予无盐饮食（每天主副食中含钠量＜ 700 mg）。

对于肝源性水肿，需要足够的蛋白质等营养类物质来促进肝细胞组织的修复。如各种鱼类、牛奶、蛋类、瘦肉等动物蛋白和豆制品等植物蛋白，新鲜水果和蔬菜等。但是血氨升高时应限制或禁食蛋白质，待病情好转后再逐渐增加摄入量，并应多选择植物蛋白，例如豆制品。因植物蛋白富含支链氨基酸和非吸收纤维，含蛋氨酸、芳香氨基酸和产氨氨基酸较少，且非吸收纤维可促进肠蠕动，被细菌分解后能降低结肠 pH 值，加速毒物排出和减少氨的吸收。

四、水肿患者如何正确选择食物？

从中医角度看，水肿的病位在肺、脾、肾三脏，与心脏有密切关系。基本病机是肺失宣降通调，脾失转输，肾失开合，膀胱气化失常，导致体内水液潴留，泛滥肌肤。在发病机理上，肺、脾、肾三脏相互联系，相互影响，如肺脾之病水肿，久必及肾，导致肾虚而使水肿加重；肾阳虚衰，火不暖土，则脾阳也虚，土不制水，则使水肿更甚；肾虚水泛，上逆犯肺，则肺气不降，失其宣降通调之功能，而加重水肿。因外邪、疮毒、湿热所致的水肿，病位多在肺脾；因内伤所致的水肿，病位多在脾肾。因此，肺、脾、肾三脏与水肿的发病，是以肾为本，以肺为标，而以脾为制水之脏。

水肿患者因为对水、盐、脂肪、蛋白质等的诸多要求和限制，面对吃什么、如何吃的问题都会有所顾虑而不敢吃。其实食物的选择是多样的，应该以润肺、健脾、固肾、护心为前提，根据自身的情况个性化安排饮食，就会有事半功倍的效果。

1. 多选择当地、当季食物，以便于最大限度保障食物的新鲜度。且食物种类应多样，确保充足的、不同种类的水果和蔬菜。如冬瓜、花椰菜、土豆、黄瓜及皮、金针菜、茄子、白菜、芹菜、葡萄、西柚及皮、西瓜等。这些食物中富含的钾元素能帮助身体钠的排出，促进身体排出多余水分，有效消除水肿；维生素 C 有利毛细血管的健康，有助减轻水肿症状；而维生素 E 则可以促进身体的新陈代谢，提高代谢率，有利于消除身体水肿。

2. 不要选择野菜，在物质丰富的当下，人们吃腻了山珍海味，往往出现猎奇心理，认为野生的植物比人工培育种植的更有营养价值。其实不然，野菜其实属于蔬菜，其营养成分和普通蔬菜没有很大区别，而且天然野菜并不代表没有毒害，自然生长的野菜为了适应恶劣的环境，会产生某些毒性物质，反而对人体不利。所以，不可盲目采摘野菜食用。

3. 适量选择全谷物，而不全是精制谷物，全谷物中含有丰富的 B 族维生素、矿物质和膳食纤维，保证适量全谷物摄入的人群，心脑血管疾病发病率会显著降低。建议粗细搭配，全谷物如糙米、燕麦、藜麦、玉米等占到每日主食总量的 1/3 ～ 1/2。适量选择利水除湿、益气养生的食物，如绿豆、赤豆、红豆、粳米、小米等。

4. 选择健康蛋白质来源，避免选用加工肉制品如火腿、培根和其他研制品等，因其经过加工后蛋白质已变性，且含钠盐及致癌物质多，不利于人体健康。

5. 食谱原则：荤素搭配、粗细搭配、酸碱搭配。如黄豆烧排骨，其蛋白质的生理价值可提高 2 ～ 3 倍；小米和红豆中的膳食纤维比精白粉高 8 ～ 10 倍，B 族维生素则要高出几十倍；鳝鱼与藕合吃，能促进蛋白质吸收和利用，鳝鱼属酸性食物，藕则属碱性食物，酸碱互补，有利于身体酸碱平衡；其他如红豆粥、玉米茶、冬瓜汤等都有利于水肿消退。

6. 饮食排水法

（1）红糖西瓜脆饼：取只剩白色部分的西瓜皮，切成小块，撒上少许红糖，放入冰箱冷藏 1 小时。西瓜皮是非常好的排水利尿食物，既能够清热、消水肿，又能当作美味又低负担的甜品，一举两得，最适合夏天食用。

（2）红豆薏仁汤：将红豆洗净泡水，大约半小时后红豆变软，捞出跟薏仁一起加水炖汤，煮至松软即可。红豆与薏仁都能够帮助身体排出多余水分，但因为薏仁偏凉性，不适宜女性单独长期食用，配合温性的红豆，对身体就不会造成负担。红豆可以补血，薏仁则能美白，不仅瘦身还兼具美容的功效。

（3）决明子粥：取决明子 15 g，用纱布包好，和大米一起煮粥。具有通便清热的作用，对预防和治疗痔疮有益。

（4）扁豆粥：取鲜扁豆和大米各 100 g，一起煮粥。可通便补气，健脾养胃。

（5）其他如山药、藕、米仁、黄芪都可以用来煮粥。具有补血功效的粥则有红枣粥、首乌粥和枸杞子粥。三宝粥是用米仁、扁豆和红枣一起煮粥，补气又补血。

7. 对水肿不利的食物。水肿患者对于水、盐的摄入都是有要求的，在了解了具体原则后，对于一些具体的食物仍存在误区。一是含钠量高的食物，不单指盐或咸味物品，包含所有酱料、腌制物、加工品、调味料，如味精、豆瓣酱、酱萝卜、榨菜、紫菜、鱼饺、贡丸、牡蛎、鱿鱼等，还有奶油、辣椒酱等加工品盐分高但在味觉上不易辨别，很容易让人不知不觉吃过量。辣椒酱中含钠量惊人，每两汤匙（约 10 g）的辣椒酱含钠量为 507 mg，相当于每日建议钠摄取量（2400 mg/ 天）的 1/5。5 颗贡丸含钠量为 582 mg，几乎已达每日建议钠摄取量的 1/4。二是看似健康的蜜饯，实际上含盐量也不少，甜味零嘴蜜饯、水果干、梅子等需要盐和调味品来腌渍，不经意间就会摄入盐过量。三是难消化和易胀气的食物，会使血液回流不畅，加重水肿，如糯米糕、白薯、洋葱、土豆等。四是吃水果并不是百无禁忌，有一些湿热之气很重，如榴莲、荔枝以及芒果等并不适合水肿患者多吃。

五、健康的烹饪怎样做？

1. 食材的准备阶段。蔬菜应选择新鲜无污染的，先洗后切，浸泡时间不需太长，以减少维生素的流失。大米适当清洗，避免热水和反复淘洗，以减少维生素 B_1、维生素 B_2 和维生素 B_3 的损失。食材需焯水处理时，最好在大火沸水的环境中进行，将焯水时间控制在 1 分钟以内，时间太久会损坏食材本身的营养物质。

2. 食材烹饪阶段。应选择对食物营养成分的影响最小的烹饪方式，如蒸、煮、炖，而油炸、烤等则相对危害性较大，过程中营养物质大量流失或变质。此外，烹饪中应根据不同食物的烹饪需求，灵活掌握烹饪温度。高温烹调会使食物的营养素流失，且易生成致癌物质。而烹饪温度过低则很难将食物中残留的细菌或寄生虫杀灭，影响身体健康。为了减少高温烹饪造成的食材营养成分的流失，可以通过勾芡等方式在食材外表形成一种保护层，保住营养的同时还能改善食物的口感。当然，食用油和调味料的选择也非常重要，烹饪时应选用不饱和脂肪酸含量多的液体植物油如大豆油、玉米油、橄榄油等，尽量避免使用动物油脂（黄油和猪油）以及部分氢化油；尽可能减少调味料的种类和使用量，可以优先选择天然作料，如生姜、大蒜、葱、香菜、辣椒、八角、桂皮、茴香、陈皮、紫苏、薄荷、柠檬等，既能使食材更鲜美，又能保证身体的健康。

六、运动时如何健康饮食？

水肿患者能否运动，需要根据病情决定，且离不开医生的指导，对于能够适当运动的患者，正确的饮食也非常重要。

1. 晨练前不宜吃太饱，至少在开始运动之前 1 小时进食，避免因为体力活动而导致消化功能紊乱。老年人可以喝杯蜂蜜水提供能量，中青年可先吃一些高膳食纤维饼干、优酪乳、新鲜水果再去锻炼，要避免食用难以消化的食物，比如豆类、油炸食品等。晨练后，选择热量高的食物，因其消耗的热量需要通过食物来补充。没有晨练习惯的，可以选择在饭后 1～1.5 小时后运动，这样不会加重胃肠系统的负担。

2. 依照运动时间长短饮用 500 mL 以上的温开水，因运动时身体较容易流失大量的水分与电解质，如果不适时地补充水分，很有可能会产生脱水现象，危害身体健康。因此，每隔 10～15 分钟补充一次水分是必须的，最好选择温开水，切忌饮用冰水，妨碍身体的热量代谢。

3. 身体在运动中血液循环速度会加快，运动后不要马上吃东西，以免血液快速流到胃肠道中，影响脂肪燃烧的速率。运动后的 1 小时内，可以适量饮用开水，补充过度流失的水分，也能减少饥饿感。待运动过后 1 小时以上，如有饥饿感，可少量食用全谷类食物，可有效帮助身体燃烧脂肪，也可以补充含有胶原蛋白的食物，来提高细胞的新陈代谢率，如鲜奶、鸡蛋、鱼皮等。理想地来说，日常三餐和小点心能够使机体定时规律地补充养分。

4. 运动后多吃碱性食物，如水果、蔬菜、豆制品等，以利于保持人体内酸碱度的基本平衡，保持人体健康，尽快消除运动带来的疲劳。鱼肉是酸性食物，运动后吃鱼肉，会使血液酸化，再加上体内产生的大量乳酸，会加重疲劳的程度，故运动后不要马上吃鱼肉。

5. 老年人不宜补充太多的蛋白质，鸡蛋吃 1～2 个，对于高血脂、高胆固醇的老人，吃 1 个蛋黄就行。碳水化合物不宜摄入太多，1～2 两足够，最好多吃杂粮如全麦馒头，喝一杯豆浆或一碗小米粥。早餐必须有蔬菜，水果可作为加餐用。中年人及年轻人因为还要上班，再加上晨练后体力的消耗，早餐应丰盛。多摄入蛋白质食物，鸡蛋 1～2 个，鸡腿、瘦肉可适当吃一点，一些杂粮馒头或全麦面包也可适当吃点，另外加一份蔬菜、一杯牛奶，提供人体必需的能量。

七、健康饮食原则有哪些呢？

1. 注意补充水分。水是生命之源，日常一定要特别注意补充水分，特别是秋季，由于气候干燥，人更需要及时补充水分。一般建议，日常要养成良好的喝水习惯，也就是说千万不要等到感觉很渴了才去喝水，而是应该时不时地喝水，特别是在气温较高的正中午，更要适时地补充水分，此外也可以吃些水分含量较多的食物等。但是水肿患者要根据自身病情来制定饮水计划，以防过多饮水导致病情加重。

2. 减少咖啡的饮用。咖啡在防治高血压、心脏病方面有一定作用，也具有非常强的排水作用，很多人习惯晨起喝一杯。但是现在各式各样的咖啡馆、琳琅满目的咖啡豆，无法保证咖啡的品质，此外咖啡因容易令人上瘾，过多饮用会引起脱水，反而容易加重肾脏的负担，也不利于体液平衡，还容易引起睡眠障碍。所以水肿患者最好不要喝咖啡。

3. 多吃膳食纤维含量丰富的食物。秋季要适当多吃一些膳食纤维含量较为丰富的食物，促进肠道蠕动，预防便秘、排出毒素，从而使身体更有活力。像葡萄、苹果、面食等都属于膳食纤维含量较为丰富的食物，因此日常可适当多吃一点。

4. 多吃氨基酸含量丰富的食物。日常要多补充些氨基酸含量丰富的食物，特别是脂肪性氨基酸更有利于保持脑细胞的活跃度，让人保持清醒的头脑，预防困倦之感。

5. 按时吃早餐。一日之计在于晨，早餐是一天中最为重要的一餐，因此不仅要吃，而且要准时吃，吃得好。研究发现按时吃早餐的人无论是精神方面还是体力方面，都会比那些不喜欢吃早餐或者应付早餐的人要好许多倍。

6. 熟食品应彻底加热。隔顿、隔夜的食物要存放于冰箱内，食用前须彻底再加热，这样可以杀灭储存时繁殖的微生物。但如果发现熟食品变质时，应当坚决丢弃，因为变质食物中的毒素靠加热是无法消除的。购买熟食一定要到有卫生许可证和冷藏设施的超市或零售店购买，购买时要观察其色泽、气味。尽量少购路边摊贩出售的自制熟食、凉拌菜、豆制品等。因为街头熟食摊点大都无相应降温灭菌、防蝇防尘设施，盛夏高温下细菌繁殖迅速，食物容易变质。对于水肿患者，建议少食熟食品。

7. 节假日应饮食清淡少油腻。如果顿顿离不了鱼肉荤腥，过分"充足"的营养使肥胖、高血压、糖尿病等疾病在人群中的发病率明显升高，对水肿患者也不利。因此最好注意调整一下自己的饮食，应该比平时更清淡些，减少脂肪的堆积。新鲜蔬菜是一种碱性食物，不仅含有丰富的膳食纤维，可解油腻，维持胃肠正常蠕动，预防便秘，而且能中和体内多余的酸性物质，维持人体新陈代谢的需要。此外，节假日饮食杂乱，更容易使人上火、便秘，多吃些蔬菜、水果，既可以起到很好的清热、解毒、润肠功效，还能调节和改善人体的代谢机能，预防各种疾病，增进身体健康。但要注意的是，水果与蔬菜的消化时间和过程都不同，应分开食用，否则水果中的大量酵素会使蔬菜的纤维素腐坏，无法被肠胃吸收。

8. 节假日里，人们大都习惯于多吃菜、少吃甚至不吃主食，这是不可取的。粮食是碳水化合物的主要来源，它参与脂肪、蛋白质的代谢过程，使其完全氧化，减少有毒物的生成，还为人体提供膳食纤维。因此在品尝美味的同时，主食和菜肴都需要，不可只选其一，否则达不到人体营养素的平衡。

参考文献

[1] 刘福英 . 水肿的辨证施护 [J]. 河北中医，2001，23（4）：294.

[2] Chen L，Caballero B，Mitchell D C，et al.Reducing consumption of sugar-sweetened beverages is associated with reduced blood pressure：A prospective study among United States adults[J].Circulation，2010，121（22）：2398-2406.

[3] Curhan G C，Forman J P.Sugar-sweetened beverages and chronic disease[J].Kidney Int，2010，77（7）：569-570.

[4] 尤黎明，吴瑛 . 内科护理学 [M]. 北京：人民卫生出版社，2012：269.

[5] Singh G M，Micha R，Khatibzadeh S，et al.Estimated global，regional，and national disease burdens related to sugar-sweetened beverage consumption in 2010[J]. Circulation，2015，132（8）：639-666.

[6] 张勇 . 大话西游之食品安全 [M]. 北京：人民卫生出版社，2015.

[7] 中国营养学会 . 中国居民膳食指南（2016）[M]. 北京：人民卫生出版社，2016.

[8] 黄阎妹，陆瑶，吴伟洁，等 . 素食者更健康长寿吗? [J]. 医学争鸣，2021，12（4）：63-67.

[9] 路潜 . 肿瘤患者静脉血栓防治 [M]. 北京：北京大学医学出版社，2021.

第十章　水肿的治疗

本章介绍

　　概述了水肿治疗的基本原则；介绍了淋巴水肿和其他水肿的治疗方法。

学习目标

　　1. 熟记水肿治疗的基本原则。

　　2. 理解水肿治疗方法的选择。

　　3. 应用不同的治疗手段改善各种类型的水肿。

　　水肿是一种常见的临床现象，既是症状，也是体征。水肿这一病症涉及多个学科，包括静脉和淋巴系统疾病、营养不良、心力衰竭、肝硬化和肾病综合征等疾病，是许多疾病病理过程中的共同表现。轻度水肿也可能是某一疾病的严重信号，且每一种病因所引起的水肿，根据程度不同有不同的治疗方案，没有统一的治疗方法。因此，在治疗上，首要任务是确定水肿的病因，通过详细的病史、细致的体格检查、必要的辅助检查和动态的临床观察分析，绝大多数水肿的病因是可以明确的。对一些功能性的或不明原因的水肿，也可以通过一系列的检查分析，排除重要脏器的病变，为进一步治疗提供基础。病因治疗是消除水肿形成的根本措施，通过根除或控制引起水肿的原发疾病，达到避免水肿和其他症状的目的。

　　水肿的对症治疗亦十分重要，这不但是因为水肿常常是患者十分关注的症状，而且因为水肿本身对患者具有一定的危害，有时甚至可威胁患者的生命。严重水肿的存在可影响机体器官的功能，使原有疾病的症状加重，例如肾源性水肿患者常伴有肾间质水肿，肾小管和肾内血管受压迫而使肾小球滤过率进一步降低，从而加重水肿状态；营养不良性水肿患者因胃肠道黏膜水肿而影响消化和吸收，加重营养障碍；充血性心力衰竭患者因水钠潴留而使细胞外液量增加，心脏负荷加重，造成恶性循环，通过利尿治疗可减轻水肿症状，同时减轻心脏的前负荷以及静脉淤血对肝脏和肾脏的影响。但并不是所有水肿患者都需要进行对症治疗。中医提出了"急则治其标，缓则治其本"的治疗原则，只有水肿较重，可能对机体的组织器官产生不利影响者，或病因一时难以控制而水肿症状较明显者及水肿的存在影响原发疾病的治疗者，才需对症治疗。而多数较轻的水肿，当原发疾病控制后，水肿即可自行消退，不必对水肿症状做单独治疗，以免产生不利影响。在某些情况下，虽然水肿较重，但排除过多体液可能对机体产生不利影响时，亦不宜首先考虑对症治疗。因此，对水肿患者的治疗应仔细分析病情，权衡利弊。

第一节　淋巴水肿的治疗

淋巴水肿的治疗主要包括保守治疗、外科治疗和其他治疗。

一、保守治疗

保守治疗在临床上应用最多，疗效也较为肯定。其方法主要包括局部外用药物或湿敷、压力治疗、间歇性空气波压力治疗、远红外辐射热疗、综合消肿治疗、药物治疗、中医治疗等。

（一）局部外用药物或湿敷

采用局部外用的抗生素软膏，如莫匹罗星软膏、红霉素软膏等对炎症性水肿有较好的效果；外用药物的湿敷，如 1 ～ 5 % 的聚维酮碘湿敷有很好的消炎消肿作用，25 % ～ 50 % 硫酸镁溶液浓度高于人体渗透压，可以收敛减少组织液，湿敷有利于消肿。

（二）压力治疗

压力治疗是淋巴水肿最基本的治疗，弹性压力包扎是压力治疗最常见的类型，是采用特定材质和尺寸制作的弹力绷带、弹力手套和弹力袜包扎肢体或躯干局部，用以治疗外周性淋巴水肿。压力治疗作为淋巴水肿的重要治疗手段之一，与外科治疗和物理治疗相结合，起到显著的协调作用，是目前应用最广泛的治疗措施。无论是采用手术治疗还是保守治疗，压力治疗都是不可或缺的辅助治疗手段之一。但弹性压力包扎也有禁忌症，包括任何类型的急性感染、急性深静脉血栓、动脉性疾病、心源性水肿、恶性病变、肾功能衰竭等。对高血压、脑卒中、糖尿病以及支气管哮喘患者等要慎用。因此，患者和医护工作者应该对这项常规的治疗措施有足够的了解。

1. 弹性压力包扎的基本原理

通常用毫米汞柱（mmHg）计算弹力绷带和弹力袜的压力，如果整个肢体使用均匀压力包扎，肢体远端周径小部位承受较大的压力，如踝部，由此从肢体的远端到近端自动产生梯度压力差。有骨性突出的部位承受的压力最大，而骨性突出周围的部位往往不受压，因此在这些部位可放置海绵衬垫，以获得均匀的压力。静止状态下，弹性压力包扎只对浅表的淋巴管或血管产生压力，当肢体活动时，肌肉收缩以对抗绷带的压力，能够增加组织间隙的压力，并对深部的淋巴管和血管产生压力，加速淋巴和血液的充盈和排空。

2. 弹力绷带的优点

肢体运动和休息时都能持续地产生治疗所需的压力，即工作压和静息压。工作压指运动时，肌肉扩张和收缩（肌肉泵），绷带对抗肌肉扩张并将力作用于深部组织（如血管和淋巴系统）的间歇性压力。静息压指休息时，肌肉放松，绷带的回复力作用于组织产生的持久性压力。

高弹力绷带和低弹力绷带的比较：①高弹力绷带（高延展性绷带），可拉伸长度＞100％，对深部的静脉和淋巴系统不起作用。在行走或运动时高弹力绷带会扩张，削弱了将肌肉泵工作时产生的力反作用于深部组织的这一作用。在休息时，高弹力绷带由于对组织产生持久压力，长时间使用会影响肢体血供，较不安全，一般不建议过夜使用。②低弹力绷带（低延展性绷带），可拉伸长度＜100％，促进深部静脉和淋巴回流。在行走或运动时，低弹力绷带变形较小，可将肌肉泵工作时对绷带产生的力反射到深部组织，从而促进深部静脉系统和深部淋巴系统的回流作用。在休息时，低弹力绷带静息压低，长时间使用不会影响肢体血供，安全性高。

3. 弹力绷带使用注意事项

淋巴水肿治疗时使用的是低弹力纤维和橡胶纤维制成的低弹力绷带。多层低弹力绷带包扎系统包括：管型内衬、指部绷带、衬垫材料及低弹力绷带结合包扎使用。弹力绷带最常用于四肢淋巴水肿的治疗期和治疗后的维持期。首先，规范的包扎才能取得良好的治疗效果。规范的包扎包括根据包扎的部位不同而选择相应的材料，例如包扎手指和足趾可选择网状绷带，包扎手掌和足背应用的低弹力绷带与包扎上肢和下肢的尺寸都不相同。其次，规范的包扎应注意每种材料使用时的顺序。最后，需要注意包扎时对肢体产生的压力大小。一般来说，肢体远心端的包扎产生的压力较近心端大，由此形成压力梯度。

弹力绷带有使用期限，为延长使用期，建议使用中性肥皂清洗，避免在阳光下暴晒，同时，不要随意剪切弹力绷带。

（三）间歇性空气波压力治疗

间歇性空气波压力治疗应用较广，仪器包括电动空气波压力泵和可充气的套筒两个部分。套筒可以做间歇性的充气和排气，一个循环需30～120秒。套筒一般有多个腔（3～10个），工作时逐个充气后沿患肢的长轴向肢体根部起按压作用。一般认为间歇性空气波压力治疗能够减少毛细血管的渗出，而不是促进淋巴回流。间歇性空气波压力治疗的适应证尚未明确，或许适用于非阻塞性水肿，如活动受限和静脉功能不全引起的水肿、淋巴静脉性水肿、低蛋白水肿。对于因淋巴结和淋巴管损伤引起的阻塞性淋巴水肿，手法淋巴引流综合治疗更合适，因为间歇性空气波压力治疗会将肢体的水肿液挤向腹股沟区。有人认为间歇性空气波压力治疗后有可能加重患肢的皮下组织纤维化，使得后续治疗更困难。如果不用弹力绷带、弹力手套和弹力袜，间歇性空气波压力治疗后可能发生快速的水肿反弹。

以间歇性空气波压力治疗仪治疗淋巴水肿没有约定俗成的规定，但是必须谨慎实施治疗，保证采用正确的技术和压力，压力的选择应考虑患者的耐受力和对治疗的反应，一般采用的压力为 30 ～ 60 mmHg，谨慎的情况下用 20 ～ 30 mmHg，每日 30 分钟～ 2 小时。间歇性空气波压力治疗有可能引发或加重肢体根部的水肿及组织纤维化，也可能加重外生殖器的水肿。

禁忌证：未经治疗的非凹陷性淋巴水肿；已知或怀疑 DVT；肺栓塞；栓塞性静脉炎；急性皮肤蜂窝织炎和淋巴管炎；肺水肿；严重心力衰竭；缺血性脉管病；活动性、转移性病变引起的水肿；肢体根部和躯干的水肿。

（四）远红外辐射热疗

远红外辐射热疗又称烘绑治疗，由张涤生院士于 1964 年首先报道。这项治疗方法是中国南方乡村医生为缓解慢性淋巴水肿频发的丹毒和蜂窝织炎而创立的，最初始的治疗"炉"用砖彻成，将患肢埋入炉内燃烧后的木炭灰中进行热疗，能缓解丹毒和蜂窝织炎的症状，还具有消除水肿的作用。根据远红外辐射热原理特制的远红外治疗仪已经在临床应用半个多世纪，结合压力绷带包扎治疗肢体慢性淋巴水肿患者逾万人，包括原发性和继发性的肢体淋巴水肿，在减少淋巴水肿感染并发症和缓解感染症状，以及消除水肿方面有独特的治疗效果，有效率达 80 %。

远红外辐射热疗适用于各类肢体淋巴水肿，尤其是伴有频发感染并发症的慢性淋巴水肿，也适用于特粗下肢患者（腿部周长达 90 cm），远红外辐射热疗利用远红外射线和微波辐射对人体皮肤产生热效应的原理进行治疗。工作时皮肤表面的温度可达治疗所需的 39 ℃～ 41 ℃，微波的穿透力更强，皮下 1 cm 的温度也可达 41 ℃。

该疗法适用于成人上肢和下肢慢性淋巴水肿、混合型下肢慢性水肿、下肢淋巴管炎或静脉炎迁延期。禁忌证为小儿患者以及外生殖器水肿、恶性肿瘤根治术后 5 年期内、恶性淋巴水肿、慢性淋巴水肿、急性皮肤蜂窝织炎和淋巴管感染期患者。

使用方法：

1. 远红外辐射热疗每次治疗 1 小时，每天 1 次，20 次为 1 个疗程。根据病变的程度每年治疗 1 ～ 3 个疗程。治疗期间和治疗后患肢采用弹力绷带包扎。

2. 远红外辐射热疗能够减轻肢体淋巴水肿，缩小患肢的周径。疗效的观察包括治疗前后患肢周径和体积的变化。随着疗程的增加，疗效更加显著。

（五）综合消肿治疗

淋巴水肿通常呈渐进性发展，需要长期甚至是终生的呵护。一般来说淋巴水肿都可采用综合消肿治疗（complete decongestive therapy，CDT）。在医学发展现阶段，CDT 虽然不能从根本上治疗淋巴水肿，但它适应证广，安全且易推广。CDT 是一个综合的疗法，它结合数个非手术的治疗方式，包括手法淋巴引流、多层低弹力绷带包扎、皮肤护理、功能锻炼、居家穿戴压力制品、自我管理的健康教育。需注意的是，手法淋巴引流和低弹力绷带等压力装置的使用必须由经过正规化培训并取得相应资质的淋巴水肿治疗师来实施。

CDT 分为两个阶段：第一阶段即强化治疗阶段，包括手法淋巴引流、多层低弹力绷带包扎、皮肤护理、功能锻炼；第二阶段即维持治疗阶段，在患肢的体积和皮肤症状得到控制后，淋巴水肿治疗师会建议患者居家穿戴压力制品，进行自我淋巴引流（self lymphatic drainage，SLD），同时注意皮肤护理及功能锻炼等居家管理，6 个月进行 1 次复查，以确定是否需要进一步的强化治疗。在疾病早期进展期，CDT 可以最大限度地消除水肿和缓解症状；在疾病的后期，CDT 可以维持病情的长期稳定。在规范训练的淋巴水肿治疗师的应用下，CDT 的疗效确切，在缓解症状、减轻水肿以及降低感染发生率方面疗效显著。

1. 手法淋巴引流

（1）手法淋巴引流的目的

遵循淋巴系统的解剖和生理通路来实施手法淋巴引流，增加或促进淋巴液和组织间液的回流。

（2）手法淋巴引流的作用

①增加或促进淋巴液和组织液的回流。

②增强淋巴管功能。

③舒缓机体组织。

（3）手法淋巴引流的操作基本原则

①操作时所施加抚摩的压力要适度，强压会导致淋巴管痉挛。

②每一次抚摩包括工作期和休息期，让组织间的压力平稳上升、平稳下降。

③工作期持续时间至少 1 秒，每个部位重复 5 ～ 7 次。

④抚摩的方向依据淋巴回流的方向。

⑤抚摩的顺序：躯干部位先治疗近静脉角的部位，肢体从近心端开始治疗，然后再治疗远心端部位，区域淋巴结首先治疗。

（4）手法淋巴引流的适应证

手法淋巴引流能有效地改变淋巴回流的途径，高效地减少滞留在组织间的水肿液。此外，还能减轻组织纤维化，减少皮肤增厚，增强患部的免疫防御功能。但手法淋巴引流作为淋巴水肿唯一的治疗手段，治疗效果只是暂时的，不可能持久地清除组织间的水肿液。作为综合消肿治疗的一部分，手法淋巴引流有助于恢复肿胀肢体的正常外形和功能。其适应证包括：①各种类型的水肿，如淋巴水肿、脂肪水肿、静脉性水肿、淋巴 – 静脉混合性水肿、淋巴 – 静脉 – 脂肪混合性水肿、手术后组织水肿、创伤后组织水肿；②风湿性疾病；③硬皮病；④脑卒中、偏头痛、面瘫、三叉神经痛、耳鸣、慢性鼻窦炎、免疫疾病等。

（5）手法淋巴引流的禁忌证

不是所有的人都适合手法淋巴引流治疗。治疗前患者需要经过临床医生和治疗师的检查，有多种复杂的疾病或有以下禁忌证的患者不得接受此项治疗：①任何种类的急性感染；②心源性水肿；③恶性病变；④肾功能衰竭；⑤急性 DVT。

颈部手法淋巴引流治疗的禁忌证：①有上述全身情况；②心律不齐；③≥ 60 岁（相对禁忌，视具体情况而定）；④甲亢和甲减；⑤颈动脉窦高度敏感。

腹部手法淋巴引流治疗的禁忌证：①有上述全身情况；②怀孕；③月经期；④近期腹部手术；⑤放射性大肠炎、膀胱炎；⑥ DVT（盆腔部位）；⑦肠道感染；⑧小肠或大肠憩室炎或憩室病；⑨肝纤维化（门脉高压）；⑩腹主动脉瘤。

（6）手法淋巴引流的不足之处

手法淋巴引流是需要严格执行的终身治疗，但患者常常难以严格地遵照医嘱完成所有疗程。

2. 自我 / 简易淋巴引流

慢性淋巴水肿是一个不能根治的疾病，它需要长期的治疗与呵护。因此，患者在接受系统治疗阶段的综合消肿治疗之后即进入巩固治疗阶段。在此阶段，患者需要坚持佩戴压力制品、坚持功能锻炼，如能配合进行自我淋巴引流，巩固效果更佳。但自我淋巴引流需要注意顺序、时机、手法等，切不可盲目进行。总体原则：需遵循淋巴系统走向、沿淋巴回流方向与途径进行引流。做到先躯干后肢体、先健侧后患侧、先按压激活区域淋巴结后按其引流区域淋巴管走向引流。

（1）上肢自我淋巴引流的具体顺序

①先按压激活区域淋巴结，包括锁骨上、腋窝、腹部、腹股沟。

②进行腹式呼吸，激活腹部淋巴。

③根据引流区域的淋巴管走向进行按摩引流，一般引流顺序为：上臂

外侧、前侧内侧、后侧（往同侧腋窝方向）—肘关节、肘窝淋巴结—前臂前侧、后侧（往肘窝方向）—腕关节—手背。

（2）下肢自我淋巴引流的具体顺序

①先按压激活区域淋巴结，包括锁骨上、腋窝、腹部、腹股沟。

②进行腹式呼吸，激活腹部淋巴。

③根据引流区域的淋巴管走向进行按摩引流，一般引流顺序为：大腿外侧、前侧、内侧（往同侧腹股沟方向）—膝关节、腘窝淋巴结—小腿内侧、外侧—踝关节—足背。

（3）自我淋巴引流的时机

①建议自我淋巴引流 1 天至少 1 ～ 2 次，每次 20 ～ 30 分钟，在早晨佩戴压力制品前及晚上脱下压力制品睡觉前进行。

②如遇皮肤发生感染、发炎、破损、破溃等特殊情况，均不进行自我淋巴引流。

（4）自我淋巴引流的手法

①引流时，手与皮肤需直接接触，避免存在摩擦力。

②按压引流力度轻柔，速度缓慢，不要引起皮肤发红。

③每个步骤可重复 15 ～ 20 次，肿胀严重之处可适当增加次数。

（5）自我淋巴引流的注意事项

①淋巴系统是人体相对独立的第二套循环系统，淋巴引流需遵循淋巴系统走向，讲究方向及顺序，方可达到引流目的。

②淋巴引流讲究轻、柔，与中医推拿完全不同，全程不提穴位，切不可盲目按压。

③进行自我淋巴引流之前，应该先经过淋巴水肿治疗师专业指导，掌握具体细节，避免发生错误，从而影响效果，甚至适得其反。

（六）药物治疗

药物治疗不是淋巴水肿治疗的最佳临床方案。因为康复治疗和手术治疗通常可以成功地对病情进行长期有效管理。另一个原因是药物治疗本身缺乏强有力的临床试验来佐证其功效。淋巴丝虫病的病情差异性使得乙胺嗪、伊维菌素和强力霉素已被接受用于治疗线虫和预防进行性淋巴损伤和淋巴水肿的一线方案。蜂窝织炎和其他炎症的急性发作是淋巴水肿常见的并发症，有足够的证据表明使用具有抗青霉素酶特性的 β–内酰胺类抗生素对治疗具有积极的作用，但使用前还需做医疗风险及疗效的评估。如伴有真菌感染应局部使用抗真菌治疗。

利尿剂可在综合治疗开始前或早期并伴有其他疾病时短暂使用，可能获得改善，但是治疗效果有限，长期应用还会导致水和电解质的失衡。淋巴水肿患者应尽可能避免使用髓袢利尿剂，否则会加剧淋巴管损伤区域的高蛋白质水肿。迈之灵（马栗树籽提取物片）和爱脉朗（地奥司明）可用于静脉–淋巴混合性水肿的治疗。亚硒酸钠可降低丹毒的发生率，改善患肢皮肤厚度和活动能力。雷帕霉素等抗增生药物对合并原发性淋巴水肿的淋巴管畸形的治疗，尤其是新生儿和儿童的治疗，只在国内少数儿童医疗中心开展，治疗的依据和临床疗效还不确切。他克莫司的免疫抑制潜力不仅在治疗淋巴水肿方面有效，并且在预防淋巴水肿的发生发展方面也有一定的效果。

随着现代对淋巴生理学的深入了解，越来越多的减轻水肿、改善淋巴泵血功能或淋巴管再生功能等通过不同作用机制来改善淋巴水肿的药物被不断地探索与研究。与此同时，医师须建议患者坚持日常淋巴水肿管理工作，并注意可能会加剧症状的药物性不良反应。

（七）中医治疗

采用传统的中医治疗，如针刺、拔火罐、中草药口服等中医经验方法也可适用于淋巴水肿的治疗。对淋巴水肿部位进行中医针刺后，利用拔火罐产生的负压将水肿液（组织液）吸出，以达到消肿的目的。但是这项治疗疗效还需要进一步的临床观察，目前还没有具有说服力的研究报道。针刺、拔火罐治疗需要反复地刺激患病部位皮肤，可能造成治疗部位的损伤性瘢痕。

虽然，与其他治疗方案相比，淋巴水肿的中药治疗研究相对较少，但因为中药疗法显示出积极的影响，未来的发展趋势是不可忽略的。草药混合物含有多种活性成分，它们协同作用产生可延迟的、免疫介导的药物耐受性，使用较低剂量就能达到理想效果。目前，对传统中草药混合物如柴芩汤和十全大补汤的初步研究已经取得了可喜成果，值得进行更大规模的临床试验。通过对专利文献的回顾还发现，许多常见的中草药（如决明子）都具有改善淋巴功能的巨大潜力。应用复方中药"淋巴方"（又称消肿方），采用数味中药组合，其中主要成分为苦参和丹参，具有抑制皮肤硬化和脂肪沉积、抗炎及改善微循环的作用，能够有效治疗淋巴水肿及其并发症，主要效果表现为水肿肢体周径的变化，皮肤组织感染的控制，皮肤、皮下组织增生和纤维化的改善。

二、外科治疗

淋巴水肿的外科治疗是综合消肿治疗效果不理想时的替代选择，目的是增加淋巴液流入静脉或缩小患肢的体积、消除水肿、恢复患肢的正常外观及功能。外科治疗前需做淋巴系统影像学检查，了解淋巴管的功能，排除静脉系统的疾病。随着显微外科淋巴结移植术和淋巴管－静脉吻合术（lymphatico-venular anastomosis，LVA）等技术的引入，淋巴水肿的外科治疗已经取得突破性进展。淋巴水肿外科治疗分为以恢复淋巴引流为目标的重建性手术和切除病变组织及肢体的减容手术。淋巴管－静脉吻合术和血管化淋巴结移植术（vascularized lymph node transfer，VLNT）是目前主要的两类重建术式。血管化淋巴管移植术（vascularized lymph vessel transfer，VLVT）是近期发展的有效重建术式；减容手术包括脂肪抽吸术和 Charles 手术，是通过去除病变组织和皮肤的组织剥离达到减容的目的。目前还没有一个理想术式可以用于治疗严重程度不一的所有患者。具体的手术方案应该根据患者的病情特点而进行个性化设计，并且综合应用多种治疗方式以达到最佳效果。

（一）淋巴结 – 静脉吻合术和淋巴管 – 静脉吻合术

1966 年 Nielubowiczs 首次阐述淋巴结 – 静脉吻合术：暴露水肿肢体淋巴结，切除连接输出淋巴管的上半部分淋巴结，将连接输入淋巴管的下半部分淋巴结与静脉吻合。1979 年 O'Brien 提出淋巴管 – 静脉吻合术，将受阻塞的淋巴管与静脉相连接。淋巴结 – 静脉吻合术和淋巴管 – 静脉吻合术有创伤小、切口小、操作精细、手术并发症少、符合生理特点等优点，有较好的近期疗效和一定的远期疗效。继发性淋巴水肿，以近端淋巴管、淋巴结梗阻和远端淋巴管扩张为主要病理变化，病变早期淋巴管损害程度较轻。因此诊断明确、有手术适应证、中度以上的淋巴水肿，为避免淋巴水肿进展，宜早行手术，争取良好效果。

Oszewski 提出手术适应证包括：①淋巴管部分阻塞，还有部分通畅，皮肤和淋巴管无明显炎症；②手术后和感染后的继发性淋巴水肿以及原发性淋巴管扩张性淋巴水肿。

（二）自体淋巴管移植术

做移植的正常淋巴管取自下肢，分别与淋巴水肿患部和健康无病部位的淋巴管吻合，以帮助患者的淋巴液沿移植的淋巴管借助健侧肢体回流。

那当只移植淋巴管时会有什么效果呢？最近，Koshima 等提出应用基于第一跖背血管（first dorsal metatarsal artery，FDMA）的 VLVT 治疗晚期淋巴水肿患者，效果良好。根据他们的经验，以 FDMA 为基础的 VLVT 治疗先前 LVA 手术失败的患者，有效率是 80%。与 VLNT 一样，VLVT 被认为是通过淋巴管的蠕动、"泵"的作用来达到其治疗效果，但机理尚不明确。结合受区皮肤切除的技术改进和薄 VLVT 皮瓣的切取技术，能够避免 VLNT 导致的外观畸形与二次修复。对于以液体淤积为主的患者，如果吲哚菁绿（indocyanine green，ICG）淋巴造影显示完全缺乏"线性"模式和 / 或存在"弥漫"模式，提示严重淋巴损伤，是进行 VLVT 治疗的适应证。VLVT 仅转移淋巴管，而避免淋巴结转移，能降低供区淋巴水肿发生的风险。VLVT 良好的手术疗效对转移淋巴结的必要性提出了质疑。

（三）VLNT

VLNT 即将淋巴结及其滋养血管以组织瓣形式转移到淋巴水肿区域，以重建淋巴回流通路。当考虑进行 VLNT 时，应重视供区淋巴水肿的问题。尽管供区淋巴水肿的发生概率很低，但还是必须面对这一个现实的风险，并且在术前与患者进行彻底的讨论和沟通。为了降低供区淋巴水肿的风险，VLNT 开发了多个不同解剖位置的供区，并使用逆行淋巴结标记等方法，但是仍然不能完全避免发生供区淋巴水肿的可能。尤其在治疗原发性淋巴水肿的患者时需要特别提高警惕。有的原发性淋巴水肿患者的健侧肢体没有临床症状，但在 ICG 淋巴造影时可以看到同样存在淋巴回流功能不全，这种情况的发生率尚不明确，但是并不少见。这类患者发生供区淋巴水肿的风险特别高。如果患者和医生继续倾向于采用 VLNT，则建议术前对供区进行 ICG 淋巴造影，并采用逆行淋巴结标记法避免切取引流供区肢体的淋巴结，以降低供区淋巴水肿发生的风险。

VLNT 其他技术性的细节还包括受区的选择和是否带上皮肤一同移植。受区在远端还是近端手术效果更好尚有争议，但逐渐达成一定共识的是，这些不同受区的手术均有效，皮瓣受区的位置在哪并没有差别，即使受区选择在中间如肘部或腓肠肌处。目前普遍认识到，预备近端作为受区时需要彻底地去除该区域的瘢痕挛缩，譬如切除腋窝部位挛缩的瘢痕组织，本身就是有益的，至少在一定程度上可提升淋巴结近端转移的治疗效果。因此，建议选择近心端或远心端作为受区应该根据患者的情况而定。近端瘢痕挛缩的患者选择近端作为受区可能更有利。如果计划远端转移，由于淋巴结皮瓣臃肿预期会出现外观畸形，术前需要与患者讨论。

在理论上，包括皮肤的淋巴结皮瓣包含了浅表淋巴管，可以提高手术的疗效，但目前淋巴重建外科医师在这个问题上没有达成共识。VLNT 手术似乎不管是否包括皮肤都有效。在决定是否包括皮肤时，外科医生应该同时考虑供区和受区的位置、部位。例如，以颈横动脉为蒂的淋巴结皮瓣，其上覆盖的皮肤并非恒定地由伴行的静脉蒂引流，因此不包括皮肤进行移植可能更可靠。如果计划远端转移到踝关节或腕关节，包括皮肤进行移植可以避免植皮。

（四）减积手术（Charles 手术）

减积手术由 Charles 于 1912 年创建，是过去应用最广的手术之一。手术切除深筋膜浅层的纤维化组织和增生的脂肪以及深筋膜，再从切除的病变组织上取断层皮片覆盖手术区。手术针对的是病变组织，而不是淋巴循环本身，所以不是针对发病原因的治疗手段。切除的范围越广泛，越可能切除功能尚存的淋巴管，反而使淋巴管的输送功能受到损害。手术同时切除了血管，结果毛细血管的数量也减少。回植皮片的营养状况往往很差，游离植皮后常常带来严重的并发症，常见的有瘢痕疙瘩、不稳定瘢痕、慢性溃疡、淋巴液渗漏，鳞状上皮癌也时有发生。值得指出的是，为治疗植皮后的慢性溃疡而采用游离皮瓣移植也被证明不能成功，这是因为受区淋巴循环在前次手术后未能修复，移植到患肢的皮瓣虽然通过吻合血管而成活，但是成活的皮瓣因为受区没有可与之重建的淋巴循环而发生淋巴水肿。由于减积手术大多切除的只是小腿的病变组织，小腿的体积在手术后甚至比正常肢体还要小，因此患肢小腿与大腿和足部的体积之差很明显，而且随时间延长，差异愈加明显，加重患肢的畸形。长期的临床实践证明减积手术的效果甚至比不手术还要差，不仅未能改善患肢的外观，还会带来诸多并发症，最后导致截肢的病例时有报道。虽然这项手术早该被废除，但是在国内直到最近几年仍然有整形外科或普外科医生在实施。

（五）脂肪抽吸术

瑞典医生 Brorson 最先开展淋巴水肿脂肪抽吸的手术，以清除患肢的皮下增生组织。最先用于乳腺癌相关上肢继发性淋巴水肿的治疗。大多数需要全身麻醉，患肢需要做数个切口来插入吸引导管，手术历时 30～40 分钟。术后需立即用强力弹力绷带包扎以止血，这是因为手术不可避免地损伤血管和淋巴管。本手术创伤范围较广，不适用于淋巴管尚存的淋巴水肿肢体。选择性用于晚期纤维化明显、淋巴管广泛闭塞和脂肪沉积严重的病例。术后的可能并发症有局部皮肤坏死、出血、静脉血栓、血肿。术后需长期（日和夜）用强力弹力绷带包扎，否则肿胀易反弹，长期效果有待进一步观察。由于手术造成肢体的广泛创伤，有可能在术后形成广泛的皮下组织纤维化，没有淋巴循环重建的可能。国内有将脂肪抽吸术用于下肢原发性淋巴水肿治疗的报道，术后早期患肢体积减小明显，术后 3 个月患者主观感觉患肢沉重、疲乏感较术前明显减轻，但是触痛及紧绷感觉较术前加重。有丹毒感染史的患者在手术中出血较多，抽出的脂肪量较少。脂肪抽吸术对淋巴水肿的肢体减容治疗具有一定效果，但不同于传统整形吸脂术，其手术风险更高、难度更大，且术后早期需结合更有效的改善淋巴回流的治疗方法。国内有采用脂肪抽吸术联合淋巴－静脉吻合术治疗肢体淋巴水肿的报道，但是效果还有待观察。

（六）其他手术

1. 硅胶管植入术

如果部分外周集合淋巴管仍然通畅并且排出部分组织水肿液，可以进行显微外科手术。然而，在晚期淋巴水肿病例中，所有主要淋巴管都被阻塞，组织液聚集在间隙空间，自发形成"淋巴湖"，盲端或相互连接的不规则形状的"通道"。在这种情况下，有一种解决办法是建立人工通道，使水肿液流向可以吸收水分的非阻塞区域。这可以通过植入硅胶管来替代无功能的集合淋巴管。晚期淋巴水肿的主要集合淋巴管阻塞，不适合淋巴管－静脉吻合术。皮下植入硅胶管绕过阻塞部位有望形成水肿液流动通路。硅树脂具有疏水性，对细胞和微生物不黏附，不引起明显的抗异物反应，易于调节肢体运动而不扭曲，如果需要的话，可以很容易地移除。腹股沟区和腋窝区水肿液流动阻塞，可以很容易地绕过皮下。植入后以间歇性空气波压力治疗和压力包扎支撑作为外部压迫，预防性给予低剂量苄星青霉素。

2. 大网膜移植术

大网膜有非常丰富的淋巴循环。Dick 于 1935 年首次采用带胃网膜血管蒂的大网膜移植治疗阴囊淋巴水肿。此后有报道将大网膜移至腹股沟和腋窝治疗下肢和上肢的淋巴水肿，每篇报道的病例数不超过 10 例。术后早期有的淋巴水肿得到一些缓解，但是没有证据表明移植的大网膜的淋巴管与受区的淋巴管获得连接和再通。此项手术的并发症包括腹壁疝、肠梗阻和胃功能紊乱。鉴于严重的并发症，此项手术已逐渐被遗弃。

3. 皮瓣转位术

皮瓣转位术利用邻近皮瓣移位，意图建立皮瓣淋巴管与患病部位的淋巴管的连接和吻合，如健侧腹股沟皮瓣移位到患肢腹股沟，也有人将健侧腹股沟淋巴结包括在皮瓣内共同转移。此类手术的报道很少，但是未能证实患肢淋巴经皮瓣建立新的循环。目前多数医生对手术治疗淋巴水肿采取较为谨慎的态度，因为手术技术的熟练应用需要时间曲线，手术治疗不是淋巴水肿最普遍的治疗手段。

4. 淋巴管成形术

1908 年 Handey 报告淋巴管成形术，将丝线埋入组织，连接淋巴水肿组织和邻近的健康组织，意图建立淋巴循环。

5. 自体静脉移植术

该术式优点：术后供肢无发生水肿的可能，小静脉和淋巴管在胚胎起源上及组织学结构上是类似的，移植的静脉可与淋巴管愈合并代替淋巴管。

不同手术方法在疗效、并发症发生率等方面不尽相同。部分保守疗法是基于外科手术的术后并发症提出的。由于淋巴水肿术后并发症发生率很高，包括复发、感染和伤口愈合等问题，往往会延误最佳治疗时间。因此许多临床医师建议在进行任何形式的外科手术之前至少进行两年保守治疗。

三、其他治疗

2009 年，Boccardo F 首先报道了采用将手臂淋巴管与腋静脉的侧支相吻合的淋巴水肿显微外科预防性治疗术（lymphedema microsurgical preventive healing approach，LYMPHA），预防乳腺癌相关性淋巴水肿的远期并发症。应用少量蓝色染料的腋窝逆向示踪技术可以确定手臂的淋巴回流途径，淋巴管 – 静脉吻合术可以预防淋巴水肿，减少区域淋巴管压力，从而减少早期并发症。

第二节　其他水肿的治疗

一、脂肪水肿

由于脂肪水肿属于一种罕见病，至今尚未明确脂肪水肿的病因学，也尚无临床公认的治疗指南，现在使用的治疗方法还是以改善症状为主。脂肪水肿的治疗包括健康教育与心理咨询、控制体质指数、保守治疗和手术治疗。

（一）健康教育与心理咨询

脂肪水肿患者的生活质量与心理状态的恶化有关联，大多数患者都因为他们比例失调的身材而产生消极情绪。尤其是在进行运动和饮食控制后，不仅没有改善当前的症状，躯干的脂肪质量的减少反而进一步加重身材比例的失调，这种二次打击带来的挫败感与失落的情绪会严重影响患者的生活。因此，要对患者积极进行健康教育与心理咨询，让患者清楚地了解当前病情发展的程度，对疾病有一个充分的认识。

（二）控制体质指数

脂肪水肿是一种慢性进行性疾病，随着时间推移，会出现下肢肌肉丧失、肢体力量减弱、肢体畸形以及运动能力丧失的情况。体育锻炼的减少是脂肪水肿进一步恶化的危险因素，尤其是在体质指数不断增加的情况下。早期的体质指数控制可能减少局部炎性反应，会减少并发症的发生如关节病变。

（三）保守治疗

手法淋巴引流配合低弹力绷带压迫的综合消肿疗法是淋巴水肿的主要治疗方法，也被公认为保守治疗脂肪水肿的标准方法。脂肪水肿患者经治疗后，皮肤的干燥和角化过度症状可明显减轻，可降低皮肤感染并发症的发生率。

（四）手术治疗

对于保守治疗效果很小或没有改善的患者，应选择手术治疗。抽脂术（liposuction）和脂肪切除被广泛用于治疗脂肪水肿。在脂肪水肿患者中，抽脂治疗可显著改善症状和提升生活质量。使用超膨胀局部麻醉和振动套管抽脂术是目前公认的治疗脂肪水肿的有效方法。65％以上的患者可以终止或减少保守治疗，其余的患者生活质量、敏感性和活动能力明显改善。在脂肪水肿的晚期，病变部位会有大量的脂肪沉积。因此，多次手术是必要的。同时也强调了术后24小时内加压包扎的必要性。第二种外科治疗方法为大面积的脂肪切除术。脂肪沉积物会造成严重的畸形，如膝关节外翻畸形，甚至导致患者完全不能行走。这种情况下，脂肪切除术可能是唯一的治疗方法。不过到目前为止，还没有证据表明脂肪组织去除量与水肿改善程度之间存在相关性，也不能确定去除脂肪的"理想"时机。

二、静脉性水肿

静脉性水肿多见于DVT和慢性深静脉瓣膜功能不全。

（一）DVT

19世纪中期，Virchow提出：静脉损伤、血流缓慢和血液高凝状态是发生DVT的三大因素，其中的单一因素较少致病，常常是2个或3个因素的综合作用造成DVT。DVT重在预防，如根据患者的病情和静脉血栓风险大小采取合适的预防措施，DVT相对风险可降低50～60％。DVT发生后应积极治疗，警惕血栓脱落导致肺血栓栓塞症。

1. DVT预防措施

（1）基础预防

卧床患者如无禁忌，应抬高下肢至高于心脏平面20～30 cm，但应避免膝下放置硬枕和过度屈髋，并指导和协助卧床患者进行下肢的主动和被动运动，包括踝泵运动和股四头肌功能锻炼。根据病情恢复情况指导患者尽早下床活动。尽量避免下肢和患肢静脉穿刺，在满足治疗需求的前提下，尽量选择外径最小、创伤最小的输液装置，并规范置入和维护各类静脉内导管。在病情允许的情况下，指导患者每日饮水 1500 ～ 2500 mL，少喝浓茶和咖啡。手术中应辅助患者采取适当体位，通过使用保温毯、调节室温、加盖棉被等方法做好术中体温保护。指导患者戒烟、限酒，平衡膳食，控制体重、血糖、血脂，并告知患者不宜久坐。

（2）物理预防

物理预防是用物理原理、技术，对静脉血栓栓塞住院患者实施的预防措施。主要包括但不限于足底静脉泵（venous foot pumps，VFP）、间歇性空气波压力治疗及梯度压力弹力袜(graduated compression stokings, GCS)等。

（3）药物预防

药物预防是使用药学原理、技术，对静脉血栓栓塞住院患者实施的预防措施。主要包括但不仅限于口服抗凝药（华法林、Xa 因子抑制剂等）和注射类药物（低分子肝素、磺达肝癸钠等）。

（4）联合预防

联合预防（combination prophylaxis）是基于静脉血栓栓塞住院患者的病情，单独使用物理预防或者药物预防效果不佳的情况下，实施的物理技术和药学治疗联合的预防方法。

2. DVT 预防原则

总体原则是在充分评估静脉血栓栓塞风险和出血风险的基础上，采用恰当的预防措施，并根据动态评估结果调整预防策略（见表 10-1）。

表 10-1　DVT 危险分层与预防策略

危险分层	预防策略	执行人
DVT 低危患者	基础预防	患者和 / 或家属
出血风险低的 DVT 中危患者	药物预防或物理预防	主管医生和 / 或护士
出血风险高的 DVT 中危患者	物理预防	主管医生和 / 或护士
出血风险低的 DVT 高危患者	药物预防或联合预防	主管医生和 / 或护士
出血风险高的 DVT 高危患者	物理预防	主管医生和 / 或护士

3. DVT 的治疗方法

DVT 的治疗方法分为非手术治疗和手术治疗两大类，根据病变类型和实际病期而定。

（1）非手术治疗

一般处理：抬高患肢至高于心脏 20 ～ 30 cm，膝关节屈曲 5°～ 10°，以促进血液循环。发病两周内禁止挤压、按摩患肢，避免用力排便，以免血栓脱落，造成肺血栓栓塞症。注意患肢保暖，但应避免热敷，以免增加局部耗氧量。对于肿胀严重的患者，可适当使用利尿剂，以减轻肢体肿胀。在给予充分抗凝治疗的前提下，建议早期下地活动，除非患者有严重的肢体肿痛症状。

抗凝治疗：是 DVT 的基本治疗。抗凝药物并不能溶解已经形成的血栓，但能抑制血栓蔓延和复发，减少后遗症，降低肺血栓栓塞症的发生率和病死率。抗凝治疗的绝对禁忌证包括近期中枢神经系统出血、存在高危出血的颅内或脊髓病变，以及 24 小时内需要输血 > 2U 的严重活动性出血。抗凝治疗的相对禁忌证包括：①慢性临床显著的出血（> 48 小时）；②最近的大手术与高危出血有关；③跌倒和（或）头部外伤（高危）；④血小板减少症，血小板 < 50000/UL；⑤严重的血小板功能障碍（如尿毒症、药物引起、造血系统发育异常）；⑥潜在出血性凝血功能障碍；⑦硬膜外麻醉和腰椎穿刺术。抗凝治疗前必须逐一考虑风险与收益。通常先用普通肝素静脉/皮下注射或低分子肝素（分子量 < 6000）皮下注射，达到低凝状态后改用维生素 K 抗剂（如华法林）口服。对于初次、继发于一过性危险因素者，至少服用 3 个月；对于初次原发者，服药 6 ～ 12 个月，或更长时间。新型口服抗凝药，如直接凝血酶原抑制剂达比加群酯和 Xa 因子抑制剂利伐沙班等，具有抗凝效果稳定、药效不受食物影响、药物之间相互作用小、半衰期较短、用药剂量固定、服药期间无须定期监测凝血功能等特点，已被推荐用于治疗成人 DVT 以及预防复发性 DVT，可以作为华法林的替代药物治疗。

溶栓治疗：抗凝治疗无法彻底去除血栓，理论上溶栓治疗应优于单纯的抗凝治疗，血栓的消除有助于减轻症状和降低血栓后综合征的发生率，但因为溶栓治疗有引起出血的风险，而且 DVT 患者的血栓形成的危险因素、血栓形成时间差异大，溶栓治疗疗效也不一致，导致溶栓治疗并未成为常规的治疗。溶栓治疗大多应用在早期急性发作的严重髂静脉和股静脉血栓，如股青肿有导致肢体坏疽的危险性时才考虑使用。溶栓治疗的绝对禁忌症包括：①对抗溶栓药物过敏；②结构性颅内疾病、出血性脑卒中病史、3 个月内缺血性脑卒中；③活动性出血；④近期行脑或脊髓手术；⑤近期头部骨折性外伤或头部损伤；⑥出血倾向（自发性出血）。溶栓治疗的相对禁忌症包括：①年龄＞ 75 岁；②收缩压＞ 180 mmHg、舒张压＞ 110 mmHg；③近期非颅内出血、近期侵入性操作、近期手术；④ 3 个月或以上缺血性脑卒中；⑤口服抗凝药物（如华法林）；⑥创伤性心肺复苏、心包炎或心包积液；⑦糖尿病视网膜病变；⑧妊娠。溶栓药物有链激酶（streptokinase）、尿激酶（urokinase）、组织型纤溶酶原激活剂（tissue-type plasminogen activatetor，t-PA）等，能激活血浆中的纤溶酶原成为纤溶酶，溶解血栓。溶栓给药方式有经外周静脉滴注溶栓药物的系统性溶栓和将导管直接置入静脉血栓部位给药的导管溶栓。

祛聚药物，如阿司匹林、右旋糖酐、双嘧达莫（潘生丁）、丹参等能扩充血容量，降低血黏度，防止血小板聚集，常作为辅助治疗。

（2）手术治疗

①取栓术（thrombectomy）。最常用于髂－股静脉血栓形成的早期病例。切开静脉，使用 Fogarty 导管取栓。这一手术方式已使用多年，技术成熟，效果稳定，但也存在手术创伤较大、出血较多等不足，术后应继续使用抗凝、祛聚疗法 2 个月以上，防止血栓复发。

②介入治疗

随着血管介入技术的发展，血管介入治疗因为有微创的优势，在 DVT 的治疗中应用得越来越多。血管介入治疗主要包括经导管直接溶栓术（catheter-directed thrombolysis）、经皮机械性血栓清除术（percutaneous mechanical thrombectomy）、球囊导管成形术和支架置入术以及腔静脉滤器置入术。

a. 经导管直接溶栓术。相比系统溶栓优势明显，能显著提高血栓的溶解率，降低血栓综合征的发生率，治疗时间短，并发症少，为临床首选的溶栓方法，适用于急性期中央型和混合型血栓形成。导管溶栓的入路有顺行入路和逆行入路两种。

b. 经皮机械性血栓清除术。主要是利用机械原理对血栓进行碎栓、负压抽吸等，达到迅速清除血栓的目的。和经导管直接溶栓术的应用指征一样，经皮机械性血栓清除术主要用于急性期中央型或混合型 DVT 患者，有研究证实二者联合使用能够减少溶栓药物剂量、缩短住院时间。

c. 球囊导管成形术和支架置入术。髂静脉狭窄在 DVT 的发病中起重要作用，在经导管直接溶栓术或其他手术取栓后，对髂静脉狭窄可以采用球囊导管成形、支架置入等方法予以解除，以利于减少血栓复发、提高中远期通畅率、减少血栓后综合征的发生。对于非髂 - 下腔静脉交界处的狭窄或闭塞，支架的置入建议以病变部位为中心，近端不进入下腔静脉。对于髂 - 下腔静脉交界处的病变，应控制支架进入下腔静脉的长度在 1 cm 以内。一般在成功行 CDT 或血管切开取栓后，造影发现髂静脉狭窄 > 50 ％时，建议首选球囊导管成形、支架置入术，必要时采用外科手术解除髂静脉阻塞。

d. 腔静脉滤器置入术。下肢 DVT 患者如果存在以下情形，可置入腔静脉滤器以预防肺血栓栓塞症：已经发生有症状的肺血栓栓塞症或下腔静脉及髂、股、腘静脉急性血栓形成的患者，存在抗凝治疗禁忌证、抗凝治疗过程中发生出血等并发症、充分的抗凝治疗后仍复发肺血栓栓塞症和因各种原因不能达到充分抗凝者，欲行经导管直接溶栓术和经皮机械性血栓清除术者；髂、股静脉或下腔静脉内有游离漂浮血栓或大量急性血栓，应用可回收型滤器优于永久型滤器。

（二）慢性深静脉瓣膜功能不全

慢性深静脉瓣膜功能不全不是一种疾病，而是一类有共同主症状——慢性水肿，以及共同的病理机制——深静脉返流的疾病过程的总称。深静脉瓣功能不全又可分为原发性和继发性两种，其中以原发性深静脉瓣膜功能不全居多，继发性深静脉瓣功能不全多见于 PTS。

1. 原发性深静脉瓣膜功能不全的治疗

（1）非手术疗法。适用于轻症患者，主要包括抬高患肢、局部按摩理疗和穿医用弹力袜，可改善患者肢体肿胀，预防病情进展。医用弹力袜是根据人体下肢静脉压力的不同梯度而设计的，在踝部的压力可以控制在 $30 \sim 40\,mmHg$，一般选用膝长型。患者日常需注意避免久站、久坐。

（2）手术治疗。主要适用于中到重度经保守治疗没有效果的患者。手术治疗的目的是恢复瓣膜功能，控制静脉反流。目前常用的手术方法包括直接瓣膜成形术、间接瓣膜成形术、瓣膜置换术和肌瓣成形术。由于深静脉瓣膜关闭不全患者同时伴有下肢浅静脉的曲张，还需要根据静脉曲张的程度进行浅静脉的高位结扎、剥脱、电凝术等，有严重的色素沉着或溃疡者，需要行交通静脉结扎术。近年来应用激光和射频进行静脉闭合的手术也开展得比较多，但远期疗效还有待观察。

2. PTS 的治疗

（1）保守治疗。现有的方法只能改善症状，无法恢复深静脉已被破坏的结构，而且缺乏大样本 10 年以上远期疗效结果，所以对于年龄较小、预期寿命较长、Villalta 评分为轻度和中度的患者，以保守治疗为主。保守治疗方法包括：①压力治疗，是 PTS 的治疗基础，有助于减轻和改善 PTS 症状，包括分级加压弹力袜和间歇性空气波压力治疗；②运动训练，能够减轻 PTS 的症状，提高患者生活质量；③药物治疗，给予静脉活性药，如黄酮或七叶皂类。

（2）血管腔内治疗。Villalta 评分为重度或发生静脉性溃疡，造影或 CT 见下腔静脉通畅，患侧股腘静脉主干形态正常或再通良好、血流通畅，髂静脉、股总静脉狭窄或闭塞的患者可行腔内介入治疗。球囊扩张、支架植入术，血管腔内治疗技术成功率较高，近、中期疗效满意，术后溃疡自行愈合率较高，可明显改善患者症状，提高患者生活质量。

（3）手术治疗，改善血液回流障碍。各种静脉转流术的目的是在闭塞近、远端静脉之间搭桥，使得远端的高压静脉血液可以经此回流，达到减压作用。无论何种静脉转流手术，最好的手术时机是病变已经稳定但深静脉和踝交通支静脉瓣膜尚未被破坏前。大隐静脉转流术可使得患肢远侧的高压静脉血经大隐静脉向近心端回流。传统的方法有大隐静脉交叉转流术和原位大隐静脉 – 腘静脉转流术。

（4）纠正血液倒流。自 20 世纪 60 年代以后，不少学者即开始采用自体带瓣静脉段移植术、深静脉瓣膜移位术和腘静脉肌襻形成术治疗深静脉血栓形成后综合征导致的血液倒流。近年来，学者们对瓣膜替代物做了大量探索性研究。2006 年 Maleti 介绍了应用增厚的静脉壁分离后形成的新瓣膜的重建方法。

（5）缓解浅静脉高压。凡是足靴区出现明显营养性病变者，说明踝交通支静脉功能不全，浅静脉已成为淤血池，此时即使深静脉未完全再通，也适于做大隐静脉高位结扎术、小腿浅静脉剥脱术和交通静脉结扎术。

（6）足靴区溃疡处理。溃疡创面的处理主要是消除感染，保持创面的清洁。

三、营养不良性水肿

营养不良性水肿的发生原因包括蛋白质吸收障碍、蛋白质消耗过多、蛋白质合成障碍及喂养不当等。首先分析患者发生营养不良性水肿的原因，积极治疗原发病，去除病因。如积极根治各种消耗性疾病（肺结核、肺脓肿等）；服用胃蛋白酶、胰酶等消化酶以助消化，促进蛋白质吸收；对进食极少或拒绝进食者，使用食欲刺激剂，如醋酸甲地孕酮等促进食欲。

在积极治疗病因的同时，根据患者病情和消化能力，逐步增加营养素，不能骤然增加大量蛋白质，不然会引起消化不良，加重病情；同时补充蛋白质和能量，并补充维生素和微量元素，全面改善营养状况。患者胃肠道功能严重障碍时，应给予静脉营养。

四、心源性水肿

心源性水肿的治疗包括病因学疗法和发病学疗法，前者是消除心力衰竭的病因，如治疗高血压、冠心病、心脏瓣膜病、心肌炎、心肌病等；后者是针对水肿发生机理中的主要环节采取有效措施。

（一）药物治疗

心源性水肿是由于心排血量和有效循环血量下降而引起的，一旦它们恢复正常，水钠潴留和静脉淤血就会被解除。主要为应用洋地黄类正性肌力药物毛花苷丙、毒毛花苷 K 及地高辛，亦可应用非洋地黄类正性肌力药物多巴胺、多巴酚丁胺等，改善心肌收缩力以增加心排血量和恢复有效循环血量。

（二）清除潴留的水与钠

水钠潴留是水肿液的来源。如果把潴留于细胞外液中的水与钠排出体外，减少静脉回流的血量，不仅可使水肿减轻，而且可以减轻心脏的负担。利尿剂是最常用的药物，主要有氢氯噻嗪、呋塞米以及螺内酯、氨苯蝶啶、阿米诺利。对于使用排钾性利尿剂患者，应注意补充钾盐或含钾食物，以防止血钾降低。对于高度水肿、血浆白蛋白降低者，可每周定期少量静脉输注白蛋白，提高血浆胶体渗透压，以增强利尿剂治疗效果。

（三）适当限制钠盐摄入

由于水钠潴留不仅是组织液积聚的重要因素，而且还能增加静脉血回流入心的量,加重心脏的负担。在应用强利尿剂时,如过分限制钠盐的摄入，容易发生低钠血症；但若不注意限制钠盐的摄入，则可因摄入过多而抵消利尿剂药效。因此，仍然要注意适当限制钠盐的摄入，一般钠盐的摄入可限制在每日 3 ～ 5 g。

五、肾源性水肿

对于肾源性水肿，病因治疗是根本，应积极治疗肾小球肾炎、肾病综合征等导致肾源性水肿的疾病。对症治疗包括药物治疗、限盐、利尿、控制蛋白尿。

（一）药物治疗

糖皮质激素和细胞毒药物仍然是治疗肾病综合征的主要药物，原则上应根据肾活检病理结果选择治疗药物及确定疗程。糖皮质激素通过抑制免疫炎症反应，抑制醛固酮和抗利尿激素分泌，影响肾小球基底膜通透性等综合作用而发挥其利尿、消除尿蛋白的疗效。糖皮质激素应遵循"起始足量、缓慢减药、长期维持"的原则：①起始足量，常用药物为泼尼松每天 1 mg/kg，口服 8 周，必要时可延长至 12 周；②缓慢减药，足量治疗后每 2～3 周减少原用量的 10％，当减至每天 20 mg 时病情易复发，应更加缓慢减量；③长期维持，最后以最小有效剂量（每天 10 mg）再维持半年左右。激素可采取全日量顿服，维持用药期间两日量隔日一次顿服，以减轻激素的副作用。水肿严重、有肝功能损害或泼尼松疗效不佳时，应更换为甲泼尼龙（等剂量）口服或静脉滴注。因地塞米松半衰期长，副作用大，现已少用。

应用激素及细胞毒药物治疗肾病综合征可有多种方案，原则上应以增强疗效的同时最大限度减少副作用为宜。对于是否应用激素治疗、疗程长短以及是否应该使用细胞毒药物等，应结合肾小球病理类型、年龄、肾功能和是否有相对禁忌证等情况不同而区别对待，制订个体化治疗方案。

（二）限盐

肾炎或肾病性水肿都有水钠潴留，都要限制摄入盐，但要适当，长期禁盐可致低钠血症。对于慢性肾脏疾病，尤其是间质性肾炎患者，其肾小管调节钠平衡的功能可发生障碍，过度限制钠可能造成钠负平衡。因此，应分析患者钠平衡的具体情况以决定限制钠盐的程度，尤其是使用利尿剂者，应防止过度限制钠而出现低钠血症。对肾性水肿而多尿者则不应严格限钠，尤其是肾浓缩功能不全者，严格限钠可造成钠缺乏。

（三）利尿

在限盐的同时加用利尿药，可促进水钠排出而缓解水肿，并可缓解高血压和减轻心脏负荷；利尿药应在白天而不宜在晚上给予。长期利尿者应警惕低钾血症，因此宜加用潴钾类利尿药，对醛固酮活性增高的患者，使用安体舒通比较合理。

（四）控制蛋白尿

肾病性水肿必须控制蛋白尿，可用免疫抑制药（泼尼松、环磷酰胺等）以恢复肾小球的正常通透性。对于肾病综合征患者，使用皮质醇激素可减少尿蛋白的丢失，从而纠正低蛋白血症，使血浆胶体渗透压及循环血量恢复，肾性钠潴留减少而使水肿消除；相反，如对肾病综合征患者输注白蛋白来治疗水肿，疗效维持的时间很短，这是因为在血容量增加的同时，白蛋白的清除率也增加，因此输入白蛋白只能使血浆蛋白和血容量一过性增高，对改变水肿状态并无多大帮助，仅在严重低蛋白血症引起低血压发作或脑水肿时作为一种抢救治疗手段。而在蛋白尿和低蛋白血症未纠正的情况下，使用利尿剂可加剧血容量不足，导致低血压发作。

参考文献

[1] Koshima I，Inagawa K，Urushibara K，et al. Supermicrosurgical lymphaticovenular anastomosis for the treatment of lymphedema in the upper extremities[J]. J Reconstr Microsurg，2000，16（6）：437-442.

[2] Koshima I，Nanba Y，Tsutsui T，et al. Long-term follow-up after lymphaticovenular anastomosis for lymphedema in the leg[J]. J Reconstr Microsurg，2003，19（4）：209-215.

[3] Koshima I，Nanba Y，Tsutsui T，et al. Minimal invasive lymphaticovenular anastomosis under local anesthesia for leg lymphedema：Is it effective for stage Ⅲ and Ⅳ？[J]. Ann Plast Surg，2004，53（3）：261-266.

[4] Kogure T，Hoshino A，Ito K，et al. Beneficial effect of complementary alternative medicine on lymphedema with rheumatoid arthritis[J]. Mod Rheumatol，2005，16（6）：445-449.

[5] 王文萍. 肿瘤与淋巴水肿 [M]. 北京：中国中医药出版社，2007.

[6] 窦祖林. 作业治疗学 [M]. 北京：人民卫生出版社，2008.

[7] Nagai A，Shibamoto Y，Ogawa K. Therapeutic effects of saireito（chai-ling-tang），a traditional Japanese herbal medicine，on lymphedema caused by radiotherapy：A case series study[J]. Evid Based Complement Alternat Med，2013：241629.

[8] 刘宁飞. 淋巴水肿——诊断与治疗 [M]. 北京：科学出版社，2014.

[9] 潘伟人. 人体躯干淋巴系统解剖图谱 [M]. 北京：人民卫生出版社，2014.

[10] 福迪·M.，福迪·E. 福迪淋巴学（第三版）[M]. 曹烨民，阙华发，黄广合，等译. 上海：世界图书出版上海有限公司，2017.

[11] 王静. 淋巴水肿综合消肿护理指引 [M]. 上海：复旦大学出版社，2020.

[12] Neligan P C，Masia J. 淋巴水肿全面管理与手术治疗 [M]. 章一新，等译. 上海：上海科学技术出版社，2020.

[13] 蒋鹏，刘建龙，贾伟，等.《欧洲血管外科学会（ESVS）2021 年静脉血栓管理临床实践指南》临床热点解读 [J]. 中国普通外科杂志，2022，31（6）：717-727.

[14] 简扬，邓呈亮，魏在荣. 基于血管化淋巴结移植的淋巴水肿外科联合治疗研究进展 [J]. 中国修复重建外科杂志，2023，37（2）：240-246.

附　录

附录一　水肿肢体的围度测量

　　客观的水肿测量可以给水肿患者带来最直接明了的参考，从而为了解患者水肿严重程度、制定相应的治疗计划，以及了解治疗的有效性提供最具体的评定数值。文献报道最多的是淋巴水肿的测量，下面以淋巴水肿为例，介绍一种肢体（上肢、下肢）围度测量的记录方法。该方法是利用卷尺对双侧肢体不同部位的周径进行测量，将患侧与健侧结果进行比较，进而评估水肿的发生情况和严重程度。静脉性水肿、脂肪水肿、混合性水肿等不同类型的水肿肢体维度测量可以参照此方法进行。

淋巴水肿测量记录单

姓　　　名：＿＿＿＿＿＿　性　别：＿＿＿＿　年　龄：＿＿＿＿　住院号：＿＿＿＿

临床诊断：＿＿＿＿＿＿　体　重：＿＿＿＿　身　高：＿＿＿＿

上肢测量日期					下肢测量日期					
中指横纹处	健侧				中趾横纹处	健侧				
	患侧					患侧				
虎口处	健侧				中趾上 5 cm	健侧				
	患侧					患侧				
腕横纹	健侧				脚踝最高点	健侧				
	患侧					患侧				
腕横纹上 5 cm	健侧				脚踝上 5 cm	健侧				
	患侧					患侧				
腕横纹上 10 cm	健侧				脚踝上 10 cm	健侧				
	患侧					患侧				

（续表）

上肢测量日期					下肢测量日期				
肘横纹	健侧				脚踝上 15 cm	健侧			
	患侧					患侧			
肘横纹上 5 cm	健侧				髌骨最高点	健侧			
	患侧					患侧			
肘横纹上 10 cm	健侧				髌骨上 5 cm	健侧			
	患侧					患侧			
腋窝处	健侧				髌骨上 10 cm	健侧			
	患侧					患侧			
—	—				髌骨上 15 cm	健侧			
—	—					患侧			
—	—				大腿根部	健侧			
—	—					患侧			

附录二　InBody 测量与水分子成分测量

身体的成分由水分、脂肪、蛋白质、矿物质等组成，正常情况下各种成分保持均衡的比例，以维持身体的健康。反之，不平衡时将会出现肥胖、水肿、营养失调等不健康的症状。InBody 测量（人体成分分析测量）是通过生物电阻抗法的原理对组成身体的成分进行分析，可以测定受试者的体重、基础代谢量、肌肉量、骨骼量、内脏脂肪水平等健康指数，推断出受试者的身体年龄、身体脂肪率以及肥胖程度等；同时 InBody 测量还可将受试者数据精确到上、下、左、右肢体的各项健康指数，能够有效指示受试者的各项健康指标；以及有助于医务人员进行医疗诊断的判断、营养管理方案的制定和慢性病的管理。

一、通过 InBody 测量可以了解的内容

1. 体脂含量、内脏脂肪面积、腰臀比、骨骼肌以及基础代谢率等分别是多少？

2. 身体的营养状况如何？

3. 体内的肌肉多，还是脂肪多？

4. 相同体重的两个人，为什么我看起来更胖呢？

5. 腿部肌肉是否足够支撑整个人的体重？

6. 身体 70% 的水分是否均衡？

7. 目前的身体状况是否均衡、健康？

二、InBody 测量的应用

InBody 能够测量各类体质量人群的身体成分，同时能够反映人体的生化指标变化情况，因此应用较广。

1. 监控身体各部分的积液情况

InBody 技术能够详尽跟踪全身的体液变化情况，了解造成体液水平失衡的原因。InBody 测量可有效判断构成身体总水分（TBW）的细胞内水分（ICW，组织内）和细胞外水分（ECW，血液和组织液中）。基于 ECW 和 TBW 比率（ECW/TBW）的细胞外水分比率可用来判断因营养不良或浮肿引起的身体水分失衡情况，是预测体液潴留的重要因素，对治疗效果进行评估尤为重要。临床上可根据生物电阻抗法监测结果判断患者的体液含量，从而对利尿剂的剂量进行调整。除了全身的 ECW/TBW 以外，身体特定部分（手臂、腿和躯干）的细胞外水分比率也可以反映可能发生体水分失衡的特定部位。通过对手臂和腿进行单独监控，可以发现四肢的血液循环问题；而通常很难发现的躯干浮肿，也可以进行量化并监控。

由于肌肉的含水量较高，肌肉量流失会导致 ICW 减少，从而使细胞外水分比率升高。因此，可用细胞外水分比率来确认肌肉流失情况及肌肉流失与健康状况之间的关系。由于心血管疾病与全身炎症加剧、进行性身体水分失衡相关，所以细胞外水分比率还可用于确认和监控可能会引起肾脏疾病或心血管疾病等并存疾病的长期体液潴留。

2. 辅助营养管理

生物电阻抗法能够去除患者水肿及容量负荷过多导致的干扰，从而更加精准地测定患者骨骼肌含量，帮助早期发现骨骼肌含量的下降。瘦体重由体重去掉脂肪质量得出，有研究提示瘦体重判断营养不良的比例显著高于白蛋白、前白蛋白、转铁蛋白、胆固醇及 BMI 的判断比例。而干瘦体重是在瘦体重去除脂肪质量的基础上再次排除水肿或容量负荷因素的干扰后的参考指标，反映患者早期营养不良的敏感度更高。相位角是可以评估患者营养状况和预后的新指标，其通过生物电阻抗法直接利用原始数据和单频相敏测量而出，与体重、身高和体脂无关。相位角值很容易受到细胞膜完整性细微变化的影响，甚至可能反映出营养状况的早期变化。监控身体成分有助于营养师制定个性化的营养方案，降低营养不良和少肌症风险，从而提高患者的生活质量。

针对超重 / 肥胖的患者，不能简单使用 BMI 跟踪身体成分变化，因为BMI 无法判别减掉的质量是脂肪还是瘦体重。减肥期间通常会摄入低能量饮食，而食用低能量饮食可能会减掉肌肉质量，从而产生健康风险并削弱机体力量。InBody 测量协助营养师能方便、快捷地获取身体成分信息，跟踪体重减少的部位。

内脏脂肪是糖尿病、心血管疾病和某些肿瘤等健康风险增加的一个重要影响因素。对于因摄入过多的糖、加工食品和酒精所产生的高代谢类脂肪，可通过控制饮食来减少。营养师通过监控肌肉质量、身体脂肪质量及内脏脂肪等身体成分参数，制定更有效的营养方案，进而降低疾病风险。

3. 辅助糖脂代谢相关诊断

使用 InBody 测量早期筛查人体成分，可以在发病前期预测患病的风险，对预防疾病具有重要意义。多项研究发现 InBody 测量的多项指标与糖脂代谢关系密切，是体检人群筛检糖脂代谢异常风险的重要手段之一。研究者利用人体成分变化研究糖尿病患者肌功能减退的相关情况及影响因素，提示进行人体成分分析对相关脂质代谢并发症的发生具有警示作用。妊娠期糖尿病患者在孕期体重较高、体脂升高异常，提示孕期合理控制体脂过度增长是预防妊娠期糖尿病的重要对策。对少肌性肥胖体检人群进行 InBody 测量发现，女性的体脂百分比、内脏脂肪区域明显高于男性。随年龄增长，少肌性肥胖的发生率明显上升；31 ～ 40 岁少肌性肥胖体检人群的体脂百分比明显高于其他年龄段人群，且该年龄段人群的甘油三酯、总胆固醇、尿酸含量已接近正常上限或超出正常。使用多频生物电阻抗等方法发现了老年肿瘤患者存在人体成分的丢失，需定期对该类人群进行多阶段动态监测。

4. 辅助慢性病管理

人体成分分析仪测得的透析前水负荷值和实际超滤量差值能较好地预测维持性血液透析患者高血压以及透析中发生低血压的风险。对慢性阻塞性肺疾病患者评估身体成分，发现死亡风险随着年龄的增加而增加，死亡率随参考体重的增加、无脂体重指数的增加而降低。研究者分析正常体质量情况下身体成分变化与脂肪肝发生的关联，发现体质量健康人群仍然存在体脂肪总量超标，体质量正常人群中体脂肪率高、腹围及内脏脂肪面积大可能是脂肪肝的高危因素。肌肉量的降低与亚临床冠状动脉疾病风险的升高和冠状动脉钙化程度（具有剂量依赖性）有关。通过监控细胞外水分比率，可分析心血管功能受损产生的细胞外空隙积液。细胞外水分比率能够反映心脏和血液循环功能的变化、潜在的血液循环问题以及利尿剂的有效性。心血管医生可通过利用细胞外水分比率分析体液平衡，可制定更有效的体液管理策略，提高患者治疗成效。使用 InBody 测量发现身体成分变化与慢性病患病率的关联，为慢性代谢性疾病早期防治提供重要理论依据。

5. 辅助结缔组织相关性疾病的诊断

使用 InBody 测量可协助诊断结缔组织相关疾病，对类风湿关节炎患者的人体成分分析发现，疾病活动度高的患者、吸烟者和胰岛素样生长因子 1（IGF-1）水平低的患者骨骼肌密度恶化，肌肉密度低与身体机能恶化有关。在绝经后类风湿性关节炎患者中，长期持续高炎症活动与较低的肌肉和脂肪质量（包括内脏脂肪组织）有关，中等活动与内脏脂肪组织增多有关，而内脏脂肪组织与心血管风险增加有关。表明在长期类风湿关节炎中，根据炎症状态存在不同的身体成分分布，并且根据疾病活动水平个体化治疗肌肉和脂肪的重要性。一项对系统性红斑狼疮患者的横断面研究显示，患者的身体素质与身体成分呈负相关，心肺功能和上身肌力与 BMI、脂肪质量指数、腰围、腰高比呈负相关，下半身肌力和柔韧性与脂肪质量指数、腰围、腰高比、腰臀比呈负相关。

6. 其他方面

InBody 测量可用于提供监测整个儿童和青少年期间生长趋势所需的重要信息，发现与肥胖相关的潜在健康风险，以便早期矫正生活方式；同时制定个性化营养和锻炼干预方案，改善儿童和青少年的长期健康状况。通过对儿童身体成分、运动肌、姿势状态进行全身监控和分析，可在出现严重后果前及时发现很多健康问题。

三、进行 InBody 测量时的注意事项

1. 测量环境应保持适宜的温度（20 ～ 25 ℃），人的身体成分在适宜的温度下比较稳定，而过热或过冷都会导致身体成分的不稳定。

2. 测量前将受试者身上的金属配件摘除，如手表、金属项链、手链、手机等。避免金属物体干扰微电流走向，影响测量结果。配有心脏起搏器、钢板、石膏的患者，禁止使用人体成分分析仪进行测量。

3. 测量时应穿着轻便的衣物。过多的衣物易导致体重测量的误差，同时衣物的质量在测量时会以脂肪的形式被计算在体重中，影响测量结果的准确性。

4. 测量前应脱去袜子、手套，对于手掌、脚掌角质层较厚或皮肤干燥的受试者，因其皮肤导电性降低，可将湿纸巾垫在皮肤与电极间，增加皮肤导电性。

5. 应空腹测量。在禁食、禁水 2 小时后再进行测量，且测量前应排空大、小便。因微电流不能透过消化道、膀胱内壁，因此多余的肠道、膀胱内容物在测量时会以脂肪的形式被计算入总体重中，影响测量结果的准确性。

6. 测量前应静立 5 分钟，使身体内水分分布平稳，以适应检测时的体位状态。

7. 在进行剧烈运动、沐浴、推拿治疗等活动后不应直接进行测量。受

试者进行以上活动后，出现血液循环加快、出汗、体液流失等生理反应，体内水分波动较大且分布不均衡，易影响测量的结果。

8. 重复测量应使测量条件与上次测量尽可能一致，包括测量时间、环境及受试者的身体状态等。保持测量条件的一致能够最大限度保证测量结果的一致性和可比性；同时进行两次测量时间间隔不应少于 5 分钟。

9. 随着站立时间增加，下肢易产生生理性浮肿，建议在上午进行测量。

10. 女性在生理期时，易产生生理性浮肿，不建议进行测量。

11. 血液透析患者，建议使用透析后测量的体成分数据评价干体重。

附录三　中国居民膳食指南（2022）

为了指导居民合理选择食物，科学搭配食物，吃得营养，吃得健康，从而增强体质，预防疾病，中国营养学会修订完成了《中国居民膳食指南（2022）》，于 2020 年 4 月 26 日发布，并提炼出了平衡膳食八准则：

一、食物多样，合理搭配；

二、吃动平衡，健康体重；

三、多吃蔬果、奶类、全谷、大豆；

四、适量吃鱼、禽、蛋、瘦肉；

五、少盐少油，控糖限酒；

六、规律进餐，足量饮水；

七、会烹会选，会看标签；

八、公筷分餐，杜绝浪费。

附录四　中国居民膳食营养素参考摄入量

中国 18 ～ 49 岁成年居民膳食营养素参考摄入量

能量或营养素	RNI 男	RNI 女	AMDR	营养素	RNI 男	RNI 女	PI	UL	营养素	RNI 男	RNI 女	PI	UL
能量 a（MJ/d）				钙（mg/d）	800			2000	维生素 A（μgRAE/d）e	800	700		3000
PAL（I）	9.41 a	7.53 a	—	磷（mg/d）	720			3500	维生素 D（μg/d）	10			50
PAL（II）	10.88 a	8.79 a	—	钾（mg/d）	2000		3600		维生素 E（mgα−TE/d）f	14			700
PAL（III）	12.55 a	10.04 a	—	钠（mg/d）	1500		2000		维生素 K（μg/d）	80			
蛋白质（g/d）	65	55		镁（mg/d）	330				维生素 B$_1$（mg/d）	1.4	1.2		
总碳水化合物（%Ec）	—		50 ～ 65	氯（mg/d）	2300				维生素 B$_2$（mg/d）	1.4	1.2		
—添加糖（%E）	—		< 10	铁（mg/d）	12	20		42	维生素 B$_6$（mg/d）	1.4			60
总脂肪（%E）	—		20 ～ 30	碘（μg/d）	120			600	维生素 B$_{12}$（μg/d）	2.4			
—饱和脂肪酸（%E）	—		< 10	锌（mg/d）	12.5	7.5		40	泛酸（mg/d）	5.0			
—n−6 多不饱和脂肪酸（%E）	—		2.5 ～ 9.0	硒（μg/d）	60			400	叶酸（μgDFE/d）g	400			1000 h
—亚油酸（%E）	4.0		—	铜（mg/d）	0.8			8	维生素 B$_3$（mg NE/d）i	15	12		35/310 j
—n−3 多不饱和脂肪酸（%E）	—		0.5 ～ 2.0	氟（mg/d）	1.5			3.5	胆碱（mg/d）	500	400		3000
—α−亚麻酸（%E）	0.60（AI）			铬（μg/d）	30				生物素（μg/d）	40			
—DHA+EPA（g/d）	—		0.25 ～ 2.0	锰（mg/d）	4.5			11	维生素 C（mg/d）	100		200	2000
				钼（μg/d）	100			900					

注：EAR=Estimated Average Requirement，平均需要量；RNI=Recommended Nutrients Intakes，参考摄入量；AI= Adequate Intake，适宜摄入量；UL=Tolerable Upper Intake Level，可耐受最高摄入量，有些营养素未制定 UL，主要是因为研究资料不充分，并不表示过量摄入没有健康风险；AMDR=Acceptable Macronutrient Distribution Range，宏量营养素可接受范围；Pl=Proposed Intakes for

Preventing Non-communicable Chronic Disease，预防非传染性慢性病的建议摄入量；PAL=Physical Activity Level，身体活动水平；I=1.5（轻），II=1.75（中），III=2.0（重）。

a. 能量需要量，EER. Estimated Engergy Requirement；1000kcal=4.184MJ，1MJ=239kcal；

b. 未制定参考值者用 "—" 表示；

c. %E 为占能量的百分比；

d. 单位为 g/d；

e. 维生素 A 的单位为视黄醇活性当量（RAE），1μgRAE= 膳食或补充剂来源全反式视黄醇（μg）+1/2 补充剂纯品全反式 β - 胡萝卜素（μg）+1/12 膳食全反式 β - 胡萝卜素（μg）+1/24 其他膳食维生素 A 类胡萝卜素（μg）；维生素 A 的 UL 不包括维生素 A 原类胡萝卜素 RAE；

f. α - 生育酚当量（α-TE），膳食中总 -α-TE 当量（mg）=1×α - 生育酚（mg）+0.5×β - 生育酚（mg）+0.1×γ - 生育酚（mg）+0.02×δ - 生育酚（mg）+0.3×α - 三烯生育酚（mg）；

g. 膳食叶酸当量（DFE，μg）= 天然食物来源叶酸（μg）+1.7× 合成叶酸（μg）；

h. 指合成叶酸摄入量上限，不包括天然食物来源叶酸，单位为 μg/d；

i. 烟酸当量（NE，mg）= 烟酸（mg）+1/60 色氨酸（mg）；

j. 烟酰胺，单位为 mg/d。

中国 50 ～ 64 岁成年居民膳食营养素参考摄入量

能量或营养素	RNI 男	RNI 女	AMDR	营养素	RNI 男	RNI 女	PI	UL	营养素	RNI 男	RNI 女	PI	UL
能量 a （MJ/d）				钙 （mg/d）	1000		—	2000	维生素 A （μgRAE/d）e	800	700	—	3000
PAL（I）	8.97a	7.32a	—	磷 （mg/d）	720		—	3500	维生素 D （μg/d）	10			50
PAL（II）	10.25a	8.58a	—	钾 （mg/d）	2000 （AI）		3600	—	维生素 E （mgα-TE/d）f	14		—	700
PAL（III）	11.72a	9.83a	—	钠 （mg/d）	1400 （AI）		1900		维生素 K （μg/d）	80			
蛋白质 （g/d）	65	65	—	镁 （mg/d）	330		—		维生素 B$_1$ （mg/d）	1.4	1.2		
总碳水化合物（%Ec）		—	50 ～ 65	氯 （mg/d）	2200 （AI）				维生素 B$_2$ （mg/d）	1.4	1.2		
—添加糖 （%E）		—	< 10	铁 （mg/d）	12		—	42	维生素 B$_6$ （mg/d）	1.6			60
总脂肪 （%E）			20 ～ 30	碘 （μg/d）	120		—	600	维生素 B$_{12}$ （μg/d）	2.4		—	
—饱和脂肪酸 （%E）			< 8	锌 （mg/d）	12.5	7.5	—	40	泛酸 （mg/d）	5.0		—	

·附 录·

（续表）

能量或营养素	RNI 男	RNI 女	AMDR	营养素	RNI 男	RNI 女	PI	UL	营养素	RNI 男	RNI 女	PI	UL
—n-6 多不饱和脂肪酸（%E）	—		2.5～9.0	硒（μg/d）	60		—	400	叶酸（μgDFE/d）g	400		—	1000 h
—亚油酸（%E）	4.0（AI）		—	铜（mg/d）	0.8		—	8	烟酸（mg NE/d）i	14	12	—	35/310 j
—n-3 多不饱和脂肪酸（%E）	—	—	0.5～2.0	氟（mg/d）	1.5（AI）		—	3.5	胆碱（mg/d）	500	400	—	3000
—α-亚麻酸（%E）	0.60（AI）			铬（μg/d）	30（AI）		—	—	生物素（μg/d）	40		—	—
—DHA+EPA（g/d）	—	—	0.25～2.0	锰（mg/d）	4.5（AI）		—	11	维生素C（mg/d）	100		200	2000
				钼（μg/d）	100		—	900					

注：EAR=Estimated Average Requirement，平均需要量；RNI=Recommended Nutrients Intakes，参考摄入量；AI= Adequate Intake，适宜摄入量；UL=Tolerable Upper Intake Level，可耐受最高摄入量，有些营养素未制定 UL，主要是因为研究资料不充分，并不表示过量摄入没有健康风险；AMDR=Acceptable Macronutrient Distribution Range，宏量营养素可接受范围；PI=Proposed Intakes for Preventing Non-communicable Chronic Disease，预防非传染性慢性病的建议摄入量；PAL=Physical Activity Level，身体活动水平；I=1.5（轻），II=1.75（中），III=2.0（重）。

a. 能量需要量，EER.Estimated Engergy Requirement；1000kcal=4.184MJ，1MJ=239kcal；

b. 未制定参考值者用"—"表示；

c.%E 为占能量的百分比；

d. 单位为 g/d；

e. 维生素 A 的单位为视黄醇活性当量（RAE），1μgRAE= 膳食或补充剂来源全反式视黄醇（μg）+1/2 补充剂纯品全反式 β-胡萝卜素（μg）+1/12 膳食全反式 β-胡萝卜素（μg）+1/24 其他膳食维生素 A 类胡萝卜素（μg）；维生素 A 的 UL 不包括维生素 A 原类胡萝卜素 RAE；

f.α-生育酚当量（α-TE），膳食中总-α-TE 当量（mg）=1×α-生育酚（mg）+0.5×β-生育酚（mg）+0.1×γ-生育酚（mg）+0.02×δ-生育酚（mg）+0.3×α-三烯生育酚（mg）；

g. 膳食叶酸当量（DFE，μg）= 天然食物来源叶酸（μg）+1.7× 合成叶酸（μg）；

h. 指合成叶酸摄入量上限，不包括天然食物来源叶酸，单位为 μg/d；

i. 烟酸当量（NE，mg）= 烟酸（mg）+1/60 色氨酸（mg）；

j. 烟酰胺。

中国 65 ～ 79 岁成年居民膳食营养素参考摄入量

能量或营养素	RNI 男	RNI 女	AMDR	营养素	RNI 男	RNI 女	PI	UL	营养素	RNI 男	RNI 女	PI	UL
能量 a （MJ/d）				钙 （mg/d）	1000		—	2000	维生素 A （μgRAE/d）d	800	700	—	3000
PAL（I）	8.58ª	7.11ª	—	磷 （mg/d）	700		—	3500	维生素 D （μg/d）	15		—	50
PAL（II）	9.83ª	8.16ª	—	钾 （mg/d）	2000 （AI）		3600	—	维生素 E （mgα-TE/d）e	14			700
PAL（III）	—	—	—	钠 （mg/d）	1400 （AI）		1900	—	维生素 K （μg/d）	80			
蛋白质 （g/d）	65	55	—	镁 （mg/d）	330		—	—	维生素 B₁ （mg/d）	1.4	1.2	—	—
总碳水化合物（%Eᶜ）			50 ～ 65	氯 （mg/d）	2300		—	—	维生素 B₂ （mg/d）	1.4	1.2	—	—
—添加糖 （%E）			＜ 10	铁 （mg/d）	12		—	42	维生素 B₆ （mg/d）	1.6			60
总脂肪 （%E）			20 ～ 30	碘 （μg/d）	120		—	600	维生素 B₁₂ （μg/d）	2.4			
—饱和脂肪酸（%E）			＜ 10	锌 （mg/d）	12.5	7.5	—	40	泛酸 （mg/d）	5.0			
—n-6 多不饱和脂肪酸（%E）			2.5 ～ 9.0	硒 （μg/d）	60		—	400	叶酸 （μgDFE/d）f	400		—	1000 g
—亚油酸 （%E）	4.0（AI）		—	铜 （mg/d）	0.8		—	8	烟酸 （mg NE/d）h	14	11	—	35/300ʲ
—n-3 多不饱和脂肪酸（%E）	—	—	0.5 ～ 2.0	氟 （mg/d）	1.5 （AI）		—	—	胆碱 （mg/d）	500	400	—	3000
—α-亚麻酸（%E）	0.60（AI）			铬 （μg/d）	30 （AI）				生物素 （μg/d）	40 （AI）			
—DHA+EPA （g/d）	—	—	0.25 ～ 2.0	锰 （mg/d）	4.5 （AI）			11	维生素 C （mg/d）	100		200	2000
				钼 （μg/d）	100		—	900					

注：EAR=Estimated Average Requirement, 平均需要量；RNI=Recommended Nutrients Intakes, 参考摄入量；AI= Adequate Intake, 适宜摄入量；UL=Tolerable Upper Intake Level, 可耐受最高摄入量, 有些营养素未制定 UL, 主要是因为研究资料不充分, 并不表示过量摄入没有健康风险；AMDR=Acceptable Macronutrient Distribution Range, 宏量营养素可接受范围；Pl=Proposed Intakes for Preventing Non-communicable Chronic Disease, 预防非传染性慢性病的建议摄入量；PAL=Physical Activity Level, 身体活动水平；I=1.5（轻）, II=1.75（中）, III=2.0（重）。

a. 能量需要量，EER.Estimated Engergy Requirement；1000kcal=4.184MJ，1MJ=239kcal；

b. 未制定参考值者用"—"表示；

c. %E 为占能量的百分比；

d. 维生素 A 的单位为视黄醇活性当量（RAE），1μgRAE= 膳食或补充剂来源全反式视黄醇（μg）+1/2 补充剂纯品全反式 β − 胡萝卜素（μg）+1/12 膳食全反式 β − 胡萝卜素（μg）+1/24 其他膳食维生素 A 类胡萝卜素（μg）；维生素 A 的 UL 不包括维生素 A 原类胡萝卜素 RAE；

e. α − 生育酚当量（α−TE），膳食中总 −α −TE 当量（mg）=1× α − 生育酚（mg）+0.5× β − 生育酚（mg）+0.1× γ − 生育酚（mg）+0.02× δ − 生育酚（mg）+0.3× α − 三烯生育酚（mg）；

f. 膳食叶酸当量（DFE，μg）= 天然食物来源叶酸（μg）+1.7× 合成叶酸（μg）；

g. 指合成叶酸摄入量上限，不包括天然食物来源叶酸，单位为 μg/d；

h. 烟酸当量（NE，mg）= 烟酸（mg）+1/60 色氨酸（mg）；

j. 烟酰胺，单位为 mg/d。

中国 80 岁以上成年居民膳食营养素参考摄入量

能量或营养素	RNI 男	RNI 女	AMDR	营养素	RNI 男	RNI 女	PI	UL	营养素	RNI 男	RNI 女	PI	UL
能量 a（MJ/d）				钙（mg/d）	1000		—	2000	维生素 A（μgRAE/d）d	800	700		3000
PAL（Ⅰ）	7.95 a	6.28 a	—	磷（mg/d）	700		—	3500	维生素 D（μg/d）	15		—	50
PAL（Ⅱ）	9.20 a	7.32 a	—	钾（mg/d）	2000（AI）		3600	—	维生素 E（mgα-TE/d）e	14		—	700
				钠（mg/d）	1400（AI）		1900	—	维生素 K（μg/d）	80			—
蛋白质（g/d）	65	55	—	镁（mg/d）	310		—		维生素 B₁（mg/d）	1.4	1.2		
总碳水化合物（%Ec）	—	—	50～65	氯（mg/d）	2200（AI）		—		维生素 B₂（mg/d）	1.4	1.2		
—添加糖（%E）	—	—	< 10	铁（mg/d）	12		—	42	维生素 B₆（mg/d）	1.6			60
总脂肪（%E）			20～30	碘（μg/d）	120		—	600	维生素 B₁₂（μg/d）	2.4			
—饱和脂肪酸（%E）			< 10	锌（mg/d）	12.5	7.5	—	40	泛酸（mg/d）	5.0			
—n−6 多不饱和脂肪酸（%E）			2.5～9.0	硒（μg/d）	60		—	400	叶酸（μgDFE/d）f	400			1000 g
—亚油酸（%E）	4.0（AI）		—	铜（mg/d）	0.8		—	8	烟酸（mg NE/d）h	14	11	—	35/300 j

（续表）

能量或营养素	RNI 男	RNI 女	AMDR	营养素	RNI 男	RNI 女	PI	UL	营养素	RNI 男	RNI 女	PI	UL
—n-3 多不饱和脂肪酸（%E）	—	—	0.5～2.0	氟（mg/d）	1.5（AI）		—	—	胆碱（mg/d）	500	400	—	3000
—亚麻酸（%E）	0.60（AI）			铬（μg/d）	30（AI）		—	—	生物素（μg/d）	40（AI）		—	—
—DHA+EPA（g/d）	—	—	0.25～2.0	锰（mg/d）	4.5（AI）		—	11	维生素 C（mg/d）	100		200	2000
				钼（μg/d）	100		—	900					

注：EAR=Estimated Average Requirement，平均需要量；RNI=Recommended Nutrients Intakes，参考摄入量；AI= Adequate Intake，适宜摄入量；UL=Tolerable Upper Intake Level，可耐受最高摄入量，有些营养素未制定 UL，主要是因为研究资料不充分，并不表示过量摄入没有健康风险；AMDR=Acceptable Macronutrient Distribution Range，宏量营养素可接受范围；PI=Proposed Intakes for Preventing Non-communicable Chronic Disease，预防非传染性慢性病的建议摄入量；PAL=Physical Activity Level，身体活动水平；I=1.45（轻），II=1.7（中）。

a. 能量需要量，EER.Estimated Engergy Requirement；1000kcal=4.184MJ，1MJ=239kcal；

b. 未制定参考值者用 "—" 表示；

c. %E 为占能量的百分比；

d. 维生素 A 的单位为视黄醇活性当量（RAE），1μgRAE= 膳食或补充剂来源全反式视黄醇（μg）+1/2 补充剂纯品全反式 β- 胡萝卜素（μg）+1/12 膳食全反式 β- 胡萝卜素（μg）+1/24 其他膳食维生素 A 类胡萝卜素（μg）；维生素 A 的 UL 不包括维生素 A 原类胡萝卜素 RAE；

e. α- 生育酚当量（α-TE），膳食中总 -α-TE 当量（mg）=1×α- 生育酚（mg）+0.5×β- 生育酚（mg）+0.1×γ- 生育酚（mg）+0.02×δ- 生育酚（mg）+0.3×α- 三烯生育酚（mg）；

f. 膳食叶酸当量（DFE，μg）= 天然食物来源叶酸（μg）+1.7× 合成叶酸（μg）；

g. 指合成叶酸摄入量上限，不包括天然食物来源叶酸，单位为 μg/d；

h. 烟酸当量（NE，mg）= 烟酸（mg）+1/60 色氨酸（mg）；

j. 烟酰胺，单位为 mg/d。

附录五　常见食物营养成分表

常见食物营养成分表（每 100g 食物所含的营养成分）

食物名称	水分 （g）	蛋白质 （g）	脂肪 （g）	碳水化合物 （g）	热量 （kcal）	钙 （mg）	磷 （mg）	钾 （mg）	钠 （mg）
豆谷类									
1. 稻米（糙）	13.0	8.3	2.5	74.2	353	14	285	172	1.7
2. 稻米	13.0	7.8	1.3	76.6	349	9	203	110	3.5
3. 富强粉	13.0	9.4	1.4	75.0	350	25	162	127	1.3
4. 标准粉	12.0	9.9	1.8	74.6	354	38	268	195	1.8
5. 面条	33.0	7.4	1.4	56.4	267	60	203	－	－
6. 挂面	14.1	9.6	1.7	70.4	324	88	260	－	－
7. 馒头（富强粉）	44.0	6.1	0.2	48.8	221	19	88	－	－
8. 馒头（标准粉）	44.0	9.9	1.8	42.5	226	38	368	－	－
9. 烧饼	34.0	7.4	1.4	55.9	266	29	200	－	－
10. 火烧	34.0	7.2	2.6	54.5	270	43	171	－	－
11. 油条	31.2	7.8	10.4	47.7	316	25	153	411	1230
12. 小米	11.1	9.7	3.5	72.8	362	29	240	239	1.9
13. 玉米面	13.4	8.4	4.3	70.2	353	34	－	494	1.6
14. 窝窝头	54.0	7.2	3.2	33.3	191	33	151	－	－
15. 黄豆	10.2	36.6	18.4	25.3	412	367	571	1810	1.0
16. 小豆	9.0	21.7	0.8	60.7	337	76	386	1230	1.9
17. 绿豆	9.5	23.8	3.5	58.8	335	80	360	1290	2.1
18. 豆浆	91.8	4.4	1.8	1.5	40	25	45	110	6.1
19. 豆腐脑	91.3	5.3	1.9	0.5	40	20	56	－	－
20. 豆腐（南）	90.0	4.7	1.3	2.8	60	240	64	130	4.6
21. 豆腐（北）	85.0	7.4	3.5	2.7	72	277	57	163	8.6
22. 油豆腐	45.2	24.6	20.8	7.5	316	156	299	149	17.6
23. 豆腐干	64.9	19.2	6.7	6.7	164	117	204	160	835.0
24. 豆腐干（熏）	65.2	18.9	7.4	5.9	166	102	205	162	959.0
25. 腐竹	7.1	50.5	23.7	15.3	477	280	598	705	16.6
26. 豆腐丝	59.0	21.6	7.9	6.7	184	284	291	1306	57.6
27. 红腐乳	55.5	14.6	5.7	5.8	133	167	200	269	－
28. 粉条	0.1	3.1	0.2	96.0	398	－	－	139	－
29. 黄豆芽	77.0	11.5	2.0	7.1	92	68	102	330	47.0
30. 绿豆芽	91.9	3.2	0.1	3.7	29	23	51	160	19.0

（续表）

食物名称	水分（g）	蛋白质（g）	脂肪（g）	碳水化物（g）	热量（kcal）	钙（mg）	磷（mg）	钾（mg）	钠（mg）
蔬菜类									
31. 甘薯	67.1	1.8	0.2	29.5	127	18	20	503	4.0
32. 马铃薯	79.9	2.3	0.1	16.6	77	11	64	502	2.2
33. 山药	82.6	1.5	－	14.4	64	14	42	452	31.9
34. 胡萝卜	89.6	0.6	0.3	7.6	35	32	30	217	66.0
35. 白萝卜	91.1	0.6		5.7	25	49	34	196	71.0
36. 红萝卜（大）	91.9	0.8	0.1	6.6	30	61	28	280	58.0
37. 苤蓝	93.7	1.6	－	2.7	17	22	33	298	40.0
38. 姜	87.0	1.4	0.7	8.5	46	20	45	387	－
39. 冬笋	88.1	4.1	0.1	5.7	40	22	56	587	1.6
40. 大白菜	95.4	1.1	0.2	2.4	16	41	35	199	70.0
41. 小白菜	93.3	2.1	0.4	2.3	21	163	48	274	92.0
42. 油菜	93.5	2.6	0.4	2.0	22	140	30	346	66.0
43. 白菜	94.4	1.1	0.2	3.4	20	32	24	200	45.0
44. 雪里蕻	91.0	2.8	0.6	2.9	28	235	64	401	41.9
45. 菠菜	91.8	2.4	0.5	3.1	27	72	53	502	98.6
46. 莴笋	96.4	0.6	0.1	1.9	11	7	31	318	31.0
47. 茴香菜	92.9	2.3	0.3	2.2	21	159	34	321	187.0
48. 芹菜	94.3	2.2	0.3	1.9	19	160	61	163	328.0
49. 韭菜	92.0	2.1	0.6	3.2	27	48	46	290	11.7
50. 韭黄	93.7	2.2	0.3	2.7	22	10	9	197	4.2
51. 青蒜	89.4	3.2	0.3	4.9	35	30	41	340	11.1
52. 蒜苗	86.4	1.2	0.3	9.7	46	22	53	183	5.3
53. 大蒜	69.3	4.4	0.2	23.6	113	5	44	130	8.7
54. 大葱	91.6	1.0	0.3	6.3	32	12	46	466	3.5
55. 小葱	92.5	1.4	0.3	4.1	25	63	28	226	7.7
56. 葱头	88.3	1.8	－	8.0	39	40	50	138	6.7
57. 茭白	92.1	1.5	0.1	4.6	25	4	43	284	7.3
58. 菜花	92.6	2.4	0.4	3.0	25	18	53	316	38.2
59. 南瓜	97.8	0.3	－	1.3	6	11	9	69	11.0
60. 冬瓜	96.5	0.4	－	2.4	11	19	12	136	7.5
61. 黄瓜	96.9	0.6	0.2	1.6	11	19	29	234	14.0
62. 茄子	93.2	2.3	0.1	3.1	23	22	31	214	1.2
63. 番茄	95.9	0.8	0.3	2.2	15	8	24	191	5.2

（续表）

食物名称	水分（g）	蛋白质（g）	脂肪（g）	碳水化物（g）	热量（kcal）	钙（mg）	磷（mg）	钾（mg）	钠（mg）
64. 辣椒	92.4	1.6	0.2	4.5	26	12	40	300	12.0
65. 柿子椒	93.9	0.9	0.2	3.8	21	11	27	180	9.4
66. 大头菜	50.3	4.0	—	23.5	110	354	123	981	—
67. 芥菜头（酱）	71.6	2.8	—	9.9	51	109	65	332	42.0
68. 花生（炒）	3.4	26.7	41.2	23.0	573	71	399	1004	—
油类									
69. 猪油	1.0	—	99	—	891	—	—	—	—
70. 植物油	—	—	100	—	900	—	—	—	—
畜肉及水产类									
71. 猪肉（肥瘦）	29.3	9.5	50.8	0.9	580	6	101	330	11.0
72. 猪肉（肥）	6.0	2.2	90.8	0.9	830	1	26	162	—
73. 牛肉（肥瘦）	68.6	20.1	10.2	—	172	7	170	378	—
74. 羊肉	58.7	11.1	28.8	0.6	307	—	—	249	—
75. 大黄鱼	81.1	17.6	0.8	—	78	33	135	227	59.0
76. 墨鱼	84.0	13.0	0.7	1.4	64	14	150	150	117.0
77. 河螃蟹	71.0	14.0	5.9	7.4	139	129	145	259	—
78. 海带	12.8	8.2	0.1	56.2	258	1177	216	1503	—
79. 紫菜	10.3	28.2	0.2	48.5	399	343	457	1640	670.0
乳制品									
80. 牛乳（淡）	74.0	7.8	7.5	9.0	135	240	195	157	49.0
81. 牛乳粉（全）	2.0	20.2	30.6	35.5	522	1030	883	—	—
禽肉及蛋类									
82. 鸡	71.2	21.5	2.5	0.7	111	11	190	340	12.0
83. 鸡蛋	71.0	14.7	11.6	1.6	170	55	210	60	73.0
84. 松花蛋	71.7	13.1	10.7	22	158	58	200	70	740.0
糕点类									
85. 蛋糕（烤）	—	7.9	4.7	65.0	319	41	173	—	—
水果类									
86. 西瓜	94.1	1.2	—	4.2	22	6	10	124	2.0
87. 柑橘	85.4	0.9	0.1	12.8	56	56	15	199	1.4
88. 柚	84.8	0.7	0.6	12.2	57	41	43	—	—
89. 苹果	84.6	0.4	0.5	18.0	56	11	9	110	1.4
90. 杏	85.0	1.2	—	11.1	49	26	24	370	21.0
91. 李	90.0	0.5	0.2	8.8	39	17	20	176	0.7

（续表）

食物名称	水分 （g）	蛋白质 （g）	脂肪 （g）	碳水化物 （g）	热量 （kcal）	钙 （mg）	磷 （mg）	钾 （mg）	钠 （mg）
92. 草莓	90.7	1.0	0.6	5.7	32	32	41	135	1.0
93. 樱桃	89.2	1.2	0.3	7.9	39	−	−	258	0.7
94. 葡萄	87.9	0.4	0.6	8.2	40	4	7	124	2.4
95. 枣（鲜）	73.4	1.2	0.2	23.2	99	14	23	245	6.4
96. 枣（干）	19.0	3.3	0.4	72.8	308	61	55	430	81.0
97. 鸭梨	89.3	0.1	0.1	9.0	37	5	6	115	0.7
98. 桃	87.5	0.8	0.1	10.7	47	8	20	252	0.7
99. 荔枝（鲜）	84.8	0.7	0.6	13.3	61	6	34	193	0.6
100. 香蕉	77.1	1.2	0.6	19.5	88	9	31	472	0.6
101. 菠萝	89.3	0.4	0.3	9.3	42	18	28	147	0.6

附录六　常见食物含盐量表

常见食物含盐量表（每 100 g 食物的含盐量）

分类	食物名称	含盐量（g）	分类	食物名称	含盐量（g）
速食食品	方便面	2.9	禽类	烧鹅	6.1
	油条	1.5		盐水鸭	4.0
	咸大饼	1.5		酱鸭	2.5
	面包	1.2		烤鸭	2.1
	牛奶饼干	1.0		烤鸡	1.2
	苏打饼干	0.8	蛋类	咸鸭蛋	6.9
肉类	咖喱牛肉干	5.3		皮蛋	1.4
	保健肉松	5.3	酱菜类	酱萝卜	17.5
	咸肉	4.9		苔条	12.6
	火腿	2.8		酱大头菜	11.8
	午餐肉	2.5		榨菜	10.8
	酱牛肉	2.2		什锦菜	10.4
	叉烧	2.1		萝卜干	10.2
	广东香肠	2.0		酱黄瓜	9.6
	火腿肠	2.0		腌雪里蕻	8.4
	生腊肉	1.9		酱瓜	7.8
	红肠	1.3	坚果	炒葵花籽	3.4
	宫爆肉丁	1.2		花生米	1.1
鱼虾类	咸鱼	13.5		腰果	0.6
	虾米	12.4	调味品	味精	20.7
	鱼片干	5.9		豆瓣酱	15.3
豆制品	臭豆腐	5.1		酱油	14.6
	五香豆	4.1		辣酱	8.2
	豆腐干	1.6		花生酱	5.9
腐乳	红腐乳	7.9		甜面酱	5.3
	白腐乳	6.2		陈醋	2.0

附录七　食物等值交换表

食物等值交换表

种类	食物	克数（g）	能量（kcal）
每份谷薯类提供 蛋白质：2g 脂肪：0g 碳水化合物：20g	大米、小米、糯米	25	90
	薏米、高粱米、玉米渣	25	90
	面粉、米粉、玉米面	25	90
	燕麦面、莜麦面、苦荞面	25	90
	藕粉、各种淀粉	25	90
	各种挂面、龙须面、通心粉	25	90
	绿豆、红豆、芸豆、干豌豆	25	90
	干粉条、干莲子	25	90
	油条、油饼、苏打饼干	25	90
	咸面包	30	90
	烧饼、烙饼、馒头、花卷	35	90
	窝头、生面条、魔芋生面条	35	90
	红薯	90	90
	马铃薯	100	90
	湿粉皮	150	90
	带棒玉米	200	90
每份肉蛋类提供 蛋白质：9g 脂肪：6g 碳水化合物：0g	咸鸭蛋、松花蛋	50	90
	鸡蛋、鸭蛋（1大个带壳）	60	90
	鹌鹑蛋（6个带壳）、猪蹄	60	90
	鸡蛋清	150	90
	水发海参	350	90
	兔肉、蟹肉、水发鱿鱼	100	90
	带鱼、草鱼、鲤鱼、甲鱼	80	90
	比目鱼、大黄鱼、黑鲢、鲫鱼	80	90
	对虾、青虾、鲜贝、鸭血（白鸭）	80	90
	鸭肉、鸡肉、鹅肉、猪耳朵、鸡心	50	90
	瘦猪肉、瘦牛肉、瘦羊肉、带骨排骨、虾米	50	90
	猪肝、鸡肝、鸡胗	70	90
	肥瘦猪肉、鸡蛋黄	25	90
	熟酱牛肉、熟酱鸭、大肉肠	35	90
	熟叉烧肉（无糖）、午餐肉、炸鸡	35	90
	热火腿、香肠	20	90

（续表）

种类	食物	克数（g）	能量（kcal）
每份蔬菜类提供 蛋白质：5g 脂肪：0g 碳水化合物：17g	大白菜、生菜、圆白菜、油菜	500	90
	茴香、茼蒿、芹菜、甘蓝	500	90
	莴笋、西葫芦、冬瓜、菠菜	500	90
	西红柿、苦瓜、黄瓜、南瓜	500	90
	茄子、丝瓜、芥蓝菜	500	90
	苋菜、龙须菜、瓢菜	500	90
	绿豆芽、水发海带	500	90
	西蓝花、豆角、大葱、芸豆、豇豆	300	90
	白萝卜、青椒、茭白、冬笋	400	90
	菜花、蒜黄、韭菜	350	90
	鲜豇豆、扁豆、洋葱、蒜苗、豌豆苗	250	90
	胡萝卜、黄豆芽、秋葵	200	90
	山药、荸荠、藕、凉薯	150	90
	百合、芋头	100	90
	毛豆、鲜豌豆	70	90
菌藻类	干木耳、干银耳、干紫菜	35	90
	水发木耳	333	90
	香菇	346	90
	干香菇、口蘑	33	90
	金针菇	281	90
	鲜蘑、平菇	375	90
每份奶类提供 蛋白质：5g 脂肪：5g 碳水化合物：6g	全脂牛奶、羊奶	160	90
	脱脂牛奶	273	90
	乳酪、脱脂奶粉	25	90
	无糖酸奶	130	90
	奶油	10	90
	奶粉、奶片、奶皮子	20	90
每份大豆类提供 蛋白质：9g 脂肪：4g 碳水化合物：4g	大豆、大豆粉	25	90
	腐竹、豆腐皮	20	90
	豆腐丝、豆腐干、油豆腐	50	90
	北豆腐	100	90
	南豆腐（嫩豆腐）	150	90
	豆浆	500	90

（续表）

种类	食物	克数（g）	能量（kcal）
每份坚果类提供 蛋白质：4 g 脂肪：7 g 碳水化合物：2 g	花生米、杏仁、葵花籽仁	15	90
	黑白芝麻	16	90
	腰果、榛子仁	16	90
	干核桃（带壳）	25	90
	南瓜子、西瓜子	16	90
	开心果	15	90
	栗子（熟板栗）	42	90
	松子仁	13	90
	干莲子	26	90
每份油脂类提供 蛋白质：0 g 脂肪：10 g 碳水化合物：0 g	花生油、菜籽油	10	90
	胡麻油、玉米油	10	90
	香油、豆油、色拉油	10	90
	麦胚油、棉籽油	10	90
	红花油、葵花籽油	10	90
	混合油、辣椒油	10	90
	椰子油、玉米油	10	90
	芝麻油、棕榈油	10	90
	牛油、猪油、羊油	10	90
	黄油、橄榄油、奶油	10	90
每份水果类提供 蛋白质：1 g 脂肪：0 g 碳水化合物：21 g	苹果、梨、桃子	200	90
	橘子、橙子、柚子	200	90
	李子、杏、猕猴桃	200	90
	葡萄、石榴、菠萝	200	90
	草莓	300	90
	柿子、香蕉、鲜荔枝、桑葚	150	90
	西瓜	500	90
	樱桃、桂圆	250	90
	鲜枣	83	90
	干枣（大）	32	90
	黑枣	62	90
	蜜枣	28	90
	芒果、木瓜、哈密瓜、甜瓜、柠檬	400	90

（续表）

种类	食物	克数（g）	能量（kcal）
零食、小吃类	豆腐脑	188	90
	煎饼、蛋糕、绿豆糕	25	90
	凉面	54	90
	驴打滚	45	90
	年糕	58	90
	月饼、麻花、桃酥	20	90
	方便面、饼干	20	90
	面包	30	90
	曲奇饼、炸薯片	15	90
饮品类	可乐	200	90
	橙汁	90	90
	沙棘汁	180	90
	乌梅汁	70	90
	柠檬汁	300	90
	果味奶	450	90
	杏仁露	200	90
	红茶、绿茶	30	90
	冰激凌	70	90
	啤酒	280	90
	葡萄酒	125	90
	黄酒	136	90
	白酒（度数越高，热量越高）	30	90
糖、蜜饯类	白糖、冰糖、红糖（稍低）	22.5	90
	麦芽糖、蜂蜜	27	90
	花生牛轧糖、酥糖	20	90
	棉花糖、山楂果丹皮	28	90
	奶糖	22	90
	泡泡糖	25	90
	巧克力	15	90
	山楂球	24	90
	李广杏脯	30	90
	苹果脯	26	90

水肿与营养